肺系常见病证诊治思路

高 峰 吴 蔚 主编

全国百佳图书出版单位
中国中医药出版社
·北京·

图书在版编目（CIP）数据

肺系常见病证诊治思路 / 高峰 , 吴蔚主编 . -- 北京：

中国中医药出版社 , 2024. 9

ISBN 978-7-5132-8889-7

Ⅰ . R256.1

中国国家版本馆 CIP 数据核字第 2024RD4626 号

中国中医药出版社出版

北京经济技术开发区科创十三街 31 号院二区 8 号楼

邮政编码　100176

传真　010-64405721

廊坊市祥丰印刷有限公司印刷

各地新华书店经销

开本 710×1000　1/16　印张 21.5　字数 242 千字

2024 年 9 月第 1 版　2024 年 9 月第 1 次印刷

书号　ISBN 978 – 7 – 5132 – 8889 – 7

定价　58.00 元

网址　www.cptcm.com

服 务 热 线　010-64405510

购 书 热 线　010-89535836

维 权 打 假　010-64405753

微信服务号　**zgzyycbs**

微商城网址　**https://kdt.im/LIdUGr**

官 方 微 博　**http://e.weibo.com/cptcm**

天猫旗舰店网址　**https://zgzyycbs.tmall.com**

如有印装质量问题请与本社出版部联系（010-64405510）

《肺系常见病证诊治思路》编委会

序

"传承中医药精华，守正创新"是我们每一位中医临床工作者的责任。面对肺系常见病、多发病、疑难病和新发传染病的防治需求，不断规范、提升青年医生中医临床诊疗水平，强化其中医临床思维培养和技能培训，使他们掌握扎实的中医基础理论、专业知识和临床技能，能独立承担常见病、多发病及危重病证的中医诊疗工作，对提高肺系疾病的防治水平尤为重要。

《肺系常见病证诊治思路》非常重视临床实用性。本书的作者均来自北京市中医住院医师规范化培训三优教学团队，是长期从事中医内科临床一线工作的带教老师，具有丰富的临床及教学经验，了解青年医师、实习医师在临床诊疗工作中存在的问题。本书以临床疗效为中心，以典型病案为例，系统介绍了肺病科（呼吸科）常见、多发疾病及部分疑难危重病证的诊断、鉴别思路及辨证要素、分型论治；并参考疾病的国内外最新临床诊治指南与专家共识，介绍该病目前西医诊疗进展、疾病评估、病情管理等，既注重中医辨证论治经验的传承，又汲取了现代医学的精华及作者多年临床经验与心得体会，内容丰富，思路清晰，诊疗规范，临床实用，可为青年中医医师、实习医师、规培医师提供临床诊疗参考。

　　中医药是中华民族的瑰宝，医学生、青年医生们承担着继承和发扬中医药事业的重任。相信本书的出版，能帮助他们更好地掌握肺系疾病的中医诊断治疗方法，将中西医知识融会贯通，提高临床诊疗能力。

张洪春

2024 年 1 月于北京

编写说明

　　肺系疾病临床发病率高，严重危害人民群众的健康。据全国13家呼吸领域优势医院共同组织实施的"中国成人肺部健康研究"权威数据显示，我国慢性阻塞性肺疾病患者人数约为1亿，20岁以上支气管哮喘患者人数约4570万，肺系疾病防控形势严峻。但是，目前部分医院尤其是基层医院，对支气管哮喘、慢性阻塞性肺疾病、间质性肺疾病、肺癌等病的中医临床诊治尚不规范，亟须对临床医生、规培医生、实习医生等进行中医临床思维与能力培养、训练，不断提高其诊疗水平。因此，我们确定了本书的编写思路与原则。

　　本书的编写注重临床实用性，目的在于使青年医生们掌握常见肺系病证的诊治思路、规范治疗策略等。书中对肺系中医生理病理特点，肺系病常见证候及辨治要点、专科体格检查与操作、常用理化检查等都进行了详细的介绍，并结合相关的古代文献，将中医内容与中医经典融会贯通。在肺系常见病证诊治的编写中，参考了中医住院医师规范化培训考试大纲，对感冒、咳嗽、哮病、喘证、肺胀、肺痈、咳血、肺痿、肺痹、肺癌等十种肺系常见多发疾病、疑难危重病证进行了系统介绍。对于每一种疾病，从临床典型病案出发，围绕着该病例的诊疗过程及疗效转归，详细介绍疾病的中西医诊治思路，在坚持中医辨证论治前提下，结合现代医学知识，积极运用专科体格检查、理化检查手段及西医鉴别诊断优势，作为对中医四诊的有效补充，注重中西医基本理论、基本知识和基本技能的结合，力求使青年医生们掌握肺系疾病的中西医诊治技能，提高临床疗效。

成书之际，承蒙世界中医药联合会呼吸病专业委员会理事会会长、中华中医药学会特聘副会长、肺系病分会名誉主任委员张洪春教授作序，特此致谢！

本书篇幅有限，重点聚焦于中医住院医师规范化培训医生应掌握的临床基础知识。现代医学发展迅速，新的学术观点及诊疗方法层出不穷，希望青年医生以本书为起点，实时更新所学，深入探究肺系病证诊治思路。本书不可避免存在疏漏或不足之处，恳请各位同道及广大读者提出宝贵意见。

编者

2024 年 3 月

目　录

第一章　肺系中医生理病理特点

肺是人体的呼吸器官，位于胸腔中，左右各一，覆盖于心之上，上通喉咙，开窍于鼻，在人体脏腑中位置最高。中医理论认为，肺为相傅之官，主治节，朝百脉，助心行血，主气，司呼吸，通调水道，实卫固表。

肺系，即中医对呼吸系统的统称，包括鼻、咽、喉、气管、肺等组织器官。

一、肺的生理功能

（一）肺主气，司呼吸

1. 肺主呼吸之气　气，即人体内运动不息的一种精微物质，是构成人体和维持人体生命活动的基本物质之一。人体之气，主要来源于人体先天之精所化生的先天之气、水谷之精所化生的水谷之气以及自然界的清气。肺是气体交换的场所，通过肺的呼吸作用，不断呼出体内浊气，吸纳自然界清气，实现机体与外界环境之间的气体交换，从而保证呼吸运动协调有序进行，维持人体的生命活动。

2. 肺主一身之气

（1）肺主一身之气的生成　体现于宗气的生成。肺吸入自然界的清气，清气与脾胃化生的水谷之气在肺中相结合形成宗气。

宗气聚于胸中，上走息道行呼吸，贯注心脉行气血，下蓄丹田资元气，通过三种方式布散全身，保证人体生命活动的有序进行，关系着一身之气的盛衰。

（2）肺主一身之气的运行　体现于通过有节律的呼吸，对全身之气起着重要的调节作用。元气、宗气、营气、卫气等一身之气通过升降出入形式流动全身，维持脏腑经络、形体官窍生理功能的正常发挥及人体生命活动有序进行。而诸气的运动，皆受肺之统领，通过肺的呼吸得以水精四布，五经并行，保证一身之气在体内的升降出入，脏腑经络功能通畅协调，人体生命活动有序进行。

（二）肺主通调水道

肺在五脏六腑中位置最高，为"水之上源"，对体内水液的输布、运行和排泄具有疏通和调节作用。肺气宣发，将脾转输至肺的水液和水谷精微中的较轻清部分，向上向外布散，上至头面诸窍，外达皮毛肌腠；输送到皮毛肌腠的水液在卫气的推动作用下化为汗液，有节制地排出体外。肺气肃降，将脾转输至肺的水液和水谷精微中的较稠厚部分，向下向内布散，并将脏腑代谢所产生的浊液下输至肾、膀胱，成为尿液。肺对水液代谢的这种推动、调节作用，即其"通调水道""行水"的作用。

（三）肺朝百脉，主治节

百脉，即全身之脉。肺朝百脉，指全身的血液都要通过经脉而会聚于肺，经肺的呼吸进行气体交换，而后将富含清气的血液输布于全身。全身的血脉均统属于心，心气是血液循环运行的基本动力。而血液的运行，又赖于肺气的推动和调节，即肺气具有助心行血的作用。肺通过呼吸运动，调节全身气机，从而促进血液运行。同时，肺吸入的自然界清气与脾胃运化而来的水谷之精所化的谷气相结合，生成宗气，而宗气有"贯心脉"以推动血液运行的作用。肺气充沛，宗气旺盛，气机调畅，则血运正常。

肺主治节，指肺对气、血、津液的治理和调节作用，包括治理调节呼吸运动，使之保持呼吸节律有条不紊，治理调节全身气机的升降出入，推动调节血液的运行和津液的代谢等。概而论之，肺对人体的各种生理功能都具有调节作用。

二、肺的生理特性

（一）肺为华盖

华盖，原指古代帝王车驾的顶盖。肺位于胸腔，位置最高，覆盖于五脏六腑之上，又能宣发卫气于体表，以保护诸脏免受外邪侵袭，故称为"华盖"。

（二）肺为娇脏

肺脏清虚而娇嫩，吸之则满，呼之则虚，不耐寒热，不容异物。肺外合皮毛，开窍于鼻，与天气直接相通。六淫外邪侵犯人体，不论是从口鼻而入，还是侵犯皮毛，皆易于犯肺而致病。

简而言之：肺位最高，邪必先伤；肺为清虚之脏，清轻肃静，不容纤芥，不耐邪气之侵。

（三）肺主宣降

宣降，即向上向外宣发与向下向内肃降相反相成的运动。肺气宣发，是肺气升宣与布散的运动形式，在肺气的推动下，气、血、津液得以布散全身，内至脏腑经络，外及肌肉皮毛，以滋养全身脏腑组织、控制调节汗液的排泄以及呼出体内浊气。肺气肃降，是肺气清肃与下降的运动形式，包括：吸入自然界清气，下纳于肾，以资元气；将脾转输至肺的水谷精微和津液向内向下布散，下输于肾及膀胱，成为尿液；肃清肺和呼吸道内异物，保持呼吸道洁净。

宣发与肃降是相辅相成的两个方面，宣发与肃降协调，则呼吸调和，人体内外气体交换正常，气血津液散布于周身，脏腑组织得以濡养，水液得以正常输布代谢，而无水湿痰浊停留。

三、肺的系统联系

（一）肺在体合皮，其华在毛

皮毛为一身之表，包括皮肤、汗腺、毛发等组织，具有外泌汗液、润泽皮肤、防御外邪、调节津液代谢与体温以及辅助呼吸的作用。肺与皮毛之间存在着相互为用关系，故称"肺合皮毛"。

肺气宣发，将卫气外输于皮毛，以发挥其温分肉、充皮肤、肥腠理、司开阖及防御外邪的作用，将水谷精微和津液外输于皮毛，以发挥其濡养、滋润的作用。汗孔又称作"玄府""气门"，不仅可以排泄汗液、调节体温，而且是随着肺气宣发肃降进行体内外气体交换的场所。反之，皮毛受邪，亦可内舍于肺。

（二）肺在窍为鼻，喉为肺之门户

肺主呼吸，鼻是呼吸之气出入的通道，肺通过鼻与自然界相通，故称"肺开窍于鼻"。鼻的主要生理功能是通气和嗅觉，而鼻的通气和嗅觉功能均依赖肺津的滋养和肺气的宣发运动。肺津充足，肺气和畅，则鼻窍得养而通利，嗅觉灵敏。

肺主呼吸，喉为肺之门户，手太阴肺经上循咽喉而行，加强了肺与咽喉的联系。喉的通气与发音功能有赖于肺津的滋养与肺气的推动。肺津充足，喉得滋养，肺气充沛，宣降协调，则呼吸通畅，声音洪亮。

（三）肺在志为忧（悲）

忧和悲同是人体的情绪变化或情感反应，对人体生理活动的影响大致相同。若悲忧过度，则不断消耗体内的气。由于肺主气，所以悲、忧均易伤肺。反之，肺气虚衰或肺气宣降失调，机体对外来刺激耐受能力下降，也容易产生悲、忧的情绪变化。

（四）肺在液为涕

涕，即鼻涕，是鼻的分泌物，有润泽洁净鼻腔、防御外邪入侵、利于呼吸的作用。肺开窍于鼻，鼻涕由肺津所化，并有赖于肺气的宣发。若肺津、肺气充足，则鼻涕润泽鼻窍而不外流；反之，鼻涕的分泌及功能也会发生变化。

（五）肺与秋气相通

人与自然是一个统一的整体，人体五脏阴阳属性与五时之气互相通应。肺在五行中属金，应于四季之秋令。秋季暑去而凉生，草木皆凋。人体肺脏主清肃下行，为阳中之阴，同气相求，故与秋气相应。秋季之肃杀，是对夏气生长太过的削减；肺气之肃降，是对心火上炎太过的制约。肺与秋气相通，故肺金之气应秋而旺，肺的制约和收敛功能强盛。

四、肺的病理变化

（一）主气功能异常

肺主呼吸之气和一身之气，开窍于鼻。若肺气虚衰或外邪影响，致使肺主气功能失常，则会出现咳嗽、气喘、鼻塞流涕、呼吸不利、乏力、气短等症。

（二）宣发肃降功能异常

肺气宣降，维持着肺主呼吸、布散水谷精微等功能。若肺失宣发，则出现呼吸不畅、胸闷咳喘、鼻塞喷嚏、恶寒无汗等症状；若肺失肃降，会出现呼吸短促、喘息等症。

（三）通调水道功能失调

肺主通调水道，为水之上源。通过肺气的宣发和肃降，津液散布于周身，脏腑组织得以濡养，无用的水液下归于肾，输于膀胱排出体外。若肺通调水道失常，津液停滞，可发为咳嗽、水肿、小便不利等症状。

（四）实卫固表功能失调

肺气宣发，将卫气和津液输布于体表，以温煦滋润、调节体温、抵抗外邪。若肺气虚弱，卫表不固，则会出现畏寒肢冷、自汗、易感冒等症状。

（五）行血脉功能失调

肺朝百脉，助心行血。肺气不足则宗气生成减少，推动无力；肺气壅塞亦可导致心之血脉运行不利，甚至血脉瘀滞，出现咳血、心悸、胸闷、唇甲青紫等症状。

附：古代文献摘录

《素问·五脏生成》：肺之合皮也，其荣毛也，其主心也。

诸脉者，皆属于目；诸髓者，皆属于脑；诸筋者，皆属于节；诸血者，皆属于心；诸气者，皆属于肺。此四肢八溪之朝夕也。

《素问·阴阳应象大论》：西方生燥，燥生金，金生辛，辛生肺，肺生皮毛，皮毛生肾，肺主鼻。其在天为燥，在地为金，在体为皮毛，在脏为肺，在色为白，在音为商，在声为哭，在变动为咳，在窍为鼻，在味为辛，在志为忧。

天气通于肺，地气通于嗌，风气通于肝，雷气通于心，谷气通于脾，雨气通于肾。

《素问·金匮真言论》：西方白色，入通于肺，开窍于鼻，藏精于肺，故病在背。

《素问·宣明五气》：心为噫，肺为咳，肝为语，脾为吞，肾为欠、为嚏，胃为气逆、为哕、为恐，大肠小肠为泄，下焦溢为水，膀胱不利为癃，不约为遗溺，胆为怒，是谓五病。

心为汗，肺为涕，肝为泪，脾为涎，肾为唾，是谓五液。

心藏神，肺藏魄，肝藏魂，脾藏意，肾藏志，是谓五脏所藏。

心主脉，肺主皮，肝主筋，脾主肉，肾主骨，是谓五主。

《素问·六节脏象论》：肺者，气之本，魄之处也；其华在毛，其充在皮，为阳中之太阴，通于秋气。

《素问·四气调神大论》：秋三月，此谓容平。天气以急，地气以明，早卧早起，与鸡俱兴，使志安宁，以缓秋刑，收敛神气，使秋气平，无外其志，使肺气清，此秋气之应，养收之道也。逆之则伤肺，冬为飧泄，奉藏者少。

《素问·经脉别论》：脉气流经，经气归于肺，肺朝百脉，输精于皮毛。毛脉合精，行气于腑。腑精神明，留于四脏，气归于权衡。权衡以平，气口成寸，以决死生。饮入于胃，游溢精气，上输于脾，脾气散精，上归于肺，通调水道，下输膀胱，水精四布，五经并行，合于四时五脏阴阳，揆度以为常也。

《素问·咳论》：皮毛者，肺之合也，皮毛先受邪气，邪气以从其合也。

《素问·灵兰秘典论》：肺者，相傅之官，治节出焉。

《灵枢·九针论》：肺者，五脏六腑之盖也。

《灵枢·决气》：上焦开发，宣五谷味，熏肤、充身、泽毛，若雾露之溉，是谓气。

《灵枢·痈疽》：上焦出气，以温分肉，而养骨节，通腠理。

《灵枢·五阅五使》：鼻者，肺之官也。

《灵枢·脉度》：肺气通于鼻，肺和则鼻能知臭香矣。

《灵枢·五味》：其大气之抟而不行者，积于胸中，命曰气海，出于肺，循喉咽，故呼则出，吸则入。

（李光宇）

第二章　肺系病常见证候及辨治要点

一、肺气虚证

肺气虚证是指由于肺气不足，主气、卫外功能失职，出现咳嗽无力、气短而喘、畏风自汗、易感冒等症状。

【病因病机】先天禀赋不足，或久病咳喘、劳累、暑热等耗损肺气，或脾虚生化不足，肺气失充。

【证候表现】咳嗽喘促无力，活动后加重，咳痰清稀，气短，语声低微，少气懒言，自汗畏风，易感冒，舌淡，苔白，脉弱。

【证候分析】肺主气而司呼吸，肺气亏虚，呼吸功能衰退，气失所主，清肃无权，出现咳嗽喘促无力；劳则气耗，故活动后症状加重；肺为水之上源，肺气虚不能输布津液，津聚为痰，故咳痰清稀；肺气不足则胸中宗气生成减少，出现气短、语声低微、少气懒言；肺气虚弱，不能固表，加之腠理不密，开阖失司而见自汗畏风、易感冒；舌淡苔白、脉弱为肺气不足之舌脉表现。

【辨证要点】咳嗽、喘息、痰稀伴气虚症状。

【治疗】补益肺气。可选补肺汤或玉屏风散。

二、肺阳虚证

肺阳虚证是指由于肺阳虚衰，虚寒内生，出现咳喘无力、少气、精神萎靡、呼吸气冷、易感冒等症状。

【病因病机】肺气亏虚日久累及肺阳，或久病大病耗损阳气，或先天禀赋不足、素体虚弱而致肺阳衰微，主气失司，虚寒内生。

【证候表现】咳喘无力，语声低微，少气，面色㿠白，易感冒，咳痰清稀量多，呼吸气冷，形寒肢冷，小便清长，舌质淡胖，苔白滑润，脉迟缓。

【证候分析】肺主气而司呼吸，肺阳虚衰，主气失司，出现咳喘无力、语声低微、少气；肺为水之上源，阳虚不能输布津液，聚生痰饮，故咳痰清稀量多，小便清长；肺阳虚衰，卫阳不足，易致阳虚外感；阳气不足，虚寒内生，故见面色㿠白、呼吸气冷、形寒肢冷；舌质淡胖、苔白滑润、脉迟缓为肺阳不足之舌脉表现。

【辨证要点】咳嗽、喘息伴阳虚症状。

【治疗】温阳补肺。可选甘草干姜汤或温肺汤。

三、肺阴虚证

肺阴虚证是指由于肺阴不足，虚热内扰，肺失清肃，出现干咳无痰或痰少质黏、潮热盗汗等症状。

【病因病机】燥热邪气损伤肺阴，或久病咳喘耗伤肺阴，或痨虫袭肺消烁肺阴而致肺阴不足，虚热内扰。

【证候表现】干咳无痰，或痰少质黏，甚或痰中带血，声音嘶哑，形体消瘦，口干咽燥，五心烦热，潮热盗汗，两颧潮红，舌红少津，脉细数。

【证候分析】肺脏喜润而恶燥，肺阴不足，肺失滋润，清肃失司，故见干咳；虚热内生，炼津为痰，则痰少质黏；虚火灼伤肺络，络伤血溢则痰中带血；阴虚火旺，津液不能上承，火灼咽喉，故口干咽燥、声音嘶哑；阴津亏虚，不能濡养肌肉则形体消瘦；五心烦热、潮热盗汗、两颧潮红、舌红少津、脉细数，均为阴虚内热之象。

【辨证要点】干咳无痰，或痰少而黏伴阴虚症状。

【治疗】滋阴润肺。可选沙参麦冬汤或百合固金汤。

四、风寒犯肺证

风寒犯肺证是指由于风寒袭表，肺卫失宣，出现咳嗽及恶寒发热、鼻塞流涕、身痛无汗等症状。

【病因病机】风寒邪气侵犯肺卫，肺失清肃。

【证候表现】咳嗽，喘息，痰稀色白，恶寒发热，鼻塞流清涕，头身疼痛，无汗，苔薄白，脉浮紧。

【证候分析】肺主气司呼吸，外合皮毛，风寒之邪经皮毛、口鼻内犯于肺，肺气失宣而上逆，则见咳嗽、喘息；肺津不布，聚成痰饮，随肺气逆于上故见痰稀色白；风寒袭表，卫阳被遏，不能温煦肌表，故见恶寒；卫阳与邪相争，阳气浮郁于表，则发热；鼻为肺窍，肺气失宣，鼻窍不利，故见鼻塞流清涕；寒邪凝滞经脉，气血运行不畅，故头身疼痛；寒性收引，腠理闭塞，则无汗；苔薄白、脉浮紧，为风寒在表之征。

【辨证要点】咳嗽、痰白清稀伴风寒表证。

【治疗】疏风散寒，宣肺止咳，化痰平喘。可选麻黄汤或三拗汤合止嗽散。

五、风热犯肺证

风热犯肺证是指由于风热袭肺，肺卫失宣，出现咳嗽及发热恶风、鼻塞流涕、口干咽痛等症状。

【病因病机】外感风热邪气，或风寒郁久化热，侵犯肺卫，肺失清肃。

【证候表现】咳嗽，痰少色黄，发热微恶风寒，鼻塞流浊涕，口干咽痛，舌红，苔薄黄，脉浮数。

【证候分析】风热袭肺，肺失清肃，肺气上逆则咳嗽；热邪灼津为痰，故痰少色黄；肺卫受邪，卫气被遏，肌表失于温煦，故恶寒；卫气抗邪于外，则发热；热为阳邪，郁遏卫阳较轻，故热重寒轻；肺系受邪，鼻窍津液为风热所熏，故鼻塞涕黄浊；风热上扰，煎灼津液，熏蒸咽喉，故见口干咽痛；舌红、苔薄黄、脉浮数，为风热犯表之征。

【辨证要点】咳嗽、痰少色黄伴风热表证。

【治疗】疏风清热，宣肺止咳。可选桑菊饮或银翘散。

六、燥邪犯肺证

燥邪犯肺证是指由于燥邪侵犯肺卫，津液耗伤，出现干咳无痰或痰少质黏、口鼻干燥等症状。

【病因病机】外感燥邪侵犯肺卫，或温热之邪犯肺，化燥伤阴。

【证候表现】干咳无痰，或痰少质黏、不易咳出，甚则胸痛、痰中带血或咳血，口、唇、鼻、咽干燥，或见鼻衄，发热、微恶风寒，少汗或无汗，舌干少津，苔薄而燥，脉浮数或浮紧。

【证候分析】肺喜润恶燥，燥邪袭肺，肺气失宣，故咳嗽；燥伤肺津，肺失清肃，故见少痰或无痰；肺络被伤可见胸痛、咳血；燥性干涩，津伤失润，故见口、唇、鼻、咽干燥，少汗或无汗；伤及鼻窍之络可致鼻衄；燥邪袭表，卫气失和，故见发热、微恶风寒；燥证有温燥、凉燥之分，温燥者少汗、脉浮数，凉燥者无汗、脉浮紧；舌干少津、苔薄而燥，为燥邪之征。

【辨证要点】干咳无痰，或痰少而黏，伴口舌鼻咽干燥等症状。

【治疗】辛开温润或辛凉甘润。可选桑杏汤（偏温燥）或杏苏散（偏凉燥）。

七、肺热炽盛证

肺热炽盛证是指由于火热邪气内盛于肺，肺失清肃，出现咳喘气粗、鼻翼扇动及发热、口渴、便秘等症状。

【病因病机】外感风热入里，或风寒之邪入里化热，蕴结于肺。

【证候表现】咳嗽，喘息，胸痛，鼻翼扇动，气息灼热，咽喉红肿疼痛，发热，口渴，大便秘结，小便短赤，舌红，苔黄，脉数。

【证候分析】肺热炽盛，清肃失司，肺气上逆，则见咳嗽、喘息；鼻为肺窍，肺窍不利，则鼻翼扇动；热灼肺络，肺气不利，故见胸痛、气息灼热；邪热内盛则发热；热灼咽喉，故咽喉肿痛；里热蒸腾，津液受损，故见口渴、大便秘结、小便短赤；舌红、苔黄、脉数，为里实热盛之象。

【辨证要点】咳喘气粗伴里热症状。

【治疗】清肺泄热。可选麻杏石甘汤或泻白散。

八、痰热壅肺证

痰热壅肺证是指由于痰热交结，壅闭于肺，肺失清肃，出现咳喘、痰黄稠及发热、口渴、胸痛等症状。

【病因病机】外邪犯肺，郁而化热，热伤肺津，炼液成痰；或宿痰内蕴，日久化热，痰与热结，壅阻于肺。

【证候表现】咳嗽，咳痰黄稠量多，或咳吐脓血腥臭痰，胸闷胸痛，气喘息粗，或喉中痰鸣，发热，口渴，大便秘结，小便短赤，舌红，苔黄腻，脉滑数。

【证候分析】痰热壅肺，肺失清肃，气逆于上，故见咳嗽、气喘息粗；痰热蕴郁于肺，胸中气机不利，故见胸闷胸痛；痰热交结，随气而逆，故见痰黄稠量多，或喉中痰鸣；若痰热壅滞肺络，火炽血败，肉腐成脓，则见咳吐脓血腥臭痰；里热蒸腾，阳盛则热，故见发热；热灼津伤，故见口渴、大便秘结、小便短赤；舌红、苔黄腻、脉滑数，乃痰热内蕴之象。

【辨证要点】咳嗽、气喘息粗伴痰热症状。

【治疗】清热化痰。可选清金化痰汤。

九、寒痰阻肺证

寒痰阻肺证是指由于寒饮与痰浊停聚于肺，肺失宣降，出现咳嗽气喘、痰多色白、胸闷、形寒肢冷等症状。

【病因病机】素有痰疾，复感寒邪，内客于肺；或寒湿外邪侵袭于肺；或脾阳不足，寒从内生，聚湿成痰，上干于肺。

【证候表现】咳嗽气喘，痰多色白，甚或喉中哮鸣，胸闷，形寒肢冷，舌淡，苔白腻或白滑，脉濡缓或滑。

【证候分析】寒痰阻肺，宣降失司，肺气上逆，故见咳嗽、气喘；肺失宣降，津聚为痰，则痰多色白；痰气搏结，上涌气道，故见喉中哮鸣；寒痰凝滞于肺，肺气不利，故见胸闷；阴寒凝滞，阳气郁而不达，肌肤失于温煦，故见形寒肢冷；舌淡、苔白腻或白滑、脉濡缓或滑，均为寒饮痰浊内盛之象。

【辨证要点】咳嗽、气喘、痰白量多伴寒饮症状。

【治疗】温化寒痰，降气止咳。可选苓甘五味姜辛汤或小青龙汤。

十、饮停胸胁证

饮停胸胁证是指由于水饮停于胸胁，阻滞气机，出现胸廓饱满、胸胁胀闷或痛等症状。饮停胸胁证即痰饮病之"悬饮"。

【病因病机】中阳素虚，水气不化，水停为饮；或外邪侵袭，肺通调水道失职，水液输布障碍，停聚为饮，流注胸腔。

【证候表现】胸廓饱满，胸胁部胀闷或痛，呼吸、咳嗽或转侧时牵引作痛，咳嗽气喘，或伴头晕目眩，舌苔白滑，脉沉弦。

【证候分析】饮停胸胁，气机阻滞，络脉不利，故胸胁胀闷或痛；水饮停于胸腔，气机不利，呼吸、咳嗽及转侧时引及饮邪壅迫于肺，故牵引作痛；肺气上逆则咳嗽气喘；饮为阴邪，遏阻阳气，清阳不升，故见头晕目眩；水饮内停，则见苔白滑、脉沉弦。

【辨证要点】胸廓饱满、胸胁胀闷或痛伴饮停症状。

【治疗】泻肺逐饮。可选椒目瓜蒌汤合十枣汤或控涎丹。

十一、风水搏肺证

风水搏肺证是指由于风邪袭肺，宣降失常，通调水道失职，水湿泛溢肌肤，出现骤起头面浮肿、发热恶寒、小便短少等症状。

【病因病机】外感风邪，肺卫失宣，水湿泛溢肌肤。

【证候表现】浮肿始自眼睑、头面，继及全身，上半身肿甚，来势迅速，皮薄光亮，小便短少，或见恶寒重、发热轻、无汗、苔薄白、脉浮紧，或见发热重、恶寒轻、咽喉肿痛、苔薄黄、脉浮数。

【证候分析】风邪犯肺，肺失宣降，通调水道功能失职，以致水液停聚，且风为阳邪，性善上行，故浮肿从眼睑、头面开始，水液潴留渐多，则遍及全身；因其外邪新感，故发病迅速，皮薄光亮；肺气失宣，气化失司，水液难以下输膀胱，则小便短少；若偏于风寒，卫阳被遏，则见恶寒重、发热轻、无汗、苔薄白、脉浮紧等症；若偏于风热，则伴发热重、恶寒轻、咽喉肿痛、苔薄黄、脉浮数等症。

【辨证要点】骤起头面浮肿伴卫表症状。

【治疗】疏风解表，宣肺利水。可选越婢加术汤或防己黄芪汤。

十二、肺气衰绝证

肺气衰绝证是指由于肺脏功能衰竭，不能主气，出现呼吸微弱、气不得续或时断时续，甚至呼吸停止等症状。

【病因病机】久病耗损，正气虚衰；或正邪交争，邪盛正衰，致使气机逆乱，阴阳离决。

【证候表现】呼吸微弱，气不得续，或时断时续，汗出如珠，怯寒畏冷，面色㿠白或紫黯，舌淡或青紫，脉浮散或微弱无力，甚则呼吸停止。

【证候分析】肺脏功能衰竭则气失所主，宗气衰微，故呼吸微弱，气不得续，甚或时断时续，渐至呼吸停止；肺气衰绝，卫气不固，津液外泄，阳气随脱，故怯寒畏冷，汗出如珠；气不上荣，可见面色㿠白、舌淡；气为血帅，气衰则血液滞涩不行，可见面色紫黯、舌质青紫；宗气衰败，鼓动无力，则脉浮散或脉微弱而无力。

【辨证要点】在疾病进程中，出现呼吸微弱、气不得续，或时断时续，甚则呼吸停止。

【治疗】益气固脱。可选独参汤或生脉散。

附：古代文献摘录

《素问·阴阳别论》：阴争于内，阳扰于外，魄汗未藏，四逆而起，起则熏肺，使人喘鸣。

《灵枢·本神》：肺藏气，气舍魄，肺气虚则鼻塞不利，少气；实则喘喝，胸盈仰息。

《灵枢·五阅五使》：肺病者，喘息鼻张。

《金匮要略·肺痿肺痈咳嗽上气病脉证治》：风伤皮毛，热伤血脉；风舍于肺，其人则咳，口干喘满，咽燥不渴，多唾浊沫，时时振寒。热之所过，血为之凝滞，蓄结痈脓，吐如米粥。始萌可救，脓成则死。

《金匮要略·痰饮咳嗽病脉证并治》：问曰：夫饮有四，何谓也？师曰：有痰饮，有悬饮，有溢饮，有支饮。问曰：四饮何以为异？师曰：其人素盛今瘦，水走肠间，沥沥有声，谓之痰饮；饮后水流在胁下，咳唾引痛，谓之悬饮；饮水流行，归于四肢，当汗出而不汗出，身体疼重，谓之溢饮；咳逆倚息，短气不得卧，其形如肿，谓之支饮。

《金匮要略·水气病脉证并治》：风水，其脉自浮，外证骨节疼痛，恶风。

寸口脉沉滑者，中有水气，面目肿大，有热，名曰风水。视人之目窠上微拥，如蚕新卧起状，其颈脉动，时时咳，按其手足上，陷而不起者，风水。

《诸病源候论·气病诸候·短气候》：肺虚则气少不足，亦令短气，则其人气微，常如少气，不足以呼吸。

《景岳全书·喘促》：喘有夙根，遇寒即发，或遇劳即发者，亦名哮喘。

实喘者有邪，邪气实也；虚喘者无邪，元气虚也。

《景岳全书·咳嗽》：夫外感之咳，必由皮毛而入，盖皮毛为肺之合，而凡外邪袭之，则必先入于肺，久而不愈，则必自肺而传于五脏也。

《丹溪心法·喘》：六淫七情之所感伤，饱食动作，脏气不和，呼吸之息，不得宣畅而为喘急。亦有脾肾俱虚，体弱之人，皆能发喘。

《类证治裁·喘症论治》：喘由外感者治肺，由内伤者治肾。

（李光宇）

第三章　肺系病专科体格检查与操作

一、肺系病的中医诊法

诊法，是中医诊察、收集病情资料的基本方法和手段，主要包括"四诊"，即望、闻、问、切。其中，医生运用望、闻、切等方法，获得具有诊断意义的客观征象，即为中医的体格检查。

本章仅论述肺系病的专科望诊、闻诊。

（一）望诊

望诊是指医生通过视觉对人体的全身、局部及排出物等进行有目的的观察，以了解健康状况、测知病情的方法。望全身情况包括望神、色、形、态四方面；望局部情况包括望头面、五官、颈项、躯体、四肢、二阴及皮肤等；望舌包括望舌质、舌苔、舌下络脉；望排出物包括望分泌物、呕吐物及排泄物等。与肺系病关系密切的专科望诊主要包括望局部及望分泌物。

1. 望咽喉　咽喉为口鼻与肺胃之通道，是呼吸、饮食之门户，且为经脉循行交会之处，与五脏六腑关系密切。因此，五脏六腑病变均可反映于咽喉，其中肺、胃、肾的病变表现更为突出，也更具诊断意义。

健康人咽喉色淡红润泽，不痛不肿，呼吸通畅，发音正常，食物下咽顺利无阻。在疾病状态下，望咽喉主要观察咽喉的红肿、溃烂和伪膜等情况。

（1）红肿　①新病咽部深红，肿痛较甚，多属实热证，因风热邪毒或肺胃热毒壅盛所致。②久病咽部嫩红，肿痛不甚，多属阴虚证，因肾阴亏虚、虚火上炎所致。③咽部淡红漫肿，疼痛轻微，多因痰湿凝聚所致。④咽喉部一侧或两侧喉核红肿突起，形如乳头，或如蚕蛾，表面或有黄白色脓样分泌物，伴咽痛不适者，为乳蛾，又名喉蛾。乃因风热外侵、邪客肺卫，或肺胃热盛、壅滞喉核所致。若喉核肿胀，热痛不甚，经久不消，时作时止，反复不已，则多为肺肾阴虚、虚火上炎、气血瘀滞所致。⑤咽喉部红肿高突，疼痛剧烈，吞咽、言语困难，身发寒热者，为喉痈。多因脏腑蕴热，复感外邪，热毒客于咽喉所致。

（2）溃烂　①新病咽部溃烂，分散表浅，周围色红，为肺胃之热轻浅。②溃烂成片或凹陷，周围红肿，为肺胃热毒壅盛、蒸灼肌膜。③咽部溃腐浅表分散，反复发作，周围淡红，多属虚火上炎。④成片凹陷，周围淡白或苍白，经久不愈者，多为气血不足、肾阳亏损、邪毒内陷所致。

（3）伪膜　咽部溃烂，表面所覆盖的一层黄白或灰白色腐膜，称为伪膜。①伪膜松厚，易于拭去者为病轻，因肺胃热浊之邪上壅于咽所致。②伪膜坚韧不易拭去，强剥出血，或剥后复生，伴犬吠样咳嗽、喘鸣者为病重，此为"白喉"，因外感时行疫邪，疫毒内盛或热毒伤阴所致。

2.望胸胁　胸属上焦，内藏心、肺等重要脏器，为宗气所聚，是经脉、气血循行布达之处。胸廓前有乳房，属胃经；胁肋为肝胆经脉循行之处。望胸胁可以诊察心肺病变、宗气之盛衰以及肝胆、乳房疾患等。

正常成人胸廓呈扁圆柱形，两侧对称，左右径大于前后径（约 1.5 : 1），小儿和老人则左右径略大于前后径或相等，两侧锁骨上下窝亦对称。常见的胸廓异常有：

（1）**扁平胸** 前后径较常人明显缩小，小于左右径的一半，呈扁平形。多见于肺肾阴虚、气阴两虚者。

（2）**桶状胸** 前后径较常人增大，与左右径几乎相等，呈圆桶形。多为素有伏饮积痰，壅滞肺气，久病伤及肾气，肾不纳气，日久胸廓变形所致，见于久病咳喘患者。

（3）**鸡胸** 胸骨下部明显向前突出，形似鸡之胸廓畸形。因先天禀赋不足、肾精亏虚，或后天失养、脾胃虚弱，骨骼失于充养所致，常见于小儿佝偻病患者。

（4）**漏斗胸** 胸骨下段及其相连的两侧肋软骨向内凹陷，形成漏斗状。多因先天发育不良所致。

（5）**肋如串珠** 肋骨与肋软骨连接处变厚增大，状如串珠。因肾精不足或后天失养，发育不良所致，多见于佝偻病患儿。

（6）**胸不对称** 一侧胸廓塌陷，肋间变窄，肩部下垂，脊骨常向对侧突出。多见于肺痿、肺部手术后等患者。一侧胸廓膨隆，肋间饱满，按之软，咳则引痛，气管向健侧移位，多见于悬饮证或气胸患者。

3. 望分泌物

（1）**望痰** 痰是从肺和气道排出的病理性黏液。观察痰的色、质、量，可以判断脏腑的病变和病邪的性质。①痰白质清稀者，多属寒痰。因寒邪阻肺、津凝不化、聚而为痰，或脾阳不足、湿聚为痰、上犯于肺所致。②痰黄质黏稠，甚则结块者，多属热痰。因邪热犯肺，煎津为痰，痰聚于肺所致。③痰少而质黏，难于咳出者，多属燥痰。因燥邪犯肺、耗伤肺津，或肺阴虚津亏、清肃失职所致。④痰白质滑量多，易于咳出者，多属湿痰。因脾失健运，水湿内停，湿聚为痰，上犯于肺所致。⑤痰中带血，色鲜红者，称为咳血。常见于肺痨、肺癌等肺脏疾病，多因肺阴亏虚，或肝火犯肺、灼伤肺络，或痰热邪毒壅阻、肺络受损所致。⑥咳吐脓血痰，味腥臭者，为肺痈。因热毒蕴肺，肉腐成脓所致。

（2）**望涕**　涕是鼻腔分泌的黏液，涕为肺之液。流涕多因六淫侵袭、肺失宣肃，或热邪熏蒸、气血腐败成涕，或气虚阳亏、津液失固所致。①新病流涕多属外感表证。鼻塞流清涕属风寒表证，鼻塞流浊涕属风热表证。②反复阵发性清涕，量多如注，伴鼻痒、喷嚏频作者，多属鼻鼽。因肺气亏虚、卫表不固、风寒乘虚侵入所致。③久流浊涕，质稠、量多、气腥臭者，多属鼻渊。因湿热蕴阻所致。

（二）闻诊

闻诊是通过听声音和嗅气味以了解健康状况、诊察疾病的方法。听声音包括听辨患者的语声、语言、气息，以及咳嗽、呕吐、呃逆、嗳气、太息、喷嚏、呵欠、肠鸣等各种声响。嗅气味包括嗅病体发出的异常气味、排出物及病室的气味。闻呼吸、闻咳嗽及嗅痰涕之气与肺系病关系较为密切。

1. 闻呼吸　包括诊察患者呼吸的快慢、是否均匀通畅以及气息的强弱粗细、呼吸音的清浊等。已病而呼吸正常，是形病而气未病；呼吸异常，是形气俱病。呼吸气粗、疾出疾入者，多属实证；呼吸气微、徐出徐入者，多属虚证。

（1）喘　是指呼吸困难，短促急迫，甚至张口抬肩、鼻翼扇动、难以平卧。其发病多与肺、肾等脏腑有关，临床有虚、实之分。

发病急骤，呼吸深长，声高息粗，唯以呼出为快，形体强壮，脉实有力者，为实喘。多为风寒袭肺，或痰热壅肺，或痰饮停肺，肺失清肃，肺气上逆所致。

发病缓慢，声低气怯，息短不续，动则喘甚，唯以深吸为快，形体羸弱，脉虚无力者，为虚喘。多为肺气不足，或肺肾亏虚，气失摄纳所致。

（2）哮　是指呼吸急促似喘，喉间鸣响有声，常反复发作，缠绵难愈。多因宿痰内伏，复感外邪，或药食不当，或情志失调，或体虚劳倦而诱发。

喘可不兼哮，但哮必兼喘。喘以气息急迫、呼吸困难为主；哮以喉间鸣响有声为特征。

（3）短气　是指呼吸气急短促，气短不足以息，数而不相接续，似喘而不抬肩，喉中无鸣响之音。短气有虚、实之别。虚证常兼有形瘦神疲、声低息微等症，多因体质虚弱或元气亏损所致；实证常兼有呼吸声粗，或胸部窒闷，或胸腹胀满等症，多因痰饮、胃肠积滞、气滞或瘀阻所致。

（4）少气　又称气微，是指呼吸微弱而声低，气少不足以息，言语无力。主诸虚劳损，多因久病体虚或肺肾气虚所致。

（5）鼻鼾 是指熟睡或昏迷时鼻喉发出的一种声响，是气道不利所致的异常呼吸声。熟睡有鼾声，无其他明显症状者，多因慢性鼻病或睡姿不当所致，老年人及体胖多痰者常见。若昏睡不醒或神志昏迷而鼾声不断者，多属高热神昏，或中风入脏之危候。

2. 闻咳嗽 咳嗽是指有气上升至喉咙，声道关闭后突然开放发出的一种声音。多因六淫外邪袭肺，或内伤损肺，或有害气体刺激等，以致肺失宣降、肺气上逆而发。咳嗽多见于肺系疾病，其他脏腑病变亦可影响肺而引起咳嗽。

辨咳嗽首先应分辨咳声，结合痰的色、量、质，以及病史、兼症等，以鉴别病证的寒热虚实。

咳声重浊沉闷，多属实证，常因寒痰湿浊停聚于肺，肺失宣降所致。

咳声轻清低微，多属虚证，常因久病耗伤肺气，肺失宣降所致。

咳声重浊，痰白清稀，伴鼻塞不通，常因风寒袭肺，肺失宣降所致。

咳声高亢响亮，痰稠色黄，不易咳出，多属热证，常因热邪犯肺，灼伤肺津，肺失宣降所致。

咳呈阵发，连续不断，咳止时常有鸡鸣样回声，称为顿咳。其病程较长，缠绵难愈，故又称"百日咳"。常因风邪与痰热搏结所致，多见于小儿。

咳声如犬吠，伴有声音嘶哑、吸气困难，喉中有白膜生长，不易拭去，强剥出血，随之复生，乃因时行疫毒攻喉或热毒伤阴所致，见于白喉。

3. 嗅痰涕之气 健康人每日可排出少量痰和涕，无异常气味。临床辨痰、涕异常表现，常需望诊、闻诊合参。

咳吐痰涎，清稀量多，无异常气味者，属寒证。

咳痰黄稠，味腥，常因肺热壅盛所致。

咳吐浊痰脓血，腥臭异常者，多为肺痈，因热盛肉腐所致。

鼻流浊涕，腥秽如鱼脑者，多为鼻渊，因湿热蕴阻所致。

鼻流清涕，无异常气味，多因外感风寒或肺气亏虚。

二、肺系病的西医体格检查

肺系病的西医体格检查包括胸部的视、触、叩、听诊四部分。

（一）视诊

视诊是发现异常体征重要且直接的方法。与肺系病关系密切的视诊包括呼吸困难者的体位、呼吸频率和幅度异常、呼吸节律异常、呼吸时相异常、呼吸运动异常、胸廓畸形或形态异常、上腔静脉阻塞等内容。

1. 呼吸困难体位 对于重度呼吸困难的患者，要注意观察其体位是端坐位、半卧位、平卧位或侧卧位，并观察或询问患者是否可以改变体位，改变体位后呼吸困难有无改变。呼吸困难的体位可随引起呼吸困难的病因而不同。常见呼吸困难体位包括：

（1）端坐呼吸 患者因呼吸困难而被迫采用坐位，可见于急性左心衰、严重慢性气道病变（如支气管哮喘和慢性阻塞性肺疾病）、膈肌疲劳或瘫痪等。

（2）平卧呼吸 患者直立时呼吸困难明显而卧位减轻，可见于肝肺综合征、肺叶切除术后、神经性疾病、低血容量等。

（3）强迫侧卧位 患者为减轻呼吸困难而被迫采用侧卧位，主要见于气胸和胸腔积液。患者常采用气胸在上、胸腔积液在下的体位，以使健侧肺脏更有效进行呼吸运动。

2. 呼吸频率和幅度异常 正常成人静息状态下呼吸频率为 12～20 次 / 分，呼吸与脉搏之比约为 1：4。

（1）呼吸浅快 见于肺实质疾病、肺间质疾病、胸膜疾病（气胸、胸腔积液）、呼吸肌麻痹、腹腔积液和肥胖等。

（2）呼吸深快 正常可见于剧烈运动时，异常多见于库斯莫尔呼吸和癔症。前者是发生严重代谢性酸中毒时，为平衡血酸碱度（pH）下降，患者呼吸代偿性加深加快，以排出更多的二氧化碳，常见于糖尿病酮症酸中毒、乳酸酸中毒、尿毒症酸中毒。后者是患者情绪过度激动或过度紧张时，呼吸过深过快，短时间内呼出过多二氧化碳，可引起急性呼吸性碱中毒，继而血中游离钙降低，出现口周及肢端发麻，甚至手足搐搦及呼吸暂停。

（3）呼吸浅慢 常见于呼吸中枢受抑制的情况，如镇静剂过量、吗啡中毒或颅内压增高等；也可见于代谢性碱中毒，机体为代偿而出现呼吸变浅变慢，促使血二氧化碳分压增加。

3. 呼吸节律异常

（1）周期性呼吸节律异常 包括潮式呼吸和间停呼吸。前者表现为呼吸由浅慢逐渐变为深快，然后再由深快转为浅慢，随之出现一段呼吸暂停后，又开始如上变化；后者表现为有规律呼吸几次后，突然停止一段时间，然后又开始呼吸。多因严重中枢神经系统疾病，呼吸中枢兴奋性降低所致。间停呼吸更为严重，常在临终前发生。潮式呼吸还可见于慢性充血性心力衰竭及部分老年人深睡时。

（2）叹息样呼吸　表现为一段正常呼吸节律中插入一次不自主的深大呼吸，常伴有叹息声，多见于神经衰弱、焦虑症或抑郁症等神经症。

4. 呼吸时相异常　正常情况下，每次呼吸时吸气相和呼气相的时间长度比约为 1∶1.5，即呼气相较长。气道疾病时由于呼吸阻力增加，可以出现呼吸时相延长，延长发生的时相取决于气道阻塞的部位。

（1）吸气相延长　又称为吸气性呼吸困难，主要见于上气道阻塞，常伴有"三凹征"。部分患者可以同时伴有吸气相干啰音。

（2）呼气相延长　又称为呼气性呼吸困难，主要见于下气道阻塞，如支气管哮喘和慢性阻塞性肺疾病等，也见于心源性哮喘（急性左心衰）。

5. 呼吸运动异常

（1）呼吸运动不对称　呼吸运动减弱的一侧为病变侧。病变范围广泛时，部分患者可以伴有单侧胸廓形态异常。

（2）胸腹矛盾运动　膈肌疲劳或瘫痪时收缩无力，此时呼吸由辅助呼吸肌驱动，膈肌则随胸膜腔内压变化而被动运动。吸气时胸腔负压增加，膈肌被动上移，腹部随之下陷；呼气时胸腔正压增加，膈肌被动下降，腹部随之膨隆。表现为呼吸时胸腹运动与正常情况相反，也称为矛盾呼吸。

（3）**反常呼吸**　胸壁外伤导致多根、多处肋骨骨折时，出现胸壁软化。吸气时胸内负压增加，病变部位胸壁塌陷；呼气时胸内正压增加，病变部位胸壁隆起。表现为该部位与胸壁其他部位在呼吸运动时的变化相反，称为反常呼吸。此种胸壁病变也称为"连枷胸"。

6.胸廓畸形或形态异常　正常胸廓两侧大致对称，呈椭圆形，前后径与左右径之比为 1∶1.5。常见胸廓异常包括：

（1）**胸廓畸形**

①桶状胸：胸廓前后径增加，与左右径几乎相等甚或超过左右径，肋骨斜度变小，肋间隙增宽且饱满，腹上角增大。常见于严重慢性阻塞性肺疾病患者，在支气管哮喘急性发作期也可出现，是肺脏充气过度的表现；也可见于老年或矮胖体型者。

②佝偻病胸：为佝偻病所致的胸廓改变，多见于儿童。沿胸骨两侧各肋软骨与肋骨交界处隆起形成串珠状，称为佝偻病串珠；下胸部前面肋骨外翻，沿膈附着部位胸壁向内凹陷形成沟状带，称为肋膈沟。

③漏斗胸：胸骨剑突处显著内陷，形似漏斗。

④鸡胸：胸廓前后径略长于左右径，上下距离较短，胸骨下端前突，胸廓前侧壁肋骨凹陷。

⑤脊柱畸形所致胸廓畸形：脊柱前凸、后凸或侧弯均可造成

胸廓形态异常。

（2）单侧胸廓形态异常

①单侧胸廓膨隆：见于大量胸腔积液、气胸等。

②单侧胸廓塌陷：见于胸膜肥厚粘连、大面积肺不张、肺叶切除术后。

单侧胸廓形态异常多伴有气管位置变化：气管向健侧移位，常见于大量胸腔积液、气胸等；气管向患侧移位，常见于肺不张、胸膜粘连等。

7. 上腔静脉阻塞 由于肿瘤压迫、侵犯或其他因素造成上腔静脉阻塞，导致静脉回流障碍，引起相应体征，包括头面部肿胀、颈静脉怒张、胸前部位浅表静脉蚓状曲张（侧支循环开放）等。

（二）触诊

1. 胸壁触诊 主要用于胸壁痛和其他类型胸痛的鉴别诊断，如胸膜性胸痛和根性痛。病变部位胸壁压痛阳性强烈提示其为胸壁痛，见于肋骨骨折、软组织挫伤或其他损伤、肋软骨炎等。

胸壁触诊还可发现皮下气肿，常合并于气胸，尤其是张力性气胸（合并纵隔气肿）和交通性气胸，也可见于气管切开或闭式引流术后。

2. 语音共振和胸膜摩擦音 其意义与听诊的听觉语音和胸膜摩擦音检查相同，在需要进行快速体检时，常被听诊检查所取代。

（三）叩诊

1.对比叩诊 通过检查可判断病变部位的含气量，是肺部和胸膜疾病的重要体征，常需要结合其他体格检查方法进行判断。部分体征单独具有较强的诊断指向性，如病变侧叩诊呈鼓音最常见于气胸，张力性肺大疱也可表现为叩诊鼓音，但较罕见；病变侧大部分部位叩诊呈浊音或实音最常见于大量胸腔积液。在病变范围广泛的情况下，也可采用直接叩诊法进行检查。

2.肺界叩诊 肺下界叩诊最为常用，检查时患者需要取坐位，通过判断叩诊音的变化确定肺下界。除肺部疾病外，胸膜病变（包括胸腔积液和气胸）也可引起肺下界检查结果的异常。如胸腔积液患者常出现肺下界上移，气胸患者常表现为下移。发现肺下界异常后，应进一步诊察异常区域的叩诊音和听诊变化，参见对比叩诊。

3.肺下界移动度叩诊 重症患者常受限于疾病而不易施行，轻症患者的临床意义有限，故临床较少进行。

（四）听诊

1.呼吸音 正常情况下在肺脏不同部位听诊可闻及肺泡呼吸音、支气管肺泡呼吸音和支气管呼吸音等。

呼吸音的强弱变化通常与呼吸运动一致，即呼吸运动增强时，呼吸音亦增强。同时会受到胸腔或胸壁传导功能的影响，如气胸和胸腔积液时，呼吸音可减弱或消失。听诊时还要关注呼吸音自身特征的改变，如呼气时相和吸气时相的变化，意义同视诊中的呼吸时相变化。在本应出现肺泡呼吸音的部位出现支气管肺泡呼吸音或支气管呼吸音，是病变部位传导性增强的表现，常见于肺实变或接近于肺实变的情况（如大量积液上方被压缩的肺组织）。

2. 附加音

（1）干啰音

①高调干啰音：又称哮鸣音或哨笛音，多起源于较小的支气管或细支气管。

②低调干啰音：又称鼾音，多发生于气管或主支气管。

③喘鸣：发生于吸气相，高调而单一，可见于上呼吸道或大气道狭窄，如喉头痉挛、声带功能紊乱、气管肿物等。

（2）湿啰音　某些特征对诊断有重要意义，如随体位变化的湿啰音常提示充血性心力衰竭，长期存在的固定性湿啰音提示支气管扩张、慢性肺脓肿等。高调、密集、类似于撕扯尼龙拉扣的细湿啰音，称为爆裂音（Velcro rale），主要见于间质性肺疾病，如特发性肺纤维化等。

3. 语音共振　主要用于判断病变部位的传导性能。语音共振增强最常见于肺实变；语音共振减弱见于支气管阻塞、胸腔积液、胸膜增厚、胸壁水肿、肥胖及慢性阻塞性肺疾病等。

4. 胸膜摩擦音　最常见于胸膜炎，也可见于肺部炎症累及胸膜、肺梗死、胸膜肿瘤、尿毒症等。

（五）其他系统查体中与呼吸系统疾病关系密切的内容

1. 皮肤、黏膜、淋巴结　检查皮肤和黏膜是否存在发绀；肺癌时检查是否存在淋巴结转移，尤其是锁骨上淋巴结。

2. 头颈部

（1）**头部** 包括二氧化碳潴留表现，如球结膜水肿、面色潮红、多汗；鼻窦区体征，如上气道咳嗽综合征、支气管扩张患者鼻窦区有无压痛；咽部体征，如上气道咳嗽综合征患者咽后壁黏膜呈鹅卵石样改变以及扁桃体检查等。

（2）**颈部** 包括颈静脉有无充盈或怒张，肝颈静脉回流征是否阳性，气管位置是否居中等。

3. 心脏 与肺部疾病关系密切，需关注器质性心脏疾病的异常体征。

4. 腹部 包括右心衰竭的腹部体征；引起肺部疾病的腹部疾病，如肝肺综合征的肝脏疾病表现、肝脏疾病所致肺动脉高压等。

5. 脊柱四肢 包括脊柱畸形、下肢深静脉血栓相关体征、杵状指（趾）等。

三、肺系病的专科操作

（一）胸膜腔穿刺术

胸膜腔穿刺术（thoracentesis）常用于检查胸腔积液的性质、抽液或抽气减压或通过穿刺进行胸膜腔内给药。

1. 适应证

（1）**诊断性穿刺** 主要用于抽取胸腔积液进行检测，以明确积液性质，寻找病因。

（2）**治疗性穿刺** ①抽出胸膜腔内积液、积气，减轻对肺组织的压迫，使肺组织复张，缓解呼吸困难症状；②抽吸胸膜腔内脓液，进行胸腔冲洗，治疗脓胸；③胸膜腔给药，如抗生素、促进胸膜粘连药物及抗癌药物等。

2. 禁忌证

（1）体质衰弱或病情危重，难以耐受穿刺术者。

（2）对麻醉药物过敏者。

（3）凝血功能障碍，严重出血倾向者。

（4）有精神疾病或不能配合者。

（5）穿刺可能引起感染扩散者。

（6）穿刺部位或附近有感染者。

3. 操作过程

（1）**患者体位**　患者取坐位面向椅背，两前臂置于椅背上，前额伏于前臂上。不能起床者可取半卧位，患侧前臂上举抱于枕部。

（2）**选择穿刺点**　建议通过超声定位，特别是胸腔积液量较少或怀疑存在包裹性积液时，穿刺点可用甲紫或记号笔在皮肤上标记。也可以结合胸部 X 线片或胸部 CT。胸液较多时，穿刺点应选择胸部叩诊实音最明显部位，一般选择肩胛线或腋后线第 7～8 肋间。

（3）**皮肤消毒**　常规消毒皮肤，以穿刺点为中心，向周边环形扩展至少 15cm，戴无菌手套，覆盖消毒洞巾。

（4）**局部麻醉**　以所选择肋间的下肋骨上缘做穿刺点，首先用 2% 利多卡因进行皮内注射，形成皮肤麻醉液结节，然后自皮肤、皮下、肌层和壁层胸膜逐层进行局部浸润麻醉，直至注射器内有回抽的胸腔液体，拔出局麻注射针。每次注射麻醉液前均需抽回血，在穿刺过程中谨防刺入血管等意外状况。

（5）穿刺、抽液　将穿刺针后的胶皮管用止血钳夹住，术者以左手示指与中指固定穿刺部位皮肤，右手进行穿刺。穿刺时先将穿刺针以垂直于皮肤表面方向，沿局部麻醉处缓缓刺入，当针锋抵抗感突然消失时停止刺入，在胶皮管末端连接注射器，松开止血钳，抽吸胸腔内积液，抽满后再次用止血钳夹闭胶管，取下注射器，将液体注入容器中，以便计量、送检。抽吸过程中助手用止血钳协助固定穿刺针，以防针刺入过深损伤肺组织。

另外还可采用带有三通装置的套管针穿刺法进行胸膜腔穿刺。目前临床常用的一次性胸腔穿刺包内包含这种三通装置、注射器、套管针、带有引流袋的引流管。穿刺前先将注射器与套管针相通，保持负压状态。然后按上法穿刺进入胸膜腔，见液体流出后拔出针芯，快速将三通装置与套管口连接，注射器抽取送检胸腔积液标本后转动三通开关，使套管针与引流管相通，将引流袋放低，将胸腔积液缓慢引出。

（6）术后处理　抽液完毕拔出穿刺针，覆盖无菌纱布，稍用力压迫穿刺部位片刻，用胶布固定后嘱患者静卧。

4. 注意事项

（1）操作前通过超声、X 线等检查确认所显示的液体为胸腔积液，鉴别排除在极个别情况下由胸腔胃等情况所引起的"类胸腔积液"假象。

（2）操作前认真评估患者进行胸腔穿刺术的适应证及禁忌证。

（3）操作前向患者及家属说明穿刺目的、操作过程、可能的并发症，获取书面知情同意。同时要消除患者顾虑，对精神紧张者可于术前半小时给予地西泮镇静。

（4）胸腔穿刺的常见并发症包括气胸、穿刺失败、疼痛和出血，最严重的并发症是脏器损伤。

（5）操作中应密切观察患者的反应，如有头晕、面色苍白、出汗、心悸、胸部压迫感或剧痛、昏厥等胸膜反应，或出现连续性咳嗽、气短、咳泡沫痰等症状时，立即停止操作，并皮下注射0.1% 肾上腺素 0.3 ~ 0.5mL，或进行其他对症处理。

（6）一次抽液不宜过多、过快，诊断性抽液 100mL 左右即可；减压抽液首次一般不超过 600mL，以后每次不超过1000mL。

（7）严格无菌操作，操作中要防止空气进入胸腔，始终保持胸腔负压。

（8）应避免在第 9 肋间以下穿刺，以免穿透膈肌损伤腹腔脏器。

（9）标本送检项目除胸腔积液常规和生化外，可根据疾病诊断情况而定。如行细胞学检查所需液量至少 100mL，并应立即送检以免细胞自溶；疑为细菌感染（肺炎旁积液）时，应采用无菌试管留取标本，行涂片革兰氏染色镜检，同时将胸腔积液注入细菌培养瓶（包括需氧和厌氧）内行细菌培养及药敏试验。

（二）支气管镜检查术

支气管镜检查术（bronchoscopy）是应用内镜进入气管支气

管内进行诊断和治疗的技术。目前支气管镜按照其构造的不同，可分为硬质支气管镜和可弯曲支气管镜两大类。以下介绍以诊断为目的的可弯曲支气管镜检查术。

1. 适应证

（1）疑诊气管、支气管、肺脏肿瘤或肿瘤性病变，需要确定病理分型、浸润范围及分期等。

（2）不明原因咯血持续 1 周以上，尤其是 40 岁以上的患者，有助于明确出血部位和出血原因。

（3）临床考虑为下呼吸道感染，未能明确病原学诊断、进展迅速、抗菌药物疗效欠佳、病变持续存在或吸收缓慢及伴有免疫功能受损的患者，可采样行病原学检查，有助于明确临床及病原学诊断。

（4）器官或骨髓移植后新发肺部病变，或者疑诊移植物抗宿主病、移植肺免疫排斥者，有助于明确病因。

（5）不明原因、病情进展或治疗效果欠佳的咳嗽，对诊断支气管结核、异物吸入及气道良、恶性肿瘤等具有重要价值。

（6）不明原因突发喘鸣、喘息，尤其是固定部位的鼾音或哮鸣音，有助于排查大气道狭窄或梗阻。

（7）不明原因弥漫性实质性肺疾病的诊断及鉴别诊断，如间质性肺炎、结节病、肺泡蛋白沉积症及职业性肺病等。

（8）诊断和评价气道狭窄的程度、长度、类型及病因。

（9）单侧肺、肺叶、肺段不张的病因诊断。

（10）外伤后疑诊气道损伤，有利于明确诊断，评估损伤部位、性质和程度。

（11）疑诊气管或支气管瘘，有助于明确病因、部位、大小及类型。

（12）疑诊气道异物，有助于明确诊断，确定治疗方案。

（13）不明原因的纵隔淋巴结肿大、纵隔肿物等。

（14）不明原因声音嘶哑，有助于发现因喉返神经受累引起的声带麻痹和气道内新生物等。

（15）肺部术前检查，对指导手术切除部位、范围及估计预后有参考价值。

2. 禁忌证

（1）急性心肌梗死后 4 周内不建议支气管镜检查；急性心梗后 4～6 周若需检查，建议心内科充分风险评估。

（2）活动性大咯血。若必须要行支气管镜检查，应在建立人工气道后进行，以降低窒息发生风险。

（3）血小板计数 < 20×10^9/L 者不建议支气管镜检查；血小板计数 < 60×10^9/L 者不建议支气管镜下活检。

（4）妊娠期间不建议支气管镜检查。

（5）恶性心律失常、不稳定型心绞痛、严重心肺功能不全、高血压危象、严重肺动脉高压、支气管哮喘急性发作、严重低氧血症/高碳酸血症、严重上腔静脉阻塞综合征、颅内高压、急性脑血管事件、主动脉夹层、主动脉瘤、严重精神疾病、多器官功能衰竭及全身极度衰竭等。

3. 支气管镜下可进行的操作　依据病情可在活检通道处插入活检钳、毛刷、经气道壁活检穿刺针、支架推送器、高频电刀和支气管镜远端超声探头（活检周围型病变）等装置，可以进行经气道壁肺活检（周围型病变）、刷检、支气管肺泡灌洗、经气道壁淋巴结活检、支架置入、高频电刀治疗、球囊扩张和经气道超声检查等。

4. 操作过程及注意事项

（1）详细询问患者病史，了解是否存在适应证和禁忌证。

（2）详细告知患者检查的必要性和操作风险，包括局麻药的风险，获取书面知情同意。

（3）术前禁食水 6～8 小时。

（4）操作全程需行心电、血氧、血压监测。

（5）操作前要做好麻醉，一般采用口含 1% 利多卡因 2～4mL，5 分钟后慢慢吞下，有利于麻醉后咽部，然后用弯头喷管沿口腔注入 1% 利多卡因 2～4mL，如有呛咳效果较好，慢慢无苦感后则麻醉充分，同时鼻腔滴入利多卡因，达到麻醉及润滑的作用。

（6）患者仰卧位，术者将支气管镜插入鼻腔或口腔，沿咽喉壁滑入喉部，找到会厌与声门，观察声带活动度；声门张开时迅速送入气管，观察气管管腔，然后直达隆突，观察隆突形态、活动度及黏膜情况；再将支气管镜插入一侧主支气管，先检查健侧，后观察患侧；根据检查中所见情况决定是否需进一步行活检、刷片、灌洗或治疗。

（7）术后标本送相关检查。患者于操作室观察休息 30 分钟，嘱其术后 2 小时禁食水，并严密观察其生命体征变化。

5. 并发症及处理

（1）**低氧血症** 为支气管镜检查术中的常见并发症，多数呈一过性,通过吸氧易于纠正。推荐术中通过鼻、口或人工气道吸氧。当经皮动脉血氧饱和度,亦称脉搏氧饱和度(percutaneous arterial oxygen saturation,SpO_2)明显下降(SpO_2下降 > 4%,或 SpO_2 < 90%)并持续超过 1 分钟时,应积极提高吸氧浓度,必要时停止支气管镜操作,以减少低氧相关损伤的发生。

(2)**出血** 活检前先滴入 1∶10 000 肾上腺素溶液 1 ~ 2 mL,活检时先用常规组织钳尝试钳出较小块组织,以观察出血情况,如出血不多再根据需要钳取合适的组织标本。一旦支气管镜下有明显出血,应利用支气管镜的抽吸孔向内注入 4℃ 冷生理盐水进行局部灌洗与抽吸,最后再次注入肾上腺素溶液,多能控制出血。若在支气管镜下观察到出血量多,则让患者向出血侧卧位,以防血液流向对侧支气管和预防出血性窒息;同时反复抽吸渗出的积血,配合注入 4℃ 冷生理盐水进行灌洗,绝大多数患者均能达到止血目的。对出血量较多的患者,应给予静脉注入止血药(如垂体后叶素等)并暂留观察,待病情平稳后返回病房。

(3)**气胸** 支气管镜检查术后气胸的总体发生率约为 0.1%,经支气管肺活检(transbronchial lung biopsy,TBLB)后气胸发生率为 1% ~ 6%。当患者出现气胸相关症状时应尽快拍摄胸片以确定或排除诊断。

其他并发症如麻醉药物过敏、喉头痉挛、喘息、窒息、心律失常、菌血症等,应根据具体情况分别处理。

(三)支气管肺泡灌洗术

利用支气管镜进行支气管肺泡灌洗(bronchoalveolar lavage,

BAL ），从支气管肺泡灌洗液（bronchoalveolar lavage fluid，BALF）中获取细胞学、可溶性蛋白、酶类、细胞因子、生物活性介质等多种信息，是某些肺部疾病辅助诊断和预后判断的重要手段。

1. 适应证

（1）肺部感染，特别是免疫受损患者肺部机会性感染的病原学诊断。

（2）肺部阴影，需鉴别肺部感染、肿瘤或其他疾病。

（3）间质性肺疾病的诊断及鉴别，如特发性肺纤维化、结节病、外源性过敏性肺泡炎、肺泡蛋白沉积症、结缔组织病相关性间质性肺疾病、肺朗格汉斯细胞组织细胞增生症等。

2. 禁忌证

（1）严重通气和（或）换气功能障碍，且未采用有效呼吸支持。已建立人工气道的患者可经临床医生全面评估并在密切监护下进行操作。

（2）新近发生的急性冠脉综合征、未控制的严重高血压及恶性心律失常。

（3）主动脉瘤、食管静脉曲张有破裂风险。

（4）不能纠正的出血倾向，如严重凝血功能障碍、大咯血或消化道大出血等。出血高风险：血小板计数 $< 20 \times 10^9/L$；出血较高风险：血小板计数 $20 \sim 50 \times 10^9/L$、凝血酶原时间或活化部分凝血活酶时间 > 1.5 倍正常值。对于操作前血小板低下的患者，可考虑输注血小板后进行 BAL，减少出血风险。

（5）多发性肺大疱有破裂风险。

（6）严重消耗性疾病或状态及各种原因导致患者不能良好配合。

3. 操作过程及注意事项

（1）操作时机　BAL 应在其他支气管镜操作之前进行，以免影响 BALF 成分。

（2）操作前用药　①适当使用镇静药，有利于患者配合操作；②使用抗胆碱能药物，可减低迷走反射和支气管分泌，增加 BALF 回吸收；③充分局部麻醉，可防止咳嗽，但在 BAL 前应将麻醉药物吸出，以免影响 BALF 回收率和 BALF 细胞活性及功能。

（3）灌洗部位　间质性肺疾病病变比较弥漫，常规选择右中叶或左舌叶进行；局限性病变应在相应支气管肺段进行。

（4）灌注和回收方法　采用 37℃或室温无菌生理盐水进行灌洗，每次 20～60 mL，每肺段总量 100～240 mL，最大量不超过 300 mL。临床上较实用且安全的灌洗量为 5×20 mL。每次灌注后立即以小于 100 mmHg 的负压吸引，总回收量需 >30%。若回收量 <5% 时需要中止操作，避免大量液体滞留于肺脏。

（5）回收液收集　用于病原学分析，需用无菌容器收集；用于细胞学分析，需用硅化的玻璃或塑料容器收集，防止巨噬细胞附着。回收液体在 4℃环境下保存，1 小时内送检。

4. 并发症

（1）支气管痉挛或支气管哮喘发作，多见于气道高反应患者。

（2）气道黏膜损伤及出血，多见于凝血功能异常或血小板低下患者。

（3）心律失常，发生率较低，且与患者基础心脏病有关。

（4）肺水肿，罕见，多见于原有心功能不全的患者。

（5）术中出现氧分压一过性降低，部分延续至术后，肺功能也可有一过性降低。

（6）术后数小时出现寒战、发热，多为吸收热，需注意排除感染可能。

（7）术后影像学检查灌洗肺野可见一过性磨玻璃影，偶可发生肺不张。

（四）计算机体层扫描引导下经皮肺穿刺活检术

计算机体层扫描（computed tomography，CT）引导下经皮肺穿刺活检术（percutaneous lung biopsy，PTLB）是一项微创操作，有助于获得明确的细胞学、组织学或微生物学诊断。一般由放射介入医生、呼吸介入医生进行操作。

1. 适应证

（1）外周性肺病变，如肺外周的结节或浸润性病变，孤立性肺结节是 PTLB 最常见的适应证。

（2）纵隔占位、肺门或纵隔淋巴结肿大、胸壁肿块、胸膜增厚或肿块。

2. 禁忌证

（1）无法纠正的出血倾向。

（2）严重低氧血症。

（3）血流动力学不稳定。

（4）肺动脉高压。

（5）伴有肺大疱的肺气肿。

（6）病变距离血管过近。

3. 操作过程　患者取卧位，在 CT 直视下进行穿刺点定位、标记，局部消毒，铺无菌消毒巾，逐层浸润麻醉，进行穿刺，穿刺后样本进行相应处理送检，观察患者有无并发症。

4. 并发症及预防　最常见为气胸，其次为肺出血和胸膜出血。为避免气胸的发生，操作后需保持患侧卧位（穿刺侧在下）以减少肺穿刺部位空气漏出。为避免出血的发生，需在术前进行凝血检测、胸部增强 CT 检查，定位时尽量避开血管。

（五）氧疗

氧疗是氧气疗法（oxygen therapy）的简称，是指通过增加吸入气中的氧浓度，以提高血氧含量，治疗疾病或缓解疾病状态的方法。氧疗是临床上应用最为普遍和广泛的治疗手段，从急症重症抢救到慢性疾病的长期家庭氧疗，与大量疾病息息相关。

1. 适应证　任何可能引起低氧血症或组织细胞缺血缺氧的疾病均需要氧疗。氧疗的目的是改善缺氧组织的氧气供应，保证细胞有氧代谢正常进行。因此，氧疗的适应证包括：危重或低氧血症患者、有低氧血症风险的患者、氧疗后可能受益的非低氧血症患者（如一氧化碳中毒）。

2. 治疗方式　临床上可供选择的给氧方式及装置多样。

（1）鼻导管（鼻前庭）或鼻塞给氧　是临床最常用的给氧

方式，具有简单、方便、舒适、价廉等优点，多数患者易于接受。单侧鼻导管与双侧鼻导管的给氧效果相似，鼻塞给氧患者更舒适，给氧效果与鼻导管相当。鼻导管吸氧浓度与给氧流量的关系为：吸入气氧浓度（fractional concentration of inspired oxygen，FiO_2，单位：%）=21+4× 给氧流量（L/min）。这种估算是粗略的。鼻导管或鼻塞给氧的缺点包括：FiO_2 不精确且不恒定，会受到患者通气量的影响，通气量越大，FiO_2 越低；给氧流量≥ 5 L/min 时湿化不充分，干燥的气体可导致患者鼻黏膜干燥不适、痰液干燥不易咳出；给氧流量≥ 7 L/min 时，多数患者不能耐受。

（2）**鼻导管（鼻咽部）给氧** 将给氧导管插入一侧鼻腔直至软腭水平（距鼻孔 8 ～ 10 cm），鼻孔外部分导管进行固定并与湿化器连接的给氧方式。与鼻导管（鼻前庭）给氧比较，鼻咽部给氧的氧气输送更可靠，但在相同给氧流量下，两者输送的氧浓度相似。由于鼻咽部给氧对鼻黏膜刺激较大、易堵塞，需每隔 8 小时更换导管，若导管滑入食管可能导致胃胀气。目前临床应用较少。

（3）**面罩给氧** 简易给氧面罩一般是塑料或橡胶材质，氧气输入孔多位于面罩的底部，佩戴时面罩需紧贴患者的口、鼻周围，固定后应松紧合适而不漏气，有足够的出气孔以防止面罩内压力过高而影响呼气。面罩给氧流量 5 ～ 6 L/min，一般 FiO_2 可达 40% ～ 50%。若给氧流量太低，不仅 FiO_2 不足，而且呼出的二氧化碳可能在面罩内聚集被重复吸入，故面罩给氧流量不应低于 5 L/min。相较于鼻导管和鼻塞给氧，面罩更适用于缺氧严重而无二氧化碳潴留的患者，且湿化效果较好。但应用面罩可能影响患者饮水、进食和咳痰，体位变换时面罩容易移位或脱落，选择的面罩容积不宜过大，以减少重复呼吸气量。

文丘里（Venturi）面罩是根据 Venturi 原理制成，即氧气经狭窄的孔道进入面罩时，在喷射气流的周围产生负压，因而可携带一定量的空气从开放的边缘流入面罩。因输送氧气孔道有固定的口径，可使从面罩边缘进入的空气与氧气混合后保持一定的比例，而通过调整面罩边缘的缝隙大小可改变空气与氧气的比例，以调整 FiO_2 的高低。常用 FiO_2 有 24%、26%、28%、30%、35% 和 40% 等，过高的 FiO_2 可能与面罩刻度出现较大的偏差。由于喷射入面罩的气体流量超过患者吸气时的最高流量和潮气量，所以 FiO_2 稳定，不会受患者通气量变化及张口呼吸的影响，同时因高速气体不断冲洗面罩内部，呼出的二氧化碳难以在面罩内滞留，基本无重复呼吸，面罩也不必与面部紧密接触，佩戴舒适性较高。Venturi 面罩适用于需要严格控制 FiO_2，尤其是低氧血症伴高碳酸血症者。

（4）**氧帐或头罩给氧**　可由有机玻璃或塑料等多种材质制成，罩内的氧浓度、气体湿度和温度均可根据需要进行控制和调整。主要用于儿童、重症、不能良好配合的患者。尽管患者使用较为舒适、FiO_2 比较恒定，但耗氧量大、设备复杂，且罩内温度和湿度都会较室内略高。目前临床应用较少。

（5）**经气管给氧**　用于未建立人工气道的患者，局麻下将穿刺针于第 2、3 气管软骨环间（环甲膜和胸骨柄之间）穿刺进入气管，再经穿刺针将直径 1.7 ~ 2.0 mm 的导管置入气管内，拔出穿刺针，留置导管在气管内约 10 cm，使导管尖端在隆突上约 3 cm，导管外端在颈部固定，并与氧气管相连接。由于需要每天冲洗导管，且偶有局部皮下气肿、皮肤感染、导管堵塞、肺部感染等并发症，临床应用受限。

（6）经气管内导管／气管切开导管给氧　用于已建立人工气道的患者，无论是否进行机械通气，都可通过合适装置为患者提供恒定的、可预置的 FiO_2，常与雾化或湿化疗法相结合。

（7）机械通气给氧　患者存在严重呼吸功能障碍、常规氧疗不能将动脉血氧分压（arterial partial pressure of oxygen, PaO_2）升至目标水平或给氧后出现呼吸抑制、二氧化碳潴留加重，可使用机械通气给氧。

（8）体外膜肺氧合和腔静脉内氧合　体外膜肺氧合（extracorporeal membrane oxygenation, ECMO）是将体内静脉血引出体外，经过特殊材质人工心肺旁路（膜肺）氧合后注入患者动脉或静脉系统，部分替代心肺功能，以维持人体脏器组织氧合血供。因其强大的心肺替代功能，ECMO 的适应证非常广泛，可用于各种原因引起的心跳呼吸骤停、急性严重心功能衰竭／呼吸功能衰竭以及各种严重危害呼吸／循环功能的疾病。与 ECMO 相比，腔静脉内氧合（intravenous oxygenation, IVOX）不需要附加回路，而是通过简单的外科手术将氧合器置入患者腔静脉内，氧合静脉血提高静脉氧分压，最终提高动脉氧分压并排出二氧化碳，利用人体本身的循环动力使含氧量较高的血液回流至肺部，也有利于病变肺实质的自然恢复。IVOX 主要用于治疗急性呼吸衰竭，尤其是急性呼吸窘迫综合征（acute respiratory distress syndrome，ARDS）患者。

3. 注意事项

（1）**注意吸入气体的湿化** 如不经过有效湿化，干燥气体直接吸入可使呼吸道分泌物黏稠，纤毛运动减弱。低流量给氧一般使用气泡式湿化瓶进行湿化，高流量给氧时需选择更有效的湿化器。

（2）**预防并发症** ①对于存在低通气、合并高碳酸血症的患者，呼吸中枢依靠低氧为刺激驱动，若氧疗后低氧血症快速纠正，对呼吸中枢的驱动作用减弱，将导致通气量进一步下降，二氧化碳潴留加重，甚至因呼吸抑制死亡。②长期吸入高浓度氧（$FiO_2 \geqslant 50\%$）可引起高氧损害，包括对呼吸系统的直接损伤和对全身的系统性损害，表现为气道和肺实质损伤，增加感染机会，甚至发生急性肺损伤（acute lung injury，ALI）和ARDS，以及心血管、中枢、肝、肾等多器官系统损害。高氧的损伤机制为气道和全身的氧化应激反应和炎症反应。因此，应根据患者情况制定给氧的目标，称为"目标氧疗"。非高碳酸血症患者推荐目标动脉血氧饱和度（arterial oxygen saturation，SaO_2）94% ~ 98%，有高碳酸血症风险患者推荐目标 SaO_2 88% ~ 92%。氧疗过程中需监测观察 SaO_2 改变情况，及时调整 FiO_2，实现氧疗目标。

（3）**预防交叉感染** 所有供氧装置、给氧装置（包括鼻导管、鼻塞、面罩、湿化器、机械通气管路等）都有引起感染的潜在可能性，需定期消毒或及时更换。

（4）**注意用氧安全** 氧气是助燃剂，氧疗区域禁止出现火源，严禁在接受氧疗的患者附近打火和吸烟。

（六）经鼻高流量湿化氧疗

经鼻高流量湿化氧疗（high-flow nasal cannula oxygen therapy，HFNC）指通过高流量鼻塞持续为患者提供可以调控并相对恒定的氧浓度（21%～100%）、温度（31～37℃）和湿度的高流量（8～80L/min）吸入气体的治疗方式，作为一种新的呼吸支持技术近年来在临床得到广泛应用。HFNC 治疗设备由空氧混合装置、湿化治疗仪、高流量鼻塞以及连接呼吸管路构成。HFNC 的生理学机制包括：呼气末正压效应，生理无效腔冲刷效应，维持黏液纤毛清除系统功能，降低上气道阻力和呼吸功等。

1. 适应证

（1）轻～中度Ⅰ型呼吸衰竭（100 mmHg ≤氧合指数＜300 mmHg）；

（2）轻度呼吸窘迫（呼吸频率＞24 次 / 分）；

（3）轻度通气功能障碍（pH ≥ 7.30）；

（4）对传统氧疗或无创正压通气不耐受或有禁忌证。

2. 相对禁忌证

（1）重度Ⅰ型呼吸衰竭（60 mmHg ≤氧合指数＜100 mmHg）；

（2）通气功能障碍（7.25 ≤ pH ＜ 7.30）；

（3）矛盾呼吸；

（4）气道保护能力差，有误吸高风险；

（5）血流动力学不稳定，需要应用血管活性药物；

（6）近期面部或上呼吸道手术，不能佩戴高流量鼻塞；

（7）鼻腔严重堵塞；

（8）HFNC 不耐受。

3. 绝对禁忌证

（1）心跳呼吸骤停，需紧急气管插管有创机械通气；

（2）自主呼吸微弱，昏迷；

（3）极重度 Ⅰ 型呼吸衰竭（氧合指数 < 60 mmHg）；

（4）严重通气功能障碍（pH < 7.25）。

4. 临床应用

（1）急性 Ⅰ 型呼吸衰竭

①重症肺炎：重症肺炎合并急性 Ⅰ 型呼吸衰竭（100 mmHg ≤氧合指数 < 300 mmHg）可考虑应用 HFNC。

② ARDS：HFNC 可作为轻度 ARDS 患者（氧合指数 200～300 mmHg）的一线治疗手段；中度 ARDS 患者（氧合指数 150～200 mmHg），无明确气管插管指征时，可先使用 HFNC 治疗 1 小时后再次进行评估，如无改善则需改为无创或有创通气；重度 ARDS 患者（氧合指数 < 150 mmHg），不建议常规应用 HFNC 治疗。

③其他疾病：对急性心源性呼吸衰竭、间质性肺疾病急性加重和免疫抑制继发急性 Ⅰ 型呼吸衰竭，HFNC 能在一定程度上改善氧合，但不能改变预后。

（2）有创通气撤机

①重症监护病房（intensive care unit，ICU）危重症患者撤机：对于再次插管低风险患者，HFNC 降低拔管后再插管率疗效

优于传统氧疗，但不优于无创正压通气；对于再次插管高风险且无高碳酸血症患者，HFNC 与传统氧疗比较不能降低再插管率；有创机械通气撤机后 HFNC 不能缩短住 ICU 时间及住院时间，也不能降低病死率。

②外科术后患者撤机：外科手术后脱机序贯应用 HFNC 可以提高患者的舒适度，降低心脏术后患者升级呼吸支持的需求，减少胸外科手术患者的住院天数；但对于腹部外科手术患者，HFNC 与传统氧疗比较不能降低再插管率。

（3）Ⅱ型呼吸衰竭 对于意识清醒的急性低氧血症合并高碳酸血症患者，可在密切监测下尝试 HFNC，若 1 小时后病情加重需立即更换为无创或有创机械通气，不建议作为常规一线治疗手段。对于慢性阻塞性肺疾病稳定期患者，若存在长期氧疗指征可以尝试应用 HFNC 提高运动耐力和生活质量。

5. 基本操作

（1）参数设置

①Ⅰ型呼吸衰竭：气体流量初始设置 30～40 L/min，滴定 FiO_2 维持 SpO_2 在 92%～96%，结合动脉血气分析指标动态调整；若没有达到氧合目标，可以逐渐增加吸气流量和提高 FiO_2 最高至 100%。温度设置范围 31～37℃，依据患者舒适度、耐受度及痰液黏稠度适当调节。

②Ⅱ型呼吸衰竭：气体流量初始设置 20～30 L/min，根据患者耐受性和依从性调节；如果二氧化碳潴留明显，流量可设置在 45～55 L/min 甚至更高，达到患者能耐受的最大流量。滴定 FiO_2 维持 SpO_2 在 88%～92%，结合动脉血气分析指标动态调整。

温度设置范围 31℃～37℃，依据患者舒适度、耐受度及痰液黏稠度适当调节。

（2）撤除标准　原发病控制后逐渐降低 HFNC 参数，达到以下标准即可考虑撤除 HFNC：气体流量 < 20L/min 且 FiO_2 < 30%，可以达到氧合目标。

6. 注意事项

（1）治疗前应和患者充分交流，说明治疗目的，取得患者配合，建议半卧位或头高位（ > 20°）。

（2）治疗中严密监测患者生命体征、呼吸运动形式，及时复查动脉血气分析，以进行针对性参数调整。

（3）选择合适型号的鼻塞，建议鼻导管内径小于鼻孔内径的 50%；注意调节鼻塞固定带松紧，避免颜面部皮肤损伤。

（4）避免湿化过度或湿化不足，密切关注气道分泌物性状变化，按需吸痰，防止痰堵窒息。

（5）及时处理管路冷凝水，警惕误入气道引起呛咳和误吸，保持患者鼻塞位置高于机器和管路。

（6）为克服呼吸管路阻力，建议气体流量不应低于 15 L/min。

（7）张口呼吸患者需嘱其配合闭口呼吸，如不能配合且不伴有二氧化碳潴留，可应用转接头将鼻塞转变为鼻 / 面罩方式。

（8）舌后坠致 HFNC 疗效不佳时，先应用口咽通气道打开上气道，后将 HFNC 鼻塞与口咽通气道开口处连接，仍不能改善则考虑无创机械通气等其他呼吸支持方式。

（9）患者感到温度过高无法耐受时，应立即停机检测，避免灼伤气道。

（10）为避免医院内感染，每次使用完毕后应为 HFNC 装置进行终末消毒，规范使用鼻导管、湿化罐及管路等一次性物品，定期更换空气过滤片。

（七）无创正压通气

无创正压通气（non-invasive positive pressure ventilation, NPPV）是指通过各种类型的头、面、鼻罩或咬口器连接患者与呼吸机（ventilator）的无创通气技术。近年来随着无创正压通气的广泛开展及早期应用，大幅度降低了因呼吸衰竭行有创通气的需求，已成为呼吸科临床常用的辅助通气技术。

1. 适应证 主要适用于轻、中度呼吸衰竭的患者，具体应用指征如下：

（1）疾病诊断和病情可逆性评价适合应用 NPPV。包括：慢性阻塞性肺疾病伴或不伴急性加重，急性心源性肺水肿，免疫功能受损合并呼吸衰竭，拔除气管插管后的辅助撤机，部分 ARDS 及支气管哮喘急性发作等。

（2）出现需要辅助通气的指征（符合其中1条）：①中至重度呼吸困难，表现为呼吸急促、辅助呼吸肌参与或胸腹矛盾运动；②动脉血气分析指标异常：pH < 7.35，动脉血二氧化碳分压（arterial partial pressure of carbon dioxide，$PaCO_2$）> 45 mmHg，或氧合指数 < 200 mmHg。

2. 禁忌证

（1）心跳或呼吸停止，自主呼吸微弱，意识障碍。

（2）误吸危险性高，不能清除口咽及上呼吸道分泌物，呼吸道保护能力差。

（3）上呼吸道梗阻。

（4）颈部及面部创伤、烧伤、畸形。

（5）合并其他器官功能衰竭（血流动力学不稳定、严重心律失常、消化道大出血/穿孔、严重脑部疾病等）。

（6）未引流的气胸。

（7）近期面部、颈部、口腔、咽腔、食管及胃部手术。

（8）严重不合作或极度紧张。

（9）严重低氧血症（$PaO_2 < 45$ mmHg），严重酸中毒（pH $\leq$ 7.20）。

（10）严重感染。

（11）气道分泌物多或排痰障碍。

其中（5）～（11）属于相对禁忌证，需认真权衡利弊后决策。

3. 通气模式选择 NPPV 多采用辅助通气模式，根据呼吸衰竭的类型及病因选择适宜模式。

（1）**Ⅰ型呼吸衰竭** 此型患者换气功能障碍，肺泡顺应性下降，呼吸驱动正常，故辅助通气以改善肺泡顺应性、增加功能残气量为主要目的，常用模式为持续气道正压通气（continuous positive airway pressure，CPAP）。CPAP 是指在患者自主呼吸条件下，整个呼吸周期中呼吸机持续给予同一水平的正压支持，辅助患者完成全部的呼吸运动。吸气时，正压有利于克服气道阻力，减少呼吸肌做功；呼气时，气道内正压可防止小气道陷闭，增加功能残气量，改善氧合。此外，

CPAP 产生的胸腔正压可减少回心血量（前负荷），对于急性心源性肺水肿有益，但对于已存在明显心排量降低的患者，CPAP 压力过高可能有害。

（2）Ⅱ型呼吸衰竭 此型患者通气功能障碍，呼吸驱动不足，气道阻力增加，故辅助通气的主要目的是增加动力、降低阻力。常用模式为双水平气道正压通气（bilevel positive airway pressure，BIPAP）。BIPAP 是时间切换 - 压力控制的机械通气模式，可分别调节吸气相气道正压（inspiratory positive airway pressure，IPAP）和呼气相气道正压（expiratory positive airway pressure，EPAP），是 CPAP 模式的扩展。根据吸 - 呼气相转换机制不同，BIPAP 可分为自主呼吸模式（spontaneous breathing，S）、时间控制模式（time control，T）、自主呼吸 / 时间控制自动切换模式（S/T）、平均容量保证压力支持模式（average volume-assured pressure support，AVAPS）等。

4. 通气参数设置 需要按照患者个体情况设置适宜参数。建议从较低数值起始，根据患者耐受情况，每 20 ～ 30 分钟逐渐增加，直至适宜的参数水平。常用的通气参数设置可参考表 3-1。

表 3-1　无创正压通气常用参数设置参考值

参数	参考值
潮气量	7 ～ 15mL/kg × 标准体重（kg）[*]
备用呼吸频率	10 ～ 20 次 / 分
吸气时间	0.8 ～ 1.2 秒

续表

参数	参考值
持续气道正压（CPAP）	初始压力 4 ～ 5cmH$_2$O
呼气相气道正压（EPAP）	初始压力 4 ～ 5cmH$_2$O
吸气相气道正压（IPAP）	初始压力 8 ～ 10cmH$_2$O，建议吸 - 呼气相压力差 8cmH$_2$O 以上

* 男性标准体重 =50+0.91×[身高（cm）-152.4]；女性标准体重 =45.5+0.91×[身高（cm）-152.4]

5. 基本操作 NPPV 应按照规范的操作流程进行，以提高治疗成功率。参见表 3-2。

表 3-2　无创正压通气基本操作流程

- 评估适应证和禁忌证

- 选择治疗场所和监护的强度

- 患者教育

- 选择适宜体位：常用半卧位（30°～ 45°）

- 选择和试佩戴合适的连接器

- 选择呼吸机

- 开启呼吸机、参数的初始化设置和连接患者

- 逐渐增加辅助通气的压力和潮气量（适应性调节）

- 密切监护（漏气、咳痰等）

- 治疗 1 ～ 2 小时后评估疗效

- 决定治疗的时间和疗程

- 监控和防治并发症和不良反应

- 视病情辅助雾化等

（1）**患者教育** NPPV 需要患者的良好配合，治疗前充分的患者教育可以消除恐惧心理，改善患者的依从性与舒适感，提高患者的应急能力（如在咳嗽、咳痰或呕吐等紧急情况下能够迅速拆除连接），保障治疗安全性。教育的内容应包括：

①本项治疗的作用和目的；

②连接和拆除的方法；

③治疗过程中可能出现的"正常"感觉，帮助患者正确区分和评价所出现的症状；

④指导患者呼吸动作，以便与呼吸机协调；

⑤鼓励患者间断饮水、主动咳痰，指导排痰方法；

⑥治疗过程中可能出现的异常情况及应对措施；

⑦嘱患者出现不适及时通知医务人员。

（2）**连接器的选择和佩戴** 由于不同患者的脸型和偏好不一样，应提供不同大小和形状的连接器供患者试用。通常轻症患者可先试用鼻罩，急性呼吸衰竭患者多需用口鼻罩，老年或无牙齿的患者口腔支撑能力较差，可尝试使用全面罩。

佩戴的过程对患者的舒适性和耐受性有一定影响，建议先在吸氧状态下将面（鼻）罩连接，摆好位置并调节头带松紧度适宜后，再连接呼吸机管路，避免在呼吸支持压力较高的状态下佩戴面（鼻）罩。

（3）**通气参数的初始化和适应性调节** 通气参数的初始化是指开始治疗时设置的参数。患者从完全的自主呼吸过渡到正压通气，需要有逐渐适应的过程，因此初始参数应设置为较低数值。

适应性调节是指当患者适应正压通气模式后，逐渐增加呼吸支持压力，直至目标参数，这一过程有助于提高患者的舒适性和依从性，同时保证 NPPV 的疗效。根据患者病情变化随时调整通气参数的步骤应贯穿于 NPPV 治疗全过程，最终达到改善临床状况（包括动脉血气分析指标）的目标。

（4）**密切监测**　是判断疗效、发现不良反应和问题，继而合理调节参数的重要依据，是提高患者耐受性的重要条件，也是避免 NPPV 治疗无效而延误气管插管时机的重要手段。监测内容可根据实施 NPPV 的场所、导致呼吸衰竭的病因、是否合并其他并发症等有所不同，常规监测应包括临床表现、通气参数和生理学指标等。

（5）**疗效评估**

①初始疗效评估：开始治疗后 1～2 小时基于临床表现和动脉血气分析指标变化评价 NPPV 是否有效，对后续治疗策略的制定具有重要指导作用。评价指标包括：

A. 临床表现：气促改善、辅助呼吸肌运动减轻、胸腹矛盾运动消失、呼吸频率减慢、心率改善等，为治疗有效。

B. 动脉血气分析指标：PaO_2、氧合指数升高，$PaCO_2$ 降低，pH 改善，为治疗有效。

②最终疗效评估：通常采用气管插管率和病死率进行评估。

（6）**NPPV 的治疗时间和撤除**　NPPV 治疗的持续时间与患者基础疾病的性质和严重程度有关，目前尚没有明确的标准，即使在急性 / 严重呼吸衰竭的治疗阶段，NPPV 也不是强制性或持续性的，患者可以暂时停止 NPPV 而接受其他治疗（如雾化吸入、鼻导管吸氧等）或进食、饮水。

NPPV 的撤除时机主要依据患者临床症状、动脉血气分析指标及病情是否稳定而定。撤除的方法有：逐渐降低压力支持水平，逐渐减少通气时间（先减少白天通气时间，后减少夜间通气时间），使用 AVAPS 模式，或以上方式联合使用。

6. 常见不良反应与防治 NPPV 的不良反应通常比较轻微，但会影响患者依从性，甚至导致治疗失败或其他并发症，应注意观察和及时防治。

（1）**漏气** 是最常见的问题和导致治疗失败的重要原因。选择合适的罩、及时调整罩的位置和固定带张力、使用鼻罩时闭口呼吸或配合下颌托等措施可有效避免严重漏气。治疗过程中需要经常检查漏气量，并查找漏气量过大的原因，及时纠正。

（2）**口咽干燥** 是常见问题，通过减少漏气、间歇饮水或使用加温湿化器可有效缓解。

（3）**局部压迫** 罩对脸部和鼻梁过度压迫导致患者无法耐受，甚至出现皮肤损伤。应选择合适的罩、调整合适的位置和固定带张力，使用额垫、鼻梁保护贴膜、间歇松开或轮换使用不同类型的罩有助于减少压迫感，避免皮损。

（4）**不耐受** 是指患者感觉不适，无法耐受。治疗前应充分沟通，使患者调整好心态；治疗初始选择适当的模式及参数，给予患者充分时间适应，然后逐步加压；治疗过程中需严密监护，及时发现问题，进行针对性处理。

（5）**胃胀气** 应避免 IPAP 过高（< 25cmH$_2$O），有明显胀气者可留置胃管或负压引流。

（6）误吸 可导致吸入性肺炎、窒息等严重后果。应避免对反流、误吸高风险的患者应用 NPPV，预防措施包括适度头高位（半卧位）、应用胃动力药、避免饱餐等。

（7）排痰障碍 鼓励患者间歇主动咳嗽排痰，气道适当湿化，必要时吸痰。

（8）幽闭恐惧症 加强心理疏导和相关知识普及有助于解除恐惧心理。

（八）有创机械通气

有创机械通气（invasive mechanical ventilation，IMV），即人工气道机械通气，是借助于人工气道连接呼吸机进行的机械通气方式，是用于严重通气和（或）氧合功能障碍患者的呼吸支持技术，为诊治原发病争取时间和创造条件。IMV 的生理学机制包括：提供一定水平的分钟通气量以改善肺泡通气；改善氧合；提供吸气末正压（positive end-inspiratory pressure，PEIP）即平台压（plateau pressure，Pplat）和呼气末正压（positive end-expiratory pressure，PEEP），以增加吸气末肺容积和呼气末肺容积；降低呼吸功耗，缓解呼吸肌疲劳。

1. 适应证 IMV 的适应证标准因应用目的、导致呼吸衰竭的病因及其发展过程而不同。当患者经常规治疗仍病情急剧恶化时，宜尽早应用 IMV，不应囿于生理学指标，甚至出现休克、心跳 / 呼吸停止才插管，以致错失最佳治疗时机。

IMV 临床用于：①纠正严重低氧型呼吸衰竭、高碳酸血症型呼吸衰竭；②心肺复苏；③降低呼吸功耗，缓解呼吸肌疲劳；

④防止肺不张；⑤保障镇静剂和肌松剂安全应用；⑥维持胸壁稳定性（肺叶切除后、连枷胸等）。

IMV 应用指征：①呼吸形式严重异常（呼吸频率 > 35 ～ 40 次 / 分或 < 6 ～ 8 次 / 分；呼吸节律异常；自主呼吸微弱或消失）。②动脉血气分析提示严重通气和（或）氧合障碍（PaO_2 < 50 mmHg，充分氧疗后不能改善；$PaCO_2$ 进行性升高；pH 进行性下降）。

2. 禁忌证 在出现致命性通气或氧合障碍时，IMV 无绝对禁忌证。相对禁忌证包括：

（1）张力性气胸及纵隔气肿未行引流者；

（2）严重肺大疱和肺囊肿；

（3）低血容量性休克未补充血容量者；

（4）严重肺出血；

（5）气管 – 食管瘘。

3. 通气模式选择 IMV 根据呼吸机送气目标可分为定容型通气和定压型通气，根据患者是否参与呼吸做功可分为控制通气和辅助通气。

（1）**定容型通气** 是呼吸机预设通气容量，达预设容量后停止送气，依靠肺、胸廓弹性回缩力被动呼气的通气模式。定容型通气可以保证恒定潮气量，但很多情况下难以适应患者的吸气需求，可能导致人机不协调，吸气功耗增加；当肺顺应性较差或气道阻力较高时，可能导致气道压过高。因此在应用中需关注气道压变化，设置合适的气道压力报警。

（2）**定压型通气** 是呼吸机预设气道压力，达预设压力后吸气相维持该压力水平，采用减速气流供气的通气模式。定压型通气人机协调性更好，气体分布更佳，有利于改善氧合；但潮气量不恒定，当肺顺应性较差或气道阻力较高时，可能导致通气不足。因此在应用中需关注潮气量变化，设置合适的潮气量及分钟通气量报警。

（3）**控制通气** 呼吸机完全代替患者自主呼吸，提供全部呼吸做功，患者的呼吸频率、潮气量、吸呼气时间比和吸气流量完全由呼吸机控制实施。适用于严重呼吸抑制或呼吸暂停的患者。

（4）**辅助通气** 依靠患者的吸气努力触发呼吸机，当存在自主呼吸时，根据气道内压力或流量变化触发，呼吸机按预设的潮气量（定容）或吸气压力（定压）送气，呼吸功由患者和呼吸机共同完成。适用于呼吸中枢驱动正常的患者。若呼吸中枢功能不完整、自主呼吸频率不规则或神经传导异常，应设置合适的备份通气模式，以备在患者不能触发呼吸机时维持最基本的通气。

4. 通气参数设置

（1）**吸入气氧浓度（FiO_2）** 为迅速纠正患者缺氧状态，IMV初期可短时吸入高浓度氧，之后应根据氧合状态调节，维持目标 PaO_2 在 $60 \sim 80$ mmHg，尽量减低 FiO_2。

（2）**潮气量、通气频率、分钟通气量** 通常初始设置潮气量 $6 \sim 10$ mL/kg，通气频率 $12 \sim 20$ 次/分，分钟通气量 $5 \sim 8$ L。根据呼吸系统顺应性和阻力、不同疾病的呼吸生理特点及动脉血气分析指标的变化进行调整。

（3）**吸呼气时间比**（inspiratory to expiratory ratio，I/E ratio

或I∶E） 生理情况下呼气时间明显大于吸气时间，通常设置为
1∶2～1∶3。

（4）吸气流量（inspiratory flow） 通常设置为40～80 L/min，
流量波形常用减速波或方波。

5. 常见并发症与防治

（1）呼吸机相关性肺损伤（ventilator-associated lung injury，
VALI） 机械通气对正常肺组织的损伤或使肺组织损伤进一步
加重，是最严重的机械通气并发症之一。包括气压伤、容积伤、
萎陷伤和生物伤，其中气压伤最为常见。防治措施包括：熟悉
VALI的高危因素和临床表现，合理设置压力上限水平，应用肺
保护性通气策略，允许性高碳酸血症策略，积极治疗原发病，采
用辅助通气模式，处理人机对抗，确诊后立即放置胸腔引流管排
气减压等。

（2）呼吸机相关性肺炎（ventilator-associated pneumonia，VAP）
由于机体抵抗力低下，肺部疾病和人工气道严重损害患者自身气
道保护机制，病房环境或呼吸机相关装置的污染及医护人员非无
菌操作均可导致VAP发生。病原微生物越过上气道防御功能，沿
气管－支气管树移行并侵袭肺泡导致肺炎发生。预防措施包括：
床头抬高（30°～45°），保证气囊压力充足（25～30cmH$_2$O），
声门下分泌物引流，及时清除呼吸机管路中的冷凝水，使用密闭
式吸痰管，定期更换呼吸机管路，尽早拔除鼻饲管和气管插管，
加强手卫生，避免滥用抗生素，加强患者营养支持等。

（3）心血管系统并发症 正压通气可使胸腔内压升高，静脉
回流减少，心脏前负荷降低，心输出量降低，血压降低；肺血管

阻力增加，肺动脉压力升高，影响右心室功能，进而损害左心室功能。防治措施包括：关注血压及脏器灌注变化，避免血容量不足，谨慎选择麻醉药物，避免使用血管扩张剂和负性肌力药物等。

6. 撤机策略　撤机时机的选择是 IMV 治疗中非常重要的环节。撤机过早易致撤机失败，诱发呼吸肌疲劳及心功能不全；撤机过迟则增加并发症风险，延长住 ICU 时间。

（1）撤机指征　①导致呼吸衰竭的原发病好转，主要病理生理变化得到纠正；②氧合状况基本稳定：氧合指数 > 150 ~ 200 mmHg，所需 PEEP ≤ 5 ~ 8cmH$_2$O，FiO$_2$ ≤ 40%；③血流动力学稳定：心率 ≤ 120 次 / 分，无心脏缺血表现，无须或仅需小剂量升压药；④ pH ≥ 7.25，体温 < 38℃，血红蛋白 ≥ 80 ~ 100 g/L；⑤患者神志基本清醒，有自主呼吸及咳嗽。

（2）撤机方法　规范的自主呼吸试验（spontaneous breathing trial，SBT）是指导撤机的最有效方法。SBT 是指将 T 管或低水平支持的自主呼吸模式运用于 IMV 患者 30 分钟至 2 小时，观察自主呼吸情况及各项生理指标的变化，评价患者自主呼吸能力，预测撤机成功可能性。具体方法包括 T 管试验、低水平 CPAP（5cmH$_2$O）和低水平压力支持通气（pressure support ventilation，PSV，5 ~ 7cmH$_2$O）等。

7. 有创 – 无创序贯通气策略　IMV 可使患者获得气道分泌物引流通畅、有效控制肺部感染、缓解呼吸肌疲劳与呼吸功能障碍等益处，是目前治疗严重呼吸衰竭的有效方法；但其并发症较多，气道损伤显著，易导致 VAP 发生，撤机失败可造成呼吸机依赖。NPPV 可以避免上述不良事件，但在解决气道分泌物引流方面存在不足。将 IMV、NPPV 序贯应用可以综合两种疗法的优势，避免各自的局限与不足，从而有效缩短机械通气总时间，减少并发症的发生，革新了 IMV 撤机方法，可提高撤机成功率，降低再插管率，值得推广应用。

把握 IMV 与 NPPV 转换的时机是有创 – 无创序贯通气策略成功的关键。选择转换时机的依据包括：对患者自主呼吸功能、循环功能的准确评估，对重要辅助检查指标（如动脉血气分析指标、感染相关指标等）的密切监测，对 IMV 并发症发生时间节点的预测判定等。这一转换时机往往在数小时内稍纵即逝，需要技术成熟、经验丰富的呼吸专科医师、护士、呼吸治疗师团队综合考量。

（九）吸入疗法

吸入疗法（inhalation therapy）是指用特殊的装置将治疗剂量药物以气溶胶形式输送到气道和肺部的方法，是针对呼吸系统疾病独特的给药途径。与其他给药途径相比，吸入疗法具有以下优点：药物直接到达靶器官，起效快；所需药物剂量小，局部浓度高，全身吸收少，安全性好。吸入疗法是呼吸系统疾病的重要治疗方法，对于慢性阻塞性肺疾病、支气管哮喘等疾病，气道吸入是首选给药途径。

1. 常用吸入装置

（1）雾化器

①喷射雾化器：又称小容量雾化器（small volume nebulizer，SVN），为目前最常用的气溶胶发生装置，特别适用于无法进行呼吸配合的患者。喷射雾化器的驱动力为压缩空气或氧气，当压缩

气体以高速气流通过细孔喷嘴时，由于 Venturi 效应在喷嘴周围产生负压，将贮液罐内的药液卷入并粉碎成大小不等的雾滴。其中的大颗粒由喷嘴两侧挡板拦截碰撞落回贮液罐内而去除，剩下的细小雾粒以一定的速度喷出，撞落的颗粒重新雾化。一般喷射雾化器的驱动气流量为 6 ～ 8 L/min，贮液罐内的药液为 4 ～ 6 mL，可产生理想的气溶胶颗粒。理想的气溶胶微粒直径为 2 ～ 4 μm，药液耗减量约 0.5 mL/min。对于黏性较大的药物可适当调高驱动气流量至 10 ～ 12 L/min，不得超过 12 L/min。

操作方法：将待吸入的药物放入贮液罐；将贮液罐中的药物稀释至 4 ～ 6 mL；调节驱动气流量（常用 8 L/min）；将喷嘴或面罩与患者相连；嘱患者平静呼吸（正常潮气量），或适当深长呼吸（但要避免过度通气）；持续吸入直至将贮液罐内药液用完；观察疗效及不良反应。

②超声雾化器：工作原理是将电能转化成超声高速震荡波，传导至溶液表面产生气溶胶。超声雾化器产生的气溶胶直径与超声波振动频率成反比，即振动频率越高，气溶胶直径越小；而超声波振动的强度与其产生气溶胶的数量成正比，即振动越强，产生气溶胶的数量越多、密度越大。超声雾化器产生的气雾量比喷射雾化器大，药液耗减量为 1 ～ 2 mL/min，气溶胶微粒直径 3.7 ～ 10.5 μm。

（2）加压定量吸入器（pressurized metered dose inhaler，pMDI）属于主动释雾装置，其工作原理是将药物、辅料和抛射剂共同灌装在具有定量阀门的耐压容器中，通过揿压阀门，药物和抛射剂以气溶胶形式喷出，由抛射剂提供形成和释放气溶胶所需的能量。传统 pMDI 分为溶液型、混悬型和共悬浮型；新型 pMDI 有超细缓雾型、吸气驱动型；针对手口协调性差或吸气容量低的患者，还可将 pMDI 连接于装有单向阀的储雾罐辅助使用。pMDI 具有定量、操作简单、携带方便、随时可用、无交叉感染风险和吸入疗效肯定等优势，是临床上使用最广泛的吸入装置。

（3）软雾吸入器（soft mist inhaler，SMI） 属于主动释雾装置，但不含驱动剂，其工作原理是以旋转底座压缩弹簧所产生的机械能为动力，提供形成和释放药物气溶胶所需能量，降低了对患者吸气流量的要求，每次使用时毛细管从药筒中吸取药液，剂量精准，两束行进中的药液射流对撞形成软雾，气溶胶运行速度慢、持续时间长，从而提高了药物的可吸入时间和肺部沉积率。常用装置为能倍乐吸入器。

（4）干粉吸入器（dry powder inhaler，DPI） 属于被动释雾装置，其工作原理是将药物微颗粒吸附在载体（如乳糖）后装入胶囊/泡囊或装置中，通过患者吸气驱动吸入。使用时口含装置咬口，用适宜的力量和时间将药物微颗粒吸离载体，并克服装置阻力后吸入肺部，不要求手口同步。DPI 可分为胶囊型（如吸乐、比斯海乐）、储库型（如都保）和囊泡型（如准纳器、易纳器）。

DPI 操作方法简单，携带方便，吸入的气溶胶为纯药粉，不含助推剂和表面活化剂，药粉吸入由患者呼吸驱动，不需要吸气动作和手动揿压协调配合，因此对于难以正确掌握 pMDI 的使用方法或对 pMDI 内助推剂过敏的患者，DPI 是一种理想的选择。其缺点是装置内部阻力较大，要求有最佳的吸气流量和足够的持续时间才能使药物在肺部最大化沉积，呼吸肌力明显降低的患者及呼吸肌力较弱的婴幼儿和低龄儿童使用可能有一定困难。

2. 疗效影响因素 吸入治疗获得稳定疗效的条件是药物能够通过吸入装置在肺部有效沉积。影响吸入治疗疗效的因素包括吸入装置因素（气溶胶特性、装置内部阻力）、患者因素及医护人员因素。

（1）**吸入装置因素** 气溶胶的颗粒大小是决定吸入治疗疗效的主要因素。直径较大的气溶胶（＞10 μm）通常在上呼吸道或鼻咽部沉积；直径5～10 μm的气溶胶可到达下呼吸道近端；直径1～5 μm的气溶胶可经气道传输至周围气道及肺泡；直径＜1 μm的气溶胶大部分会随呼气而呼出。

气溶胶的运行速度过快会导致大量药物颗粒沉积在咽喉及气管分支处，因此，运行速度较低的主动喷雾装置（如 pMDI+ 储雾罐、SMI）有助于减少药物在口咽部的沉积。

装置喷雾处于吸气的早中期阶段，则吸入小气道的比例高，药物利用率高；若处于吸气晚期，则会在随后的呼气中被排出，药物利用率低。因此气溶胶输出持续时间较长（如 SMI），有利于患者协同吸入。

装置内部阻力是患者吸入药粉时，吸入装置施加的额外阻力。pMDI 和 SMI 的内部阻力低。DPI 依赖装置内部阻力和患者主动吸气产生的湍流，使药物解聚形成细微的颗粒。DPI 的阻力由其内部结构决定，阻力大小会影响药物输出率和颗粒直径，也决定了该装置的最佳吸气流量。DPI 受潮可能影响内部阻力。

（2）**患者因素** 患者的呼吸模式（包括吸气流量、气流形式、呼吸频率、吸气容积、吸呼气时间比等）及屏气能力，会影响气溶胶的沉积。吸气流量恒定时，随着潮气量增加、吸气时间延长，气溶胶沉积增加；呼吸频率快、吸气容积小、流量低，则气溶胶沉积少。患者的认知、配合等能力会影响其能否正确使用吸入装置，进而影响疗效。

（3）**医护人员因素** 医护人员对吸入装置的认知和选择、对吸入技术的培训和随访在吸入治疗中发挥至关重要的作用。应首先根据患者病情选择适合的药物种类，决定可选择的吸入装置；进而综合考虑患者的呼吸模式、认知能力、手口协调性等因素，确定适宜装置；随后对患者及家属开展吸入技术培训，并在每次随访时评估患者的吸入技术是否正确；经多次培训后仍无法正确掌握吸入技术，或患者对目前使用的装置满意度低、治疗依从性差时考虑更换吸入装置。

3. 常见不良反应

（1）**药物相关不良反应** 某些药物可产生肺部或全身副作用。如肾上腺素能受体激动剂可能导致头痛、失眠、心律失常、颤抖、焦虑；胆碱能受体拮抗剂易致口干、皮肤干燥、尿潴留、加重眼部症状（如青光眼）；糖皮质激素可能导致口腔、肺部继发感染；乙酰半胱氨酸可能诱发气道阻力增加等。

（2）**气溶胶相关不良反应**

①感染：吸入器、吸入药物污染均可导致感染，感染源包括气道分泌物、残存溶液和操作者的手。

②气道高反应：SVN产生的低温或高浓度气溶胶、低渗性药液易导致反应性气道痉挛；pMDI中的助推剂或表面活性物质、DPI中的药物载体（乳糖或葡萄糖）均可能诱发气道高反应。

4. 注意事项

（1）吸入治疗期间需要密切观察，尤其在首次用药及治疗初期，发现任何不良事件立即停止治疗。医护人员需了解每种吸入方式及药物的不良反应，给予针对性处置。如吸入 β_2 受体激动剂应控制剂量，尤其是老年人及有心脏基础疾病患者，谨防发生严重心律失常；吸入糖皮质激素后应及时清洁面部，并用清水或 2%～4% 的碳酸氢钠溶液漱口，避免继发感染。

（2）雾化吸入应使用吸入专用制剂，不可随意将非吸入剂型药物改作雾化使用。油性制剂不宜吸入给药，以免引起脂质性肺炎。吸入抗生素应慎用，青霉素类、头孢菌素类、大环内酯类、喹诺酮类药物均不适宜雾化吸入。

（3）吸入设备或装置需定期消毒，雾化器的贮液罐及喷嘴或面罩在每次使用后均应冲洗、干燥，pMDI、SMI、DPI 使用后应擦拭吸嘴，不同患者不应混用，避免交叉感染。尽量使用单一剂量药物，避免多剂量药物开瓶后因储存或取药不当造成污染。操作者需严格无菌操作，加强手卫生。

（4）以高压氧气驱动的喷射雾化适用于伴有低氧血症的患者，但对伴严重二氧化碳潴留的患者应慎用。超声雾化产生的气溶胶密度较大，吸入后气道内氧分压相对偏低，可能加重缺氧，因此低氧血症患者应慎用或不能长时间使用超声雾化。因超声雾化器有加热药物的倾向，可能破坏蛋白质，故不能用于含蛋白质类药物，如激素等。

（张立春　耿进朝　冯雪梅　王彬）

第四章　肺系病常用理化检查

为提高肺系病的诊治水平，临床常用的检验项目包括动脉血气分析、痰液检查、胸腔积液检查、高通量宏基因组测序等；检查项目包括胸部影像学检查、肺功能检查等。

一、动脉血气分析

动脉血气分析是测定动脉血中氧分压、二氧化碳分压、酸碱平衡及代谢状态的一种辅助检查，主要临床意义在于：①判断机体的氧合状态，是否存在低氧血症及其程度，并结合氧疗效果初步分析低氧血症发生的病理生理机制；②判断酸碱失衡类型。

（一）主要指标

1. 酸碱度（pH） 是表示体液氢离子浓度的指标。

参考值：7.35～7.45，中位值 7.40。

临床意义：是判断酸碱失衡及机体代偿程度的重要指标。

（1）pH < 7.35 为失代偿性酸中毒，存在酸血症。

（2）pH > 7.45 为失代偿性碱中毒，存在碱血症。

（3）pH 正常可能有三种情况：无酸碱失衡、代偿性酸碱失衡、混合性酸碱失衡。

2. 动脉血氧分压（PaO_2） 是指物理溶解在动脉血中的氧（oxygen，O_2）分子所产生的压力。

参考值：95～100 mmHg。健康成人随年龄增大而降低，年龄预计公式为 PaO_2=100 mmHg –（年龄 ×0.33）±5 mmHg。

临床意义：

（1）判断有无缺氧和缺氧的程度　低氧血症分为轻度（80～60 mmHg）、中度（60～40mmHg）、重度（< 40 mmHg）。

（2）判断有无呼吸衰竭　若在海平面附近、静息状态下呼吸空气时 PaO_2 测定值 < 60 mmHg，并除外其他因素（如心脏内分流等）所致的低氧血症，即可诊为呼吸衰竭。

3. 动脉血二氧化碳分压（$PaCO_2$）　是指物理溶解在动脉血中的二氧化碳（carbon dioxide，CO_2）分子所产生的张力。

参考值：35～45 mmHg，中位值 40 mmHg。

临床意义：

（1）判断呼吸衰竭类型　呼吸衰竭根据动脉血气指标分为Ⅰ型、Ⅱ型。Ⅰ型呼吸衰竭指缺氧而无二氧化碳潴留（PaO_2 < 60 mmHg，$PaCO_2$ 正常或降低）；Ⅱ型呼吸衰竭指缺氧伴有二氧化碳潴留（PaO_2 < 60 mmHg，$PaCO_2$ > 50 mmHg）。

（2）判断呼吸性酸碱平衡失调　$PaCO_2$ > 45 mmHg 提示呼吸性酸中毒；$PaCO_2$ < 35 mmHg 提示呼吸性碱中毒。

（3）判断代谢性酸碱平衡失调的代偿反应　代谢性酸中毒时经肺代偿后 $PaCO_2$ 降低，最大代偿极限为 $PaCO_2$ 降至10 mmHg；代谢性碱中毒时经肺代偿后 $PaCO_2$ 升高，最大代偿极限为 $PaCO_2$ 升至 55 mmHg。

4. 肺泡 – 动脉氧分压差（alveolar–artery oxygen partial pressure gradient，$P_{(A-a)}O_2$）　是指肺泡氧分压（partial pressure of oxygen in alveolar gas, P_AO_2）与 PaO_2 之差，反映肺的换气功能。

参考值：正常青年人约为 $15 \sim 20$ mmHg，随着年龄增加而增大，最大不超过 30 mmHg。

临床意义：

（1）$P_{(A-a)}O_2$ 增大伴有 PaO_2 降低　提示肺本身受累所致氧合障碍，主要见于：①右向左分流或肺血管病变，使肺内动 – 静脉解剖分流增加，致静脉血掺杂；②弥漫性实质性肺疾病、肺水肿、急性呼吸窘迫综合征等所致的弥散障碍；③通气 / 血流灌注比例严重失调，如阻塞性肺气肿、肺不张或肺栓塞。

（2）$P_{(A-a)}O_2$ 增大不伴 PaO_2 降低　见于肺泡通气量明显增加，而大气压、吸入气氧浓度与机体耗氧量不变。

5. 标准碳酸氢盐（standard bicarbonate，SB） 是指在 37℃、血红蛋白完全饱和、经 $PaCO_2$ 为 40 mmHg 的气体平衡后的标准状态下所测得的血浆碳酸氢根（bicarbonate radical，HCO_3^-）浓度。在血气分析报告中常显示为 $SHCO_3^-$ 或 HCO_3^-–st。

参考值：$22 \sim 27$ mmol/L，中位值 24 mmol/L。

临床意义：准确反映代谢性酸碱平衡的指标，一般不受呼吸的影响。

6. 实际碳酸氢盐（actual bicarbonate，AB） 是指在实际 $PaCO_2$ 和 SaO_2 条件下所测得的血浆 HCO_3^- 浓度。在血气分析报告中常显示为 HCO_3^- 或 HCO_3^-–ac。

参考值：$22 \sim 27$ mmol/L。

临床意义：反映酸碱平衡中的代谢性因素，在一定程度上受呼吸因素的影响。

（1）AB 增高见于代谢性碱中毒，或呼吸性酸中毒经肾脏代偿的反映；AB 降低见于代谢性酸中毒，或呼吸性碱中毒经肾脏代偿的反映。

（2）AB 与 SB 的差值反映呼吸因素对血浆 HCO_3^- 影响的程度。呼吸性酸中毒时 AB > SB；呼吸性碱中毒时 AB < SB；代谢性酸中毒时 AB=SB <正常值；代谢性碱中毒时 AB=SB >正常值。

7. 碱剩余（base excess，BE） 是将血液标本 pH 滴定至 7.40 所需要的酸或碱的量，表示全血或血浆中碱储备增加或减少的情况。需加酸者表示血中有多余的碱，则 BE 为正值；需加碱者表明血中碱缺失，则 BE 为负值。标准碱剩余（standard base excess，SBE）是在 37℃、血红蛋白完全饱和、经 $PaCO_2$ 为 40 mmHg 的气体平衡后的标准状态下测得；实际碱剩余（actual base excess，ABE）是在实际 $PaCO_2$ 和 SaO_2 条件下测得。

参考值：0±2.3 mmol/L。

临床意义：反映代谢性因素的指标，与碳酸氢盐的意义大致相同。

8. 阴离子间隙（anion gap，AG） 是指血浆中的未测定阴离子与未测定阳离子的差值。计算公式为 AG=Na^+-（Cl^-+HCO_3^-）。

参考值：8 ~ 16 mmol/L，中位值 12 mmol/L。

临床意义：

（1）高 AG 代谢性酸中毒以产生过多酸为特征，常见于乳酸酸中毒、尿毒症、酮症酸中毒。

（2）正常 AG 代谢性酸中毒，又称为高氯性酸中毒，可由

HCO_3^- 减少（如腹泻）、酸排泄衰竭（如肾小管酸中毒）或过多使用含氯的酸（如盐酸精氨酸）所致。

（3）判断三重酸碱失衡中 AG 增大的代谢性酸中毒。AG > 30 mmol/L 时肯定存在酸中毒；20 ～ 30 mmol/L 时酸中毒可能性很大；17 ～ 19 mmol/L 只有 20% 有酸中毒。

（二）酸碱平衡失调的判断方法

机体通过酸碱平衡调节机制调节体内酸碱物质含量及其比例，维持血液 pH 在正常范围内，称为酸碱平衡。若酸性或碱性物质过多，超出机体代偿能力，或肺和肾脏功能障碍，调节功能异常，均可导致酸碱平衡失调。

酸碱平衡失调包括四种基本类型，即代谢性酸中毒、呼吸性酸中毒、代谢性碱中毒、呼吸性碱中毒。上述酸碱失衡可以单独发生，即单纯性酸碱平衡失调；也可以两种或两种以上同时存在，即混合性酸碱平衡失调。除了呼吸性酸中毒和呼吸性碱中毒不能同时存在外，其他各类型均可以同时存在。

动脉血气分析中 pH、$PaCO_2$、HCO_3^-、AG 等指标是判断酸碱失衡的重要依据。由于肾脏代偿相对缓慢，故需要结合酸碱失衡发生的时间进行综合判断。

判断酸碱失衡的步骤：

第 1 步：是否存在酸血症或碱血症。

pH < 7.35：存在酸血症。

pH > 7.45：存在碱血症。

特殊情况：pH 正常也可能存在酸碱失衡，仍需核对 $PaCO_2$、

HCO_3^- 及 AG。

第 2 步：是否存在呼吸或代谢紊乱。

pH 升降和 $PaCO_2$ 升降方向相反：原发性呼吸性酸碱失衡。

pH 升降和 HCO_3^- 升降方向相同：原发性代谢性酸碱失衡。

第 3 步：针对原发异常是否产生适当的代偿。

通过公式计算预期代偿反应，若观察到的代偿程度与预期代偿反应不符，或超过代偿极限，则可能存在混合性酸碱失衡。参见表 4-1。

表 4-1 酸碱失衡预计代偿公式

原发失衡	原发改变	代偿反应	预计代偿公式		代偿极限
呼吸性酸中毒	$PaCO_2 \uparrow$	$HCO_3^- \uparrow$	急性	$\Delta HCO_3^- = \Delta PaCO_2 \times 0.07 \pm 1.5$	30 mmol/L
			慢性	$\Delta HCO_3^- = \Delta PaCO_2 \times 0.35 \pm 5.58$	45 mmol/L
呼吸性碱中毒	$PaCO_2 \downarrow$	$HCO_3^- \downarrow$	急性	$\Delta HCO_3^- = \Delta PaCO_2 \times 0.2 \pm 2.5$	18 mmol/L
			慢性	$\Delta HCO_3^- = \Delta PaCO_2 \times 0.5 \pm 2.5$	12 mmol/L
代谢性酸中毒	$HCO_3^- \downarrow$	$PaCO_2 \downarrow$	$PaCO_2 = HCO_3^- \times 1.5 + 8 \pm 2$		10 mmHg
代谢性碱中毒	$HCO_3^- \uparrow$	$PaCO_2 \uparrow$	$\Delta PaCO_2 = \Delta HCO_3^- \times 0.9 \pm 1.5$		55 mmHg

第 4 步：如果存在代谢性酸中毒，计算 AG。

计算公式：$AG = Na^+ - (Cl^- + HCO_3^-)$

AG > 16 mmol/L：可能存在高 AG 代谢性酸中毒；AG > 30 mmol/L：肯定存在高 AG 代谢性酸中毒。

AG ≤ 16 mmol/L：正常 AG 代谢性酸中毒（高氯性代酸）。

低蛋白血症患者，白蛋白浓度每下降 10 g/L，AG"正常值"下降约 2.5 mmol/L。

当 AG 升高不能用明显的原因（酮症酸中毒、乳酸酸中毒、肾功能衰竭）解释时，应怀疑中毒。

第 5 步：如果 AG 升高，判断是否合并其他代谢紊乱。

计算 AG 改变与 HCO_3^- 改变的比值 $\Delta AG/\Delta HCO_3^-$（AG 预期正常值需根据低白蛋白血症情况进行校正，参见第 4 步）。

$\Delta AG/\Delta HCO_3^-$ 介于 1.0 ~ 2.0 之间：单纯性高 AG 代谢性酸中毒。

$\Delta AG/\Delta HCO_3^-$ < 1.0：存在 HCO_3^- 原发性下降，即合并正常 AG 代谢性酸中毒。

$\Delta AG/\Delta HCO_3^-$ > 2.0：存在 HCO_3^- 原发性增加，即合并代谢性碱中毒。

二、痰液检查

痰液是肺泡、支气管和气管所产生的分泌物。健康人痰液量很少。在病理情况下，呼吸道黏膜受到理化因素、感染等刺激，黏膜充血、水肿、浆液渗出，黏液分泌增多，痰液中可出现细菌、肿瘤细胞及血细胞等，表现为痰液外观及成分改变。因此，痰液检查对某些呼吸系统疾病（如肺部感染、支气管扩张、肺结核、肺部肿瘤等）的诊断、疗效观察和预后判断具有一定价值。

（一）痰液标本采集

1. 采集方法

（1）**自然咳痰法** 是临床最常用的方法。采集标本前嘱患者刷牙、清水漱口及咽喉部 3 次，深吸气后用力咳出气管深部或肺部的痰液，留于专用的干燥洁净容器内，尽量减少混杂唾液或鼻咽分泌物。

（2）**诱导痰法** 适用于自然咳痰法采集标本不理想时，通过高渗盐水超声雾化吸入诱导咳痰。

（3）**吸痰法** 适用于昏迷、接受支气管镜检查及已建立人工气道的患者。

2. 采集及送检时间
一般性状检查以清晨第一口痰最适宜；细胞学检查应在上午 9～10 时采集；病原学检查尽量在应用（或更改）抗生素前采集。

标本采集后应在 20 分钟内送检。若不能及时送检，可于 4℃冷藏保存不超过 24 小时。

（二）痰液一般性状观察

正常痰液为少量白色、灰白色泡沫样或黏液样，无异物，无特殊气味。临床中需注意观察痰液的量、色、性状、气味、是否有异物等，以初步判断病因。常见的痰液一般性状异常及临床意义见表 4-2～表 4-5。

表 4-2　痰液颜色改变的临床意义

颜色	临床意义
铁锈色	常见于肺炎链球菌感染引起的大叶性肺炎

续表

颜色	临床意义
红色（痰中带血）	常见于肺结核、肺癌、支气管扩张、特发性含铁血黄素沉着症
红棕色胶冻样	常见于肺炎克雷伯菌感染
粉红色泡沫样	常见于左心衰竭
黄色脓性	常见于肺炎、支气管扩张、肺脓肿
黄绿色	常见于铜绿假单胞菌感染或干酪样肺炎
金黄色	常见于金黄色葡萄球菌肺炎
棕褐色	常见于阿米巴肺脓肿、肺吸虫病、肺梗死
灰黑色	常见于矿工、锅炉工、长期吸烟者
无色（大量）	常见于肺泡细胞癌

表4-3 痰液性状改变的临床意义

性状	特点	临床意义
浆液性	稀薄、泡沫	常见于肺水肿、肺淤血、棘球蚴病
黏液性	黏稠，无色透明或灰色、白色，牵拉成丝	常见于急性支气管炎、支气管哮喘、早期肺炎、念珠菌感染
脓性	脓性、浑浊、有臭味	常见于支气管扩张、肺脓肿、肺结核
血性	痰中带鲜血、黯色血	常见于肺结核、支气管扩张、肺水肿、肺癌、肺梗死、肺出血

表4-4 痰液气味改变的临床意义

气味	临床意义
血腥味	常见于各种原因的呼吸道出血，如肺癌、肺结核
粪臭味	常见于厌氧菌感染、膈下脓肿与肺相通、肠梗阻、腹膜炎
特殊臭味	常见于肺脓肿、肺癌晚期、化脓性支气管炎、支气管扩张
大蒜味	砷中毒、有机磷中毒

表 4-5 痰液异物的临床意义

异物	临床意义
支气管黏液栓	常见于变应性支气管肺曲霉病、支气管扩张
干酪样小块	常见于肺结核、肺坏疽
硫黄样颗粒	常见于肺放线菌病
肺结石	常见于肺结核、异物进入肺内钙化

（三）痰液实验室检测

留取痰液标本进行实验室检测，有助于某些呼吸系统疾病的明确诊断。

1.标本处理时间 应在痰液标本采集后 1 ~ 2 小时内进行实验室处理。室温下延误 2 小时会降低肺炎链球菌、流感嗜血杆菌等苛养菌的分离率，而定植于上呼吸道的非致病菌以及多种条件致病菌（如铜绿假单胞菌等革兰氏阴性杆菌）出现过度生长。

2.标本质量评价 低倍光镜下至少观察 10 个视野。鳞状上皮细胞 > 25 个 / 低倍视野，视为不合格或非下呼吸道标本；白细胞 > 25 个 / 低倍视野且鳞状上皮细胞 < 10 个 / 低倍视野，视为合格下呼吸道标本。

3.显微镜检查 是诊断病原微生物感染和肿瘤的有效方法。

（1）痰液涂片革兰氏染色可大致识别感染细菌的种类。

（2）某些病原菌经过特殊染色可以确诊：如萋-尼染色诊断结核杆菌，墨汁负染诊断隐球菌，碘酸锡夫染色、嗜银染色诊断真菌等。

（3）痰液发现寄生虫、虫卵或滋养体是确诊肺部寄生虫病的直接证据。

（4）痰液细胞学检查是简单方便的肺癌无创诊断方法之一。

4.病原微生物检查 根据培养目的选择不同培养基，将痰液液化接种，可进行微生物培养。通过菌落计数和标本稀释倍数计算痰液含菌量，以区分致病菌或污染菌。根据生长结果、菌落特征等信息判读培养结果，鉴定菌种。

某些病原体不适于培养或难以培养成功，可使用分子生物学方法进行检测。

三、胸腔积液检查

胸腔、腹腔和心包腔属于人体的浆膜腔。正常情况下，浆膜腔可有少量液体起润滑作用，以减少脏器间的摩擦。当浆膜腔发生炎症、恶性肿瘤浸润，或机体发生低蛋白血症、循环障碍等病变时，浆膜腔内液体生成增多并积聚，形成浆膜腔积液。

胸腔积液属于浆膜腔积液的一种。根据病因和性质不同，胸腔积液分为漏出液和渗出液。漏出液多为非炎性积液，常为双侧性；渗出液多为炎性积液，常为单侧性。

（一）胸腔积液标本采集

通过胸膜腔穿刺术获取胸腔积液的操作方法参见第三章。穿刺成功后采集适量中段液体于无菌容器内，30分钟内送检。

（二）胸腔积液实验室检测

通过实验室检测可鉴别积液性质、明确病因，指导疾病的诊断和治疗。

1. 一般性状检查 根据胸腔积液的颜色、透明度、凝固性等特点，可以对积液性质进行初步鉴别。见表 4-6。

表 4-6　胸腔积液的一般性状特点

项目	漏出液	渗出液
颜色	淡黄色	黄色、红色、乳白色
透明度	清稀透明	混浊
比重	< 1.015	> 1.018
pH	> 7.4	< 7.4
凝固性	不凝固	易凝固

2. 化学及免疫学检查 通过对胸腔积液的化学成分、免疫学指标的检测，可以更准确鉴别积液的性质。见表 4-7。

表 4-7　胸腔积液的化学与免疫学特点

项目	漏出液	渗出液
黏蛋白定性试验（Rivalta 试验）	阴性	阳性
蛋白质浓度（g/L）	< 25	> 30
积液蛋白 / 血清蛋白	< 0.5	> 0.5
清蛋白梯度（g/L）	> 12	< 12
葡萄糖（mmol/L）	接近血糖水平	< 3.33
乳酸脱氢酶（U/L）	< 200	> 200
积液乳酸脱氢酶 / 血清乳酸脱氢酶	< 0.6	> 0.6

3. 显微镜检查 胸腔积液的细胞计数和分类是鉴别积液性质的筛查指标。脱落细胞学检查对于诊断积液性质及肿瘤来源具有重要价值，阳性符合率较高。见表 4-8。

表 4-8 胸腔积液的细胞学特点

项目	漏出液	渗出液
细胞总数（$\times 10^6$/L）	< 100	> 500
有核细胞分类	以淋巴细胞和间皮细胞为主	急性炎症以中性粒细胞为主，慢性炎症或恶性积液以淋巴细胞为主
肿瘤细胞	无	可有

4.病原微生物检查 积液标本离心后取沉淀物涂片染色，显微镜下观察，查找病原菌，必要时进行细菌培养。漏出液常无细菌；渗出液多有细菌，常见细菌包括脆弱类杆菌、大肠埃希菌、粪肠球菌、铜绿假单胞菌、结核分枝杆菌等。

疑为寄生虫感染时，取沉淀物涂片显微镜下查找寄生虫及虫卵，如微丝蚴、阿米巴滋养体、棘球蚴等。

四、宏基因组二代测序

快速准确的微生物鉴定技术对于明确呼吸道感染的病原至关重要。宏基因组二代测序（metagenomics next-generation sequencing，mNGS）技术可直接针对样本中所有核酸进行无偏性测序，结合病原微生物数据库及特定算法，检测样本中含有的可能病原微生物序列。

（一）适应证

基于医学决策的 mNGS 病原微生物检测申请，一般用于传统检验方法未能明确病原学结果而影响针对性诊疗的感染性疾病、新发突发传染病，验证常规检验结果或排除其他发热疾病。推荐临床通过拟诊先行传统微生物检验及聚合酶链反应（polymerase chain reaction，PCR）检测疑诊常见病原微生物，不盲目使用 mNGS。在必要或紧急情况下，如危急重症、疑难感染、群体性感染事件等，mNGS 可考虑作为一线检测方法。

（二）标本类型

理论上标本中存在的病原微生物均可通过 mNGS 检出，但其准确性受标本中微生物的核酸质量、含量及提取效率影响。可检测的标本类型包括血液、支气管肺泡灌洗液、痰液、胸 / 腹腔积液、关节液、脑脊液及其他体液、脓肿及深部组织、粪便等。

（三）报告解读原则

mNGS 作为一种新型检测方法，其临床意义仍未超出核酸检测范畴，并在一定程度上补充了传统病原微生物的确认法则。mNGS 可检测难培养、罕见或新发病原微生物，可同时给出多种病原微生物信息，因此在来源于无菌部位的临床标本（尤其脓肿）中检出微生物种群（包括不同类别或同类不同种属）不应轻易视为污染。如果这些微生物的存在符合临床诊断，则应给予抗菌药物全面覆盖，这恰好体现了 mNGS 技术全面认识病原微生物的优越性。mNGS 常规数据量对耐药和毒力基因检测有局限性，如需耐药和致病信息应提高测序数据量。

如果检出的病原微生物符合临床预期，应确认序列结果的准确性和特异性。为提高结果的特异性，降低错误率，即使病原微生物也应建立阳性阈值。阳性阈值建立在微生物特异序列数及其基因组覆盖度上。临床医生在解读条件致病菌时，应排除污染和背景微生物，并考虑患者免疫状态及与临床表现的符合性。mNGS 结果不能作为临床决策的唯一依据，结果阴性也需结合临床方可排除感染。

五、胸部影像学检查

（一）常用胸部影像学检查

1. 胸部 X 线片 是呼吸系统疾病最基本的影像学检查方法。由于肺脏具有天然的空气对比，因此胸部正侧位像能直接检出病变，对大多数疾病能作出初步定位和诊断，也是病变随诊复查的主要影像方法。但相较于 CT 检查，其敏感性和特异性较低。

2. 胸部 CT CT 具有良好的密度分辨率和横断图像无影像重叠的优点，可补充胸部 X 线片的不足，高分辨率 CT（high resolution CT，HRCT）可基本达到大体标本的显示能力。目前胸部 CT 的主要适应证包括：

（1）胸部 X 线片发现异常需进一步定性或定位诊断，如纵隔病变、大血管病变、肺内局灶或弥漫性病变、胸膜病变合并肺内病变的复杂病例、胸壁和胸膜病变。

（2）常规 X 线检查阴性而临床高度怀疑存在胸部病变，如肺功能异常、不明原因咯血、肺外恶性肿瘤怀疑肺转移、可疑肺动脉栓塞、免疫抑制患者不明来源的感染等。

（3）引导穿刺活检。

（4）肺癌高危人群可进行低剂量 CT 肺癌筛查。

3. 胸部磁共振成像（magnetic resonance imaging，MRI）具有无创性、无辐射损伤的特点，同时具有判断组织化学特性的潜力，能提供软组织及肺内含水的定量、血流的定量和定性信息，具有直接多层面扫描方式等特点。但 MRI 空间分辨率低于 CT，扫描时间较长且费用较高，目前多作为 CT 检查的补充。临床主要适应证包括：

（1）胸主动脉夹层和可疑肺动脉栓塞，但对碘造影剂过敏者。

（2）纵隔占位性病变，MRI 具有一些定性价值。

（3）评估恶性肿瘤对纵隔结构或胸壁侵犯。

（4）判断淋巴瘤放疗后纤维化或复发。

4. 胸部超声　超声检查具有无辐射、实时成像、设备轻便的优点，但两肺含气不利于超声传导，难于成像。目前呼吸系统疾病行超声检查的主要适应证包括：

（1）胸腔积液。

（2）胸壁病变或与胸壁相邻的肺疾病。

（3）超声引导下肺穿刺活检。

5. 核素检查和正电子发射计算机体层扫描　对于可疑肺动脉栓塞的患者，核素通气 / 灌注扫描曾经是主要诊断方法，但由于多层 CT 的广泛应用，该技术已逐渐被 CT 肺动脉造影所替代，目前仅用于可疑肺栓塞但对碘造影剂过敏或孕妇患者。

正电子发射计算机体层扫描（positron emission tomography and computed tomography，PET/CT）将正电子发射体层扫描图像与 CT 图像融合，可以同时反映病灶的功能代谢变化及形态结构变化，明显提高了诊断的准确性，目前常用于肿瘤性疾病的诊断和鉴别诊断，尤其对肿瘤分期和治疗后疗效评价具有较高的价值。但是由于其费用比较昂贵，同时仍存在一定假阳性和假阴性，在一定程度上限制了该技术的广泛运用。

（二）胸部影像诊断思维方法

现代影像学主要建立在"影像和病理生理对照研究"结果的基础上，因此影像诊断过程也需要结合病理生理。对疾病的病理生理改变有充分的理解，才能对影像进行适宜的解释，提出较为准确的诊断。

解读胸部影像时应遵循一套合理的解读规则，养成良好的读片习惯。常用的解读规则如下：

1. 首先核对确认患者的姓名、年龄、性别，检查日期和具体检查方法（包括体位）。

2. 判断检查技术和图像质量是否符合诊断要求，包括技术参数、呼吸状态、曝光质量、投照体位等（主要针对影像科医生，一般临床医生可能难以作出合理判断）。

3. 按照一定的顺序进行观察，以避免遗漏病变。

（1）X线片 可采用从外到内的顺序，即胸壁软组织→骨骼→胸廓入口和膈肌→胸腔→两肺→肺门→纵隔和气管→心血管；同时注意两侧对比。

（2）CT 按顺序从肺尖到肺底观察各个层面，肺窗重点观察两肺和气道，纵隔窗观察纵隔、胸壁及肺内病变的密度，必要时用骨窗观察胸部骨骼情况。

4.综合所见的异常征象，对比能获得的既往影像学检查资料，逐一分析，对可能疾病进行鉴别诊断，最后结合临床资料提出影像诊断。

六、肺功能检查

肺功能检查是运用呼吸生理知识和现代检查技术，通过对呼吸容量、流量、压力等参数的测定和呼吸气体成分的分析来了解和探索人体呼吸器官、组织功能状态的检查，有助于诊断呼吸系统疾病、判断病情严重程度、评价治疗效果和预后等。

肺功能检查项目众多，常用项目包括肺容量检查、肺通气功能检查、肺弥散功能检查、气道阻力检查、脉冲振荡检查以及支气管舒张试验、支气管激发试验、呼出气体成分测定等。

肺功能检查的常规适应证、禁忌证如下：

（一）常规适应证

1.诊断

（1）诊断呼吸困难、慢性咳嗽、低氧血症等的病因。

（2）确诊支气管哮喘、慢性阻塞性肺疾病等疾病的依据。

（3）辅助诊断、定量评价、随访累及肺间质的疾病。

2.评估

（1）评估肺功能损害的性质和类型。

（2）评估肺功能损害的严重程度，判断预后。

（3）胸/腹部及其他手术的术前评估。

（4）职业性肺疾病的劳动力鉴定。

3. 监测

（1）监测药物及其他干预性治疗措施的疗效或对肺的影响。

（2）监测胸部手术后肺功能变化。

（3）监测心、肺疾病康复治疗效果。

（4）公共卫生流行病学调查。

（5）运动、高原、航天及潜水等医学研究。

（二）常规禁忌证

1. 绝对禁忌证

（1）近3个月发生急性心肌梗死、脑卒中、休克者。

（2）近4周发生严重心功能不全、严重心律失常、不稳定型心绞痛者。

（3）近4周发生大咯血者。

（4）癫痫发作需要药物治疗者。

（5）未控制的高血压患者。

（6）主动脉瘤患者。

（7）严重甲状腺功能亢进患者。

（8）近期行眼、耳、颅脑手术。

2. 相对禁忌证

（1）心率 > 120 次 / 分。

（2）气胸、巨大肺大疱且不准备手术治疗者。

（3）孕妇。

（4）鼓膜穿孔患者（须先堵塞患侧耳道后测定）。

（5）气胸或脓胸闭式引流术后患者（必要时可夹闭引流管后

测定，禁做最大自主通气量检查）。

（6）近4周呼吸道感染患者。

（7）严重免疫力低下者。

（8）呼吸道传染性疾病（如肺结核、流感等）患者。

（9）压力性尿失禁患者。

（10）痴呆/智障或意识障碍患者。

（11）严重呼吸困难、剧烈咳嗽等不能配合检查者。

（12）其他：不能正确含接咬口、气管切开无法封管、需要持续氧疗/机械通气治疗等。

（三）常用项目及指标

1.肺容量检查

（1）潮气容积（tidal volume，VT） 平静呼吸时每次吸入或呼出的气体容积。

（2）补呼气容积（expiratory reserve volume，ERV） 平静呼气末再尽最大力量呼气所呼出的气体容积。

（3）补吸气容积（inspiratory reserve volume，IRV） 平静吸气末再尽最大力量吸气所吸入的气体容积。

（4）残气容积（residual volume，RV） 最大呼气末肺内剩余的气体容积。临床上常用残气容积占肺总量百分比（简称残总比）作为判断指标。

（5）深吸气量（inspiratory capacity，IC） 平静呼气末尽最大力量吸气所吸入的气量，即 VT+IRV。

（6）肺活量（vital capacity，VC） 尽力吸气后缓慢、完全呼出的最大气量，即 IC+ERV，或 VT+IRV+ERV。

（7）**功能残气量**（functional residual capacity，FRC）　平静呼气末肺内所含气量，即 ERV+RV。

（8）**肺总量**（total lung capacity，TLC）　最大限度吸气后肺内所含气量，即 VC+RV。

2. 肺通气功能检查

（1）**用力肺活量**（forced vital capacity，FVC）　最大吸气至 TLC 位后，以最大力量、最快速度所能呼出的全部气量。反映限制性通气功能障碍或肺气体陷闭。用力呼气时单位时间内所呼出的气量又称为时间肺活量，由此可获得容积（volume，V）- 时间（time，T）曲线（V-T 曲线）和流量（flow，F）- 容积曲线（F-V 曲线）。V-T 曲线反映呼气时间与肺容积变化的关系，F-V 曲线反映呼吸气体流量随肺容积变化的关系。

（2）**第一秒用力呼气容积**（forced expiratory volume in first second，FEV_1）　最大吸气至 TLC 位后，用力快速呼气，第 1 秒内呼出的气量。反映肺通气功能受损程度。

（3）**一秒率**（FEV_1/FVC）　是 FEV_1 与 FVC 的比值，也可用百分数（%）表示，是判断阻塞性通气功能障碍的最常用指标。发生气流阻塞时，若给予充足的呼气时间，患者仍可充分呼出肺内气体，故 FVC 可基本正常或仅轻度下降；但由于呼气速度减慢，FEV_1/FVC 出现下降，且随着阻塞程度加重，FEV_1/FVC 将进一步下降；当严重气流阻塞时，由于患者难以完成充分呼气，FVC 明显下降，则 FEV_1/FVC 反而有所升高。因此 FEV_1/FVC 可反映气流阻塞的存在，但不能准确反映阻塞的程度。

（4）最大呼气中期流量（maximal mid-expiratory flow，MMEF）用力呼出气量为 25%～75% 肺活量间的平均呼气流量，亦称用力呼气中段流量（forced expiratory flow during middle half of FVC，$FEF_{25\%\sim75\%}$），反映小气道的阻塞。

（5）用力呼出 X% 肺活量时的瞬间呼气流量（forced expiration flow when X% of FVC，$FEF_{x\%}$）　根据呼出肺活量的百分率不同，可衍生出 $FEF_{25\%}$、$FEF_{50\%}$、$FEF_{75\%}$，分别表示用力呼出 25%、50%、75% 肺活量时的瞬间呼气流量，亦称为 $MEF_{75\%}$、$MEF_{50\%}$、$MEF_{25\%}$。

（6）呼气峰值流量（peak expiratory flow，PEF）　FVC 测定过程中的最快呼气流量，是反映气道通畅性及呼吸肌力量的重要指标。一日内不同时点的 PEF 值可有差异，其变化程度称为日变异率或昼夜变异率，常用于支气管哮喘的诊断及病情监测。

（7）最大自主通气量（maximal voluntary ventilation，MVV）在 1 分钟内以尽可能快的速度和尽可能深的幅度重复最大自主努力呼吸所得到的通气量（通常测定 12 或 15 秒的最大通气量后换算获得）。MVV 是综合评价肺通气功能及通气储备能力的指标，与呼吸肌力量、胸廓弹性、肺组织弹性和气道阻力均相关，对于间质性肺疾病、气道阻塞性疾病及手术风险的评估等均有重要意义。

3. 肺弥散功能检查

（1）肺一氧化碳弥散量（diffusion capacity for carbon monoxide of lung，D_LCO）　是单位时间（1 分钟）及单位压力差（1 mmHg）条件下从肺泡转移至肺泡毛细血管内并与血红蛋白结合的一氧化碳（carbon monoxide, CO）气体量，是反映弥散功能的主要指标。

（2）肺泡容积（alveolar volume，V_A） 吸入气中能达到肺泡并进行气体交换的容积，正常受试者 V_A 近似等于 TLC 减无效腔气量。

（3）比弥散量（D_LCO/V_A） 也称单位肺泡容积弥散量，是 D_LCO 与 V_A 的比值。由于弥散量受 V_A 的影响，因此应用 D_LCO/V_A 评价可消除因通气减少导致的弥散量降低。

4. 气道阻力检查

（1）气道阻力（airway resistance，Raw） 是气道（包括口腔、鼻咽、喉、中心气道和外周气道）内的气流驱动压与实际气流流量之比。

（2）气道传导率（airway conductance，Gaw） 是 Raw 的倒数，即 1/Raw。

（3）比气道阻力（specific airway resistance，sRaw） 是 Raw 与胸腔气体容积（thoracic gas volume，TGV）的乘积，即 Raw×TGV=TGV/Gaw。

（4）比气道传导率（specific airway conductance，sGaw） 是 sRaw 的倒数，或 Gaw 与 TGV 的比值，即 1/sRaw=Gaw/TGV。

5. 脉冲振荡（impulse oscillometry，IOS）技术检查 是一种无创、非用力依赖的测量气道阻力等呼吸系统力学特性的方法。IOS 法测量气道阻力的过程中受检者仅需平静呼吸，无须用力或浅快等呼吸动作，且仪器构造简单，无须体积庞大的体描箱，因此适用人群广泛，能提供丰富的呼吸生理指标（如黏性阻力、弹性阻力和惯性阻力），有助于更深入掌握呼吸疾病的功能变化。

（1）**呼吸系统阻抗**（respiratory system impedance，Z_{rs}） 由阻力和电抗两部分的矢量和构成。低频呼吸阻抗反映呼吸系统整体（气道、肺及胸廓）的力学特性；高频呼吸阻抗反映中心气道的力学特性。临床上将振荡频率（oscillation frequency，f）为 5 Hz 下的呼吸阻抗（Z_5）称为总呼吸阻抗。

（2）**呼吸系统阻力**（respiratory system resistance，R_{rs}） 反映呼吸力学系统中黏性阻力。正常情况下肺和胸廓产生的黏性阻力较小，可忽略不计，则 R_{rs} 近似于气道阻力。5 Hz 下的呼吸阻力（R_5）称为总气道阻力；20 Hz 下的呼吸阻力（R_{20}）反映中心气道阻力；5 Hz 与 20 Hz 下阻力的差值（R_5-R_{20}）为 R_{rs} 在振荡频率逐渐增高时的变化，即阻力的频率依赖性，反映外周气道阻力。

（3）**呼吸系统电抗**（respiratory system reactance，X_{rs}） 反映呼吸力学系统中的弹性阻力（elastance，E_{rs}）和惯性阻力（inertance，I_{rs}）。5 Hz 下的电抗（X_5）反映总弹性阻力，因以肺和胸廓的弹性阻力为主，故常称为外周弹性阻力，一般为负值；I_{rs} 包括气道部分和胸肺部分的惯性阻力，以中心气道为主，在高频下较为显著。

（4）**共振频率**（resonance frequency，f_{res}） 当 E_{rs} 和 I_{rs} 大小相等、相互抵消时，即 X_{rs} 为零时的频率。气道阻塞性病变和间质性肺疾病均可引起 X_5 的下降而导致 f_{res} 增加。f_{res} 为 IOS 检查诊断慢性阻塞性肺疾病的最佳指标。

（5）**电抗面积**（reactance area，AX） 从 5 Hz 到共振频率之间的 $X_{rs}-f$ 曲线与水平 0 轴所围成的面积，是低频电抗的整合。与肺量计指标比较，AX 对识别和预测未控制支气管哮喘更为敏感。

IOS 检查中获得的图形可使测量结果更为直观和易于理解。潮气呼吸容积阻抗图用于检查过程的质量控制，如发现呼吸不均匀、吞咽、咳嗽、漏气等。频谱分析图反映呼吸阻抗随振荡频率的变化，即频率依赖性，正常成人 R_{rs}-f 曲线较为平坦，X_{rs}-f 曲线随频率增加由负值逐渐转为正值。阻抗容积图反映呼吸周期中阻抗随容积的变化，正常呈现为扁平横条。结构参数图显示将呼吸系统的黏性阻力、惯性阻力和顺应性等效于物理电力学模型的电阻、电感和电容而计算出的多个呼吸力学参数，但其等效假设仍待证实。

IOS 检查临床用于评估气道通畅性、气道反应性及小气道功能，尤其适用于主观上或因病情因素等无法配合肺量计检查者。由于此两种检查的测量原理不同，结果可能不完全一致，在结果解读时需考虑到技术特性所产生的影响。

6. 支气管舒张试验

（1）**适应证**　①合并气道阻塞的疾病，如支气管哮喘、慢性阻塞性肺疾病、过敏性肺泡炎、闭塞性细支气管炎、弥漫性泛细支气管炎等。②有气道阻塞征象，需排除非可逆性气道阻塞，如上气道阻塞。

（2）**禁忌证**　①对已知支气管舒张药物过敏者，禁用该类药物。②有严重心功能不全者慎用 β_2 受体激动剂，有青光眼、前列腺肥大者慎用胆碱能受体拮抗剂。其他参见肺功能检查常规禁忌证。

（3）**常用药物及给药方式**　常用药物包括肾上腺素能 β_2 受

体激动剂、胆碱能受体拮抗剂、茶碱、糖皮质激素等。给药方式分为吸入式和非吸入式两种。吸入给药包括 pMDI 吸入、pMDI+储雾罐吸入、DPI 吸入、雾化吸入等方式；非吸入给药包括口服或皮肤吸收、皮下注射、静脉注射等方式。硫酸沙丁胺醇 400 μg 吸入为临床最常用的药物及给药方式。

（4）检查方法　先测定基础肺功能，然后应用支气管舒张药物，再复查用药后肺功能。复查间隔时间依据药物性质、给药途径及生理反应特点而定。

（5）结果判定　常用评价指标为 FEV_1 改善率及改善量，根据应用支气管舒张药物前后两次检测的 FEV_1 绝对值进行计算。计算公式如下：

FEV_1 改善率 =（用药后 FEV_1 - 用药前 FEV_1）/ 用药前 FEV_1 × 100%

FEV_1 改善量 = 用药后 FEV_1 - 用药前 FEV_1

FEV_1 改善率 > 12% 且改善量 > 200 mL，判定为支气管舒张试验阳性；达不到上述标准则为阴性。

FVC 可以作为慢性阻塞性肺疾病患者舒张试验的判断指标，判断标准同 FEV_1。其他可选择的评价指标还包括 PEF、MMEF、sGaw、Z_{rs}、f_{res}、R_5、X_5 等。但因不同研究结果存在差异，其判断阈值尚待统一。

（6）临床意义　判断气道阻塞的可逆性程度及药物疗效。

7. 支气管激发试验

（1）适应证　①临床疑诊为支气管哮喘；②慢性咳嗽、反复发作性胸闷、呼吸困难的病因排查；③支气管哮喘治疗效果评估；④变应性鼻炎患者评估支气管哮喘风险。

（2）**禁忌证**　绝对禁忌证：①致死性哮喘发作史，或3个月内因支气管哮喘发作需机械通气治疗；②对激发药物有明确超敏反应；③基础肺通气功能严重损害（FEV_1占预计值百分比 < 60%，或成人FEV_1 < 1.0 L）；④不能解释的荨麻疹。其他参见肺功能检查常规绝对禁忌证。相对禁忌证：①基础肺通气功能中度损害（60% ≤ FEV_1占预计值百分比 < 70%）；②肺通气检查已诱发气道痉挛发生（FEV_1较基础值下降 ≥ 20%）；③基础肺功能检查配合不佳，不符合质量控制要求；④支气管哮喘急性发作期；⑤哺乳期妇女；⑥正在使用胆碱酶抑制剂者不宜行乙酰甲胆碱激发试验，正在使用抗组织胺药物者不宜行组织胺激发试验。其他参见肺功能检查常规相对禁忌证。

（3）**常用药物**　乙酰甲胆碱、二磷酸组织胺（简称组织胺）。

（4）**检查方法**　传统方法：①首先测定基础肺功能，常用指标包括FEV_1、PEF、sGaw等，以FEV_1最为常用。②吸入生理盐水，重复检测肺功能。让受试者了解吸入激发剂的过程，熟悉吸入方法，减轻心理负担；并观察生理盐水是否对肺功能有影响，作为其后吸入激发剂的对照。③吸入激发剂，从低浓度（剂量）开始，吸入后重复检测肺功能，直至FEV_1较基础值下降 ≥ 20%，或出现明显不适及临床症状，或达到最高浓度（剂量）为止。④吸入支气管舒张剂，肺功能指标恢复后终止试验。其他方法：连续潮气吸入递增浓度的激发剂，同时采用强迫震荡技术连续检测呼吸阻抗。

（5）结果判定

①定性判断：在检测过程中，若FEV_1或PEF较基础值下降$\geq$ 20%，或sGaw下降$\geq$ 35%，可判定为支气管激发试验阳性。如吸入最高浓度激发剂后上述指标均未达到阳性标准，判定为支气管激发试验阴性。FEV_1下降15%～20%且无气促喘息发作，判定为可疑阳性，需预约复查。

②定量判断：根据累积激发剂量（provocative dose，PD）或 激 发 浓 度（provocative concentration，PC） 进 行 判 断。PD_{20}-FEV_1是使FEV_1较基线下降20%时累积吸入激发剂的剂量，PC_{20}-FEV_1是使FEV_1较基线下降20%的激发浓度。根据PD_{20}-FEV_1或PC_{20}-FEV_1可对气道反应性增高的严重程度进行分级。如根据PC_{20}-FEV_1（乙酰甲胆碱）分为4级：< 1.0 g/L为中度/重度；1.0～4.0 g/L为轻度；4.0～16.0 g/L为可疑/极轻度；> 16.0 g/L为正常。

（6）临床意义 用于支气管哮喘的诊断、鉴别诊断、病情判断、疗效分析，气道疾病发病机制研究。

8. 呼出气一氧化氮检测 呼出气中的一氧化氮（nitric oxide，NO）水平与气道炎症和气道高反应性密切相关，呼出气NO检测是近年发展起来的一项气道炎症无创检测技术，具有定量、非侵袭性、简单易用和安全的优点，并有较高的特异性和敏感性。

（1）检测指标及临床意义 口呼气NO（fractional concentration of exhaled nitric oxide，FeNO）反映气管、支气管为主的大气道炎症；肺泡NO（concentration of alveolar nitric oxide，CaNO）反映肺

泡或腺泡区的小气道炎症；鼻呼气 NO（fractional concentration of nasally exhaled nitric oxide，FnNO）反映鼻腔及鼻窦为主的上气道炎症。

（2）**正常参考值** 影响 FeNO 测定结果的因素较多，不同研究的敏感度和特异度差别较大。目前临床常用的 FeNO 正常参考值：儿童及成人分别为 5 ～ 20 ppb 和 5 ～ 25 ppb。CaNO 和 FnNO 的正常参考值研究较少，临床实用性仍有待验证。

（3）**临床意义** ①用于支气管哮喘的诊断、炎症分型、判断吸入性糖皮质激素治疗的反应性及依从性、预测支气管哮喘急性发作、评估控制水平、指导治疗方案调整等。②用于慢性咳嗽的病因诊断和治疗指导，上气道疾病的诊断和评估，在慢性阻塞性肺疾病、变应性支气管肺曲霉病、嗜酸性粒细胞性肉芽肿性多血管炎、嗜酸性粒细胞性肺炎等多种疾病的诊治中具有应用价值。

（4）**影响因素**

①使 FeNO 升高因素：进食富含硝酸盐食物（如菠菜、莴苣、西蓝花、萝卜、腌制或烧烤食品等）、应用 L- 精氨酸、吸入支气管舒张剂、呼吸道感染等。

②使 FeNO 降低因素：主动 / 被动吸烟，饮酒 / 咖啡，进食果糖及脂类食物，应用糖皮质激素、白三烯受体拮抗剂、一氧化氮合酶抑制剂及奥马珠单抗等药物，肺量计检查，支气管激发试验，诱导痰检测，剧烈运动等。

（四）结果解读

肺功能检查结果受仪器设备、操作者指导技巧及受试者配合程度等因素的影响。因此在检查前需要进行环境定标、仪器校准；检查过程中，操作者需遵守标准规程进行，并实时观察测试图形，判断是否符合质量控制标准。临床医生在解读肺功能数据前，也应首先评价检查质量。

肺功能检查的结果是否正常，需与相同条件（如年龄、身高、体重、性别、种族等）正常人的预计值进行比较，超出95%可信限范围或正常阈值范围者判为异常。同时，相关指标的关系图（如 V-T 曲线、F-V 曲线）还能提供更为直观的信息。

临床常见的肺功能异常类型包括：

1. 通气功能异常

（1）**阻塞性通气功能障碍**　是指由于气流受限引起的通气障碍，主要表现为 FEV_1 及 FEV_1/FVC 的显著下降，MVV、MMEF 等也有显著下降，但 FVC 可正常或仅轻度下降。F-V 曲线表现为呼气相降支向容积轴凹陷，常见于气道阻塞性疾病。

（2）**限制性通气功能障碍**　是指肺容量减少、胸肺扩张受限引起的通气功能障碍，主要表现为 FVC 明显下降，TLC 下降，VC、RV 减少，RV/TLC 可正常、增加或减少。F-V 曲线表现为肺容积减少，呼气相降支斜率与正常人相同或更陡。常见于胸廓、胸膜病变、肺间质病变等。

（3）**混合性通气功能障碍**　兼有阻塞性及限制性两种因素，主要表现为 TLC、VC 及 FEV_1/FVC 的下降，FEV_1 降低更明显。F-V 曲线表现为肺容积减少及呼气相降支向容积轴凹陷。

（4）**小气道功能障碍**　是阻塞性通气功能障碍的特殊类型，提示气道功能可能发生了早期损害。FVC、FEV_1/FVC、FEV_1

均正常，仅 MMEF、$FEF_{50\%}$、$FEF_{75\%}$ 下降。

2. 弥散功能异常 弥散功能反映肺气体交换能力，凡能影响肺泡毛细血管膜面积与弥散能力、肺泡毛细血管床容积及 CO 与血红蛋白反应的因素，均能影响 D_LCO。弥散功能下降多为病理性改变，与肺泡膜增厚或面积减少导致通气与毛细血管血流不均有关。经肺容量校正后的弥散量（如 D_LCO/V_A）有助于判断弥散量减少是由于有效弥散面积减少或弥散距离增加所致。

3. 其他项目异常 气道反应性检查（舒张试验、激发试验）及呼出气一氧化氮检测的结果判读及临床意义参见相关项目。

（张立春　耿进朝　吴蔚）

第五章　肺系常见病证临床诊治

一、感冒

感冒是感受外邪，邪犯卫表而导致的常见外感疾病，以鼻塞、流涕、喷嚏、头痛、恶寒、发热、周身不适、脉浮等为主要表现。中医又称之为伤风、冒风、冒寒、重伤风等。本病多属西医的急性上呼吸道感染范畴。

【典型病案】

王某，男性，35岁，于2021年11月19日门诊就诊。

主诉：鼻塞流涕、咽痛2天。

现病史：患者2天前过食辛辣刺激食物后自觉咽干咽痒，随后出现鼻塞流涕，喷嚏，咽痛，干咳无痰，头痛，无恶寒发热，无身痛，饮食睡眠正常，二便调。

既往史：体健。否认药物及食物过敏史。

个人史：无特殊。

家族史：否认家族遗传性疾病史。

查体：体温36.9℃，舌质淡红，苔薄白少津，脉浮。咽部轻度充血，双侧扁桃体无肿大，两肺呼吸音清，未闻及干湿啰音。

理化检查：

血常规：WBC5.30×10^9/L，RBC5.01×10^{12}/L，HGB142.00g/L，

PLT 251.00×10⁹/L，LYM% 41.40%，MONO% 5.10%，NEUT% 52.60%。

C 反应蛋白：1.40 mg/L。

鼻咽拭子病毒检测：呼吸道合胞病毒、腺病毒、新型冠状病毒、流感病毒抗原均阴性。

初步诊断：

中医诊断：感冒（风燥证）

西医诊断：急性上呼吸道感染

普通感冒

中医治疗：

治法：疏风宣肺，润燥生津。

方药：桑杏汤加减。

桑叶 12 g，炒杏仁 9 g，北沙参 10 g，浙贝母 10 g，栀子 6 g，紫苏叶 10 g，荆芥 10 g，白芷 10 g，辛夷（包煎）9 g，桔梗 10 g，炒牛蒡子 6 g，百合 10 g，蜜枇杷叶 10 g，甘草 6 g。5 剂，水煎服，每日 1 剂，水煎 400 mL，分 2 次早晚餐后温服。

西医治疗：无。

疗效转归：口服中药治疗 5 日，患者痊愈。

【中医诊治思路】

（一）诊断与鉴别诊断

1. 疾病诊断

（1）病史 感冒四季皆可发病，冬、春季节为多，临床急性起病；病程一般 3～7 天。

（2）临床表现 鼻塞、流涕、喷嚏、咽痒、咽痛，可伴有恶寒、发热、周身酸痛；以卫表及鼻咽症状为主。

本例患者病史及临床表现典型，符合感冒诊断。

2. 鉴别诊断

（1）时行感冒 普通感冒全身症状较轻、传变少，无明显流行特点。时行感冒全身症状重，易传变入里，传染性强，有明显流行特点。《诸病源候论·时气病诸候》载："夫时气病者，此皆因岁时不和，温凉失节，人感乖戾之气而生，病者多相染易。"

本例患者无流行性及传染性特点，全身症状较轻，无明显传变，故可与时行感冒相鉴别。

（2）风温 风温初起与风热感冒临床表现相似，但风温病势急骤，发热甚至高热，汗后热势暂降，但脉数不静，旋即身热再起，多伴咳嗽、咳痰、胸痛，甚则出现精神萎靡、神志改变等传变入里证候。而感冒多无发热或热势不高，汗后热退，脉静身凉，病情轻、病程短、少传变，预后良好。

本例患者病程短，病情轻，无发热，无传变，故可与风温相鉴别。

（二）辨证分析

1. 本病辨证要素

（1）致病因素 感冒病因为外感六淫，其中以风邪为主。因风为六淫之首，流动于四时之中，故外感之病常以风为先导，在不同季节兼夹当令之气相合伤人。但感邪后发病与否还与自身正气强弱有关，正如《灵枢·百病始生》所说："风雨寒热不得虚，邪不能独伤人。"

（2）**发病特点** 急性起病，病程短，多不超过1周。

（3）**发病诱因** 季节变换、受凉、劳累等。

（4）**辨证要点** 风寒感冒以恶寒重、发热轻、鼻流清涕为特征；风热感冒以发热重、恶寒轻、鼻流黄涕、口渴、咽喉肿痛为特征。其中口渴、咽喉肿痛与否为鉴别风寒、风热的主要依据。感冒发于梅雨季节多夹湿，伴见头重如裹、身热不扬；发于炎夏多夹暑，常见身热有汗、心烦口渴；发于秋季多夹燥，可见咽干口干、干咳少痰；体虚外感常病程缠绵、反复易感。

2. 本案辨证分析 本例患者急性起病，以鼻塞、流涕、咽痛为主症，辨病属"感冒"范畴。患者起病于深秋之时，燥邪当令，复因过食辛辣刺激之品伤津，风燥之邪从口鼻而入，邪犯肺卫，清窍失和，以致鼻塞流涕、喷嚏、咽痛、头痛；肺失宣降，故见咳嗽；燥邪伤津，故咽干、无痰、舌苔少津，脉浮为表证之象。四诊合参，本例病位在肺卫，病性属实，辨证为风燥证。

（三）临床常见中医证型及分型论治

感冒属外感疾病，其致病因素以风邪为主，感邪后发病与否还与自身正气强弱有关。风夹寒、暑、湿、燥、热六淫之邪外袭和正气不足是引起感冒的重要因素。《素问·太阴阳明论》云"伤于风者，上先受之"，本病病位在上焦肺卫，病机为外邪犯肺（卫）、肺失宣肃、卫表失和。在不同季节，风邪常夹四时不正之气入侵，以风寒、风热、风燥、暑湿为多见。而感冒是否发病取决于正气与邪气两方面的因素，一是正气能否御邪，"邪之所凑，其气必虚"；二是邪气能否战胜正气，即感邪的轻重。正气不足，卫外不固，容易受邪而发病。正气不足之所偏导致易感受外邪之异，如气虚者多易感受风寒，阴虚者多易感受风热。体质因素在感冒的发病中亦起着重要作用，如素体痰湿内盛者易受风寒、风湿，阴虚内热者则易受风热、风燥等。

治感冒以辨证治疗为主，感冒病位在肺卫，遵循《素问·阴阳应象大论》"其在皮者，汗而发之"之意，解表达邪为基本治则。辨证属于实证感冒者，根据风寒、风热、风燥、暑湿等外邪之不同而分别以疏风散寒、疏风清热、疏风润燥、清暑祛湿解表等治法。体虚感冒者，则应扶正与解表并施，注意固护正气，以防外邪入里导致变证。

1. 实证感冒

（1）风寒证

主要证候：恶寒，头痛，鼻塞声重或鼻痒，喷嚏，流涕清稀，咽痒，肢体酸痛，咳嗽，舌苔薄白，脉浮紧。

治法：辛温解表，宣肺散寒。

方药：桂枝汤合荆防败毒散加减。

（2）风热证

主要证候：发热，微恶风寒，咽干咽痛，口渴，或咳嗽少痰，或痰出不爽，舌苔薄黄，脉浮或浮数。

治法：辛凉解表，清热宣肺。

方药：银翘散合桑菊饮加减。

（3）风燥证

主要证候：发热，恶风，唇鼻干燥，咽干，甚则咽痛，口干，干咳，舌尖红，舌干少津，苔薄白或薄黄，脉浮或浮数。

治法：疏风宣肺，润燥生津。

方药：桑杏汤加减。

（4）暑湿证

主要证候：身热，微恶风，肢体酸重或疼痛，头昏重胀痛，咳嗽痰黏，鼻流浊涕，心烦胸闷，口中黏腻，或渴不多饮，舌苔薄黄而腻，脉濡或滑或濡数。

治法：清暑祛湿，宣肺解表。

方药：新加香薷饮或藿香正气散加减。

2. 体虚感冒

（1）气虚证

主要证候：鼻塞，流涕，发热，恶风寒，气短，乏力，神疲，自汗，动则加重，平素畏风寒、易感冒，舌质淡，脉缓或沉细或细弱。

治法：益气解表，调和营卫。

方药：参苏饮加减。

（2）气阴两虚证

主要证候：鼻塞，流涕，发热，恶风寒，气短，乏力，神疲，自汗，盗汗，手足心热，口干，口渴，平素畏风寒、易感冒，脉沉细或细数。

治法：益气滋阴解表。

方药：生脉散合加减葳蕤汤加减。

（四）常用中成药

治疗感冒的上市中成药品种较多且多属非处方药，易于获取，常见剂型包括颗粒冲剂、片剂、丸剂、胶囊、口服液等。风寒型感冒多选用宣肺散寒、辛温解表的药物，如感冒清热颗粒、感冒软胶囊、九味羌活丸、桂枝颗粒等。风热型感冒多选用宣肺清热、辛凉解表的药物，如银翘解毒丸、疏风解毒胶囊、桑菊感冒片、金花清感颗粒、连花清瘟胶囊等。暑湿型感冒则选用和中解表、芳香化浊的药物，如藿香正气胶囊、六合定中丸等。由于中医辨证需根据患者临床表现和个体情况进行分析，且每种中成药的处方成分复杂，故有慢性基础疾病、严重肝/肾功能不全、孕妇、老年人及其他特殊人群建议认真查阅说明书或咨询医师后使用。

【西医诊治思路】

（一）诊断与鉴别诊断

1. 本例诊断依据

（1）**病史** 青年男性，急性起病。

（2）**症状** 以鼻塞、流涕、喷嚏、咽痛等鼻咽部症状为主，无明显全身症状。

（3）**体征** 咽部轻度充血，两肺呼吸音清，未闻及干湿啰音。

（4）**理化检查** 血常规：LYM% 41.40%，WBC、CRP 正常。

2. 疾病诊断
急性上呼吸道感染并不是一个疾病，而是包括鼻腔、咽或喉部急性炎症的一组疾病的总称，包括：普通感冒、病毒性咽炎、喉炎、疱疹性咽峡炎、咽结膜热、细菌性咽－扁桃体炎等。普通感冒是其中最常见的类型。

（1）**危险因素**　各种导致全身或呼吸道局部防御功能降低的因素均可诱发，如气候突变、受凉、淋雨、营养不良、应激、过度疲劳等。

（2）**临床症状**　普通感冒常在季节交替和冬、春季节发病，起病较急，早期症状主要以鼻部卡他症状为主，如喷嚏、流清水样鼻涕、鼻塞等，也可有咽部不适、咽干、咽痒或烧灼感、咳嗽等症状。2～3天后鼻涕变稠，可伴咽痛、声音嘶哑、流泪、味觉减退、呼吸不畅等症状。一般无发热及全身症状，或仅有低热。严重者除发热外，可有乏力、畏寒、周身酸痛、头痛或食欲不振等全身症状。无并发症的普通感冒一般5～7天后可痊愈，伴有并发症可致病程延长。

（3）**体征**　可见鼻腔黏膜充血、水肿、有分泌物，咽部轻度充血，肺部多无异常体征。伴有基础疾病或出现并发症者可见相应体征。

（4）**理化检查**　外周血白细胞计数不高或偏低，伴淋巴细胞比例升高；重症患者可有白细胞计数和淋巴细胞计数下降。临床上普通感冒一般无须病毒学检查。

（5）**常见并发症**　普通感冒最主要的并发症为肺炎，少数患者可并发风湿热、肾小球肾炎和病毒性心肌炎等。有基础疾病的患者可能诱发急性加重，如慢性阻塞性肺疾病、支气管哮喘、支气管扩张、心功能不全等。

本例患者急性病程，临床症状、体征、理化检查均符合普通感冒，未见并发症表现。

3. 鉴别诊断 普通感冒需与初期表现为感冒样症状的其他疾病相鉴别。

（1）**流行性感冒** 为流感病毒所致的急性呼吸道传染性疾病，传染性强，可导致较大范围的流行。临床起病急，全身症状重，畏寒、高热、全身酸痛、眼结膜炎症明显，部分患者伴有恶心、呕吐、腹泻等消化道症状，鼻咽部症状较轻。必要时可通过病毒分离或血清学检查明确诊断。

本例患者发病无流行性与传染性，鼻咽部症状明显，无明显全身症状，故可鉴别。

（2）**过敏性鼻炎** 多突然发作，鼻痒、喷嚏频繁、鼻涕呈清水样；多由过敏因素（如螨虫、灰尘、动物皮毛、花粉等）刺激引起，脱离过敏原后症状可缓解；病程较长，可反复发作。查体可见鼻黏膜苍白、水肿；鼻分泌物涂片可见嗜酸性粒细胞增多；过敏原检测可有阳性发现。

本例患者急性病程，无过敏因素接触史，临床表现与过敏性鼻炎不符，可鉴别。

（3）**急性传染病** 某些急性传染病（如麻疹、流行性出血热、流行性脑脊髓膜炎、伤寒、斑疹伤寒等）在发病初期常有上呼吸道症状，处于这些疾病的流行季节或流行区域时应考虑该病可能性，密切观察有无皮疹等特异性症状体征，并进行必要的理化检查以资鉴别。

（4）**急性气管－支气管炎** 主要表现为咳嗽咳痰，鼻部症状较轻，胸部 X 线片常可见肺纹理增强。

本例患者临床表现与急性传染病、急性气管－支气管炎均不符，可以鉴别。

（二）普通感冒诊疗要点

1. 诊治概述 普通感冒根据患者的发病诱因、鼻咽部症状体征，结合血常规检查结果即可做出临床诊断，一般无须进行病原学诊断。鼻病毒是普通感冒最常见的病原，其他还包括冠状病毒、副流感病毒、呼吸道合胞病毒、埃可病毒、柯萨奇病毒等。因流行病学研究等需要，也可采用反转录聚合酶链反应（reverse transcription polymerase chain reaction，RT-PCR）检测病毒核酸、免疫荧光法检测病毒抗原、酶联免疫法检测病毒抗体水平以及从呼吸道分泌物标本中分离病毒等检测手段。

治疗方面，普通感冒多具有自限性，临床以一般治疗和对症治疗为主。但由于其发病率高，影响人群面广，且缺少针对性抗病毒药物，所以普通感冒并不"普通"。据国内外资料，普通感冒也可造成严重的社会和经济负担。

2. 治疗原则与常用药物 目前尚无理想的抗病毒药物，对于普通感冒以对症治疗为主，同时应戒烟、注意休息、多饮水、保持室内空气流通和防治继发性细菌感染。临床常用的药物种类包括：

（1）**减充血剂** 有助于缓解鼻塞、流涕、喷嚏等症状，伪麻黄碱是最常用的减充血剂。

（2）**抗组胺药** 有助于消除或减轻喷嚏、流涕等症状，被推荐为普通感冒的首选药物，常用第一代抗组胺药马来酸氯苯那敏。

（3）**镇咳药** 包括中枢性镇咳药（分为依赖性镇咳药和非依赖性镇咳药，其中非依赖性镇咳药临床应用最广泛）和周围性镇咳药，常用药物有右美沙芬、喷托维林等。

（4）**祛痰药** 祛痰治疗可提高咳嗽对气道分泌物的清除率，常用祛痰药包括愈创甘油醚、氨溴索、溴己新、乙酰半胱氨酸、羧甲司坦等。

（5）**解热镇痛药** 主要针对发热、头痛、全身酸痛等症状，常用药物有对乙酰氨基酚、布洛芬。应注意对乙酰氨基酚超量使用可能造成肝损伤。

普通感冒多由病毒感染引起，抗菌药物不能杀灭病毒，且对预防细菌感染无效，故不建议应用抗菌药物治疗普通感冒；仅在合并细菌感染时才需应用抗菌药物治疗。同时，不建议将抗流感病毒药物（如奥司他韦等）应用于普通感冒的治疗。

3. 特殊人群用药注意

（1）**老年患者** 因体质虚弱、多伴有基础疾病、防御能力下降、反应能力降低等因素而使本病的临床表现呈现出一定的特点：①发病隐匿，临床症状不典型；②基础疾病（如慢性支气管炎、慢性阻塞性肺疾病等）的症状与感冒症状并见，或因感冒诱发基础疾病发作或加重；③因体质虚弱，感冒反复发作，病程长且恢复缓慢；④易合并细菌感染，并发症多见。因而治疗老年人感冒时应注意：药物选择方面，患有高血压、冠心病等心脑血管疾病的老年患者，可能长期口服阿司匹林作为二级预防用药，故推荐使用对乙酰氨基酚解热镇痛，而不建议应用非甾体抗炎药物（nonsteroidal anti-inflammatory drug，NSAID）；鼻部减充血剂推荐使用伪麻黄碱，不建议应用含麻黄碱成分的感冒药，以避免麻黄碱促进心率加快、血压升高的不良反应。服药时间方面，感冒药不应与降压药、镇静催眠药等同时服用。还应注意，老年人大量汗出后容易发生低血容量、电解质紊乱，在应用解热镇痛药后要监测血压、心率，注意补液、补充电解质。

（2）**儿童患者**　因其器官功能尚未发育完全，特别是 2 岁以下儿童，用药需特别谨慎。目前认为最适合儿童使用的解热镇痛药为对乙酰氨基酚和布洛芬；伪麻黄碱、右美沙芬和马来酸氯苯那敏分别是儿童最常用的口服鼻减充血剂、镇咳药及抗组胺药。药物剂量需根据患儿体重来计算，避免过量使用。

（3）**妊娠患者**　高热会引发致畸、流产、胎儿中枢神经系统发育不全以及先天性心血管疾病等风险，故在物理降温、充足补水并对因治疗的基础上，可选择对乙酰氨基酚退热治疗。止咳化痰药物一般不推荐妊娠妇女使用；避免使用阿司匹林、双氯芬酸、苯海拉明和布洛芬等药物；妊娠 3 个月内禁用愈创甘油醚和右美沙芬。此外，哺乳期应避免使用苯海拉明、马来酸氯苯那敏和金刚烷胺等药物，因其可通过乳汁影响婴幼儿。

（4）**有基础疾病患者**　肝 / 肾功能不全、血小板减少、有出血症状者和（或）有消化性溃疡穿孔病史者应慎用含有对乙酰氨基酚、阿司匹林、布洛芬等成分的感冒药物。未控制的严重高血压或心脏病、同时服用单胺氧化酶抑制剂的患者，禁用含有伪麻黄碱成分的感冒药物。甲状腺功能亢进、糖尿病、缺血性心脏病及前列腺肥大的患者，慎用含有伪麻黄碱成分的感冒药物。青光眼患者不建议使用伪麻黄碱作为局部用药。

总之，临床应根据普通感冒的不同症状，并针对特殊人群的特点，采取个体化的治疗策略。

【预防与调护】

感冒具有一定的季节性，换季时要注意增减衣服，防寒保暖，多饮水；戒烟；保持室内空气新鲜，阳光充足；感冒高发季节少去人员密集的公共场所；劳逸结合，避免过度劳累，加强体育锻炼，提高机体抵抗力；平素容易感冒者，可每天按摩迎香穴。

（高峰）

二、咳嗽

咳嗽是由六淫之邪侵袭肺系，或脏腑功能失调，内伤及肺，肺失宣降，肺气上逆所致，临床以咳嗽、咳吐痰液为主要症状。有声无痰为咳，有痰无声为嗽，一般多为声痰并见，难以截然分开，故以咳嗽并称。《素问·宣明五气》认为"五气所病……肺为咳"，指出咳嗽的主要病位在肺。究其病因，《素问·咳论》提出咳嗽是由于"皮毛先受邪气"所致，又有"五脏六腑皆令人咳，非独肺也"之论，故咳嗽不限于肺，亦不离乎肺。咳嗽既是一种独立性病证，又是多种肺系疾病的常见症状，常见于西医学的急/慢性支气管炎、咳嗽变异性哮喘、支气管扩张症、肺结核、肺癌等疾病。

【典型病案】

郑某，女性，61 岁，于 2020 年 10 月 9 日门诊就诊。

主诉：咳嗽反复发作 10 余年，复发 1 周。

现病史：患者自 10 余年前开始每于受凉、遇风、接触刺激性气味后出现咳嗽，自服止咳药物症状可缓解，未系统诊治。1 周前接触刺激性气味后再次出现咳嗽，自服复方甘草口服溶液症状无改善，阵发刺激性干咳，遇风咳甚，无昼夜差异，咽痒，偶有喷嚏流涕，无鼻后滴漏，无胸痛胸闷，无喘息及喉间鸣响，无咳血，无反酸烧心，纳可，小便调，大便偏干，2 ～ 3 日一行，夜寐安，无夜间阵发性呼吸困难。

既往史：高血压病病史 6 年，最高血压 180/90 mmHg，长期规律口服硝苯地平控释片 30 mg qd，替米沙坦片 40 mg qd 治疗，血压控制在 120/70 mmHg 左右。磺胺类药物过敏致皮疹，否认其他药物及食物过敏史。

个人史：无特殊。

家族史：否认家族遗传性疾病史。

查体：体温 36℃，脉搏 80 次 / 分，呼吸 18 次 / 分，血压 147/80 mmHg。舌淡红，苔薄白，脉弦。口唇无发绀，咽部轻度充血，双侧扁桃体未见肿大。双肺呼吸音粗，未闻及干湿啰音，心率 80 次 / 分，律齐，各瓣膜听诊区未闻及病理性杂音。

理化检查：

血常规：WBC 5.50×10^9/L，RBC 4.70×10^{12}/L，PLT 267.00×10^9/L，HGB 138.00 g/L，EO% 1.10%，MONO% 6.40%，BASO% 1.30%，

LYM% 40.20%，NEUT% 51.00%。

C 反应蛋白：5.20 mg/L。

降钙素原（PCT）：< 0.020 ng/mL。

过敏原特异性免疫球蛋白 E 检测：血清总 IgE > 200 IU/mL，腰果 2 级，余项阴性。

动脉血气分析（未吸氧）：pH 7.41，$PaCO_2$ 37.1mmHg，PaO_2 83.3mmHg，SaO_2 96.6%，HCO_3^- 22.8mmol/L，$SHCO_3^-$ 23.1mmol/L，ABE-1.4 mmol/L，$P_{(A-a)}O_2$ 24.7mmHg。

肺功能：通气功能正常，残气量正常，弥散功能正常。

支气管激发试验：阴性。

口呼气一氧化氮测定：10 ppb。

诱导痰细胞学分类：巨噬细胞 54%，中性粒细胞 43%，嗜酸性粒细胞 1%，淋巴细胞 2%。

胸部 CT：两上肺小钙化灶，余未见异常。

初步诊断：

中医诊断：咳嗽（风盛挛急证）

西医诊断：变应性咳嗽

中医治疗：

治法：疏风宣肺，解痉止咳。

方药：苏黄止咳汤加减。

蜜炙麻黄 6g，蝉蜕 6g，紫苏叶 9g，紫苏子 10g，前胡 10g，醋五味子 5g，炒牛蒡子 9g，蜜枇杷叶 9g，地龙 9g。5 剂，水煎服，每日 1 剂，水煎 400mL，分 2 次早晚餐后温服。

西医治疗：

治疗原则：抗炎解痉止咳。

处理措施：①吸入用布地奈德混悬液 1mg+ 吸入用硫酸沙丁胺醇溶液 2.5mg 雾化吸入 q12h 抗炎解痉；②复方甲氧那明胶囊 2 粒 po q12h 止咳。

疗效转归：治疗 5 日，患者咳嗽明显改善，诸症均缓解。

【中医诊治思路】

（一）诊断与鉴别诊断

1. 疾病诊断　咳嗽是根据症状诊断的疾病，临床凡以咳嗽、咳痰为主要表现且其他症状轻微者皆可诊断。

本例患者以咳嗽为主症，其他症状轻微，符合咳嗽诊断。

2. 鉴别诊断

（1）**喘证**　喘证可兼见咳嗽，咳嗽亦可为喘证的前驱症状。但喘证以呼吸急促、呼吸困难、气不接续，甚至张口抬肩、鼻翼扇动、不能平卧为主要症状。

本例患者以咳嗽为主症，无呼吸急促困难等症，与喘证不符，故可鉴别。

（2）**肺痈**　肺痈常见咳嗽，但以咳吐大量腥臭脓痰为主要特征，伴发热、胸痛等症，多由感受风热毒邪或痰热内盛，热渐成毒，肉腐成脓所致。

本例患者症见刺激性干咳，无腥臭脓痰，无发热胸痛，与肺痈不符，故可鉴别。

（3）**肺痨**　咳嗽是肺痨的主要症状之一。肺痨由痨虫犯肺引起，是一种具有传染性的慢性虚弱疾患，以咳嗽、咳血、潮热、盗汗、消瘦为主要症状。

本例患者虽见慢性咳嗽，但无咳血、潮热、盗汗等症，与肺痨不符，故可鉴别。

（4）**肺胀** 咳嗽是肺胀的早期症状之一。但肺胀是多种慢性肺系疾病反复发作、迁延不愈所致，临床以胸部膨满、憋闷如塞、咳嗽痰多、喘息气促为主要症状，甚者出现唇甲青紫、颜面肢体浮肿、心悸等症。

本例患者以咳嗽为主症，无胸部膨满、喘息气促、唇甲青紫等症，与肺胀不符，故可鉴别。

（二）辨证分析

1. 本病辨证要素

（1）**辨外感与内伤** 咳嗽一病临床辨证应首辨外感、内伤。外感咳嗽常在外感后突发，起病较急，病程较短，伴有鼻塞、咽痒、头痛、恶寒发热等肺卫表证，其他脏腑兼证少见。内伤咳嗽多呈慢性反复发作过程，病程较长，病变主要在肺，常涉及肝、脾、肾等脏，其他脏腑兼证多见，病机复杂，易虚实并存。

（2）**辨寒热虚实** 恶寒重，咳痰、流涕清稀色白者多属寒；身热著，咳痰、流涕黏稠而黄者多属热。病势急，病程短，咳声洪亮有力者多属实；病势缓，病程长，咳声低弱、气怯乏力者多属虚。

（3）**辨痰**

①痰量：干咳少痰常为燥热、阴虚；咳痰量多常属痰湿、痰热、虚寒。

②痰色、质：痰白质稀薄多属风、属寒；痰黄质稠多属热；痰黏多属阴虚、燥热；痰清稀呈泡沫状常属虚寒；痰中带血常属肺热、阴虚；脓血相间为热毒蕴结、肉腐成脓；咳粉红色泡沫样痰，伴气喘、呼吸困难为心肺阳虚、气不主血。

③痰味：痰有血腥味或腥臭味属痰热；味甜属痰湿；味咸属肾虚。

2. 本案辨证分析 本例患者以咳嗽为主症，迁延日久，反复发作，辨病属"咳嗽－内伤咳嗽"范畴。患者正气不足，卫外不固，每因风邪外袭，肺失宣降，气逆于上，发为咳嗽；清窍不利，故见咽痒、喷嚏流涕；肺气不宣，腑气不降，故见大便数日一行；脉弦为风邪之征。四诊合参，本病病位在肺，病性属本虚标实，目前以邪实为主，辨证属风盛挛急证。

（三）临床常见中医证型及分型论治

咳嗽分为外感、内伤两类，主要病机为邪犯于肺，肺失宣降，肺气上逆。外感咳嗽的病因为外感六淫之邪。风为六淫之首，其他外邪多随风邪侵袭人体，故外感咳嗽常以风为先导，或夹寒，或夹热，或夹燥，可见风寒、风热、风燥等证候，多属邪实。治疗当以祛邪利肺为原则，即祛风寒、散风热、润风燥以复肺气之宣降。内伤咳嗽的病因为饮食、情志内伤等因素致脏腑功能失调，内生病邪，可见风盛、痰湿、痰热、阴亏、肝火相侮、胃气上逆等证及肺虚、脾虚、肾虚之别，常属邪实正虚。治疗当以祛邪扶正为原则，分清邪实与正虚的主次，辨证选用祛风、化痰、清热、滋阴、泻肝、和胃、补肺、健脾、益肾等法。治疗中还要注意，外感咳嗽慎用敛肺止咳之法，以免留邪为患；内伤咳嗽不宜过用宣散之法，以防发散伤正。

1. 外感咳嗽

（1）风寒袭肺

主要证候：咳嗽声重，气急，咽痒，咳痰稀薄色白，常伴鼻塞、流清涕、头痛、肢体酸楚、恶寒发热等表寒证，舌苔薄白，脉浮或浮紧。

治法：疏风散寒，宣肺止咳。

方药：三拗汤合止嗽散加减。

（2）风热犯肺

主要证候：咳嗽气粗，咳痰不爽，痰黄或黏稠，喉燥咽痛，常伴恶风身热、头痛肢楚、鼻流黄涕、口渴等表热证，舌苔薄黄，脉浮数或浮滑。

治法：疏风清热，宣肺止咳。

方药：桑菊饮加减。

（3）风燥伤肺

主要证候：干咳，喉痒，咽喉干痛，唇鼻干燥，无痰或痰少而黏，或痰中带血丝，可伴鼻塞、头痛、身热、微恶寒等表证，舌红质干少津，苔薄白或薄黄，脉浮数或小数。

治法：疏风清肺，润燥止咳。

方药：桑杏汤加减。

另有凉燥伤肺证，乃风寒与燥邪相兼，症见干咳少痰或无痰，咽干鼻燥，兼有恶寒发热、头痛无汗，舌苔薄白而干，脉浮弦。治以疏风散寒、润燥止咳为法，方以杏苏散加减。

2. 内伤咳嗽

（1）风盛挛急

主要证候：咳嗽，干咳无痰或少痰，咽痒作咳，或呛咳阵作，气急，遇外界寒热变化、异味、灰尘等因素突发或加重，呈反复发作，舌淡红，苔薄白，脉弦。

治法：疏风宣肺，解痉止咳。

方药：苏黄止咳汤加减。

（2）邪壅肺窍

主要证候：咳嗽，鼻塞咽堵，鼻腔、咽喉分泌物增加，鼻后、咽喉部黏液附着感或鼻后滴流感。或伴鼻痒、喷嚏、流清涕、目痒等症；或伴黏脓浊涕、头面疼痛、嗅觉障碍等症。舌淡红，舌苔薄白，脉浮；或舌质红，舌苔黄，脉滑。

治法：疏风宣肺，通窍止咳。

方药：苍耳子散合止嗽散加减。

（3）痰湿蕴肺

主要证候：咳嗽反复发作，咳声重浊，痰多，痰黏腻或稠厚成块，色白或带灰色，每于早晨或进食甘甜油腻后咳甚，胸闷憋气，痰出则咳缓、憋闷减轻，体倦，脘痞，腹胀，大便时溏，舌苔白腻，脉濡滑。

治法：燥湿化痰，理气止咳。

方药：二陈汤合三子养亲汤加减。

（4）痰热郁肺

主要证候：咳嗽，气粗息促，或喉中有痰声，痰黄质黏，咳吐不爽，或痰有腥味，或咳吐血痰，胸胁胀满，咳引胸痛，面赤，或有身热，口干喜饮，舌质红，舌苔黄腻，脉滑数。

治法：清热肃肺，化痰止咳。

方药：清金化痰汤加减。

（5）肝火犯肺

主要证候：上气咳逆阵作，咳时面赤，常感痰滞咽喉，量少质黏难出，或痰如絮状，咳引胸胁胀痛，咽干口苦，症状可随情绪波动而增减。舌红或舌边红，舌苔薄黄少津，脉弦数。

治法：清肝泻肺，降火止咳。

方药：黛蛤散合黄芩泻白散加减。

（6）胃气上逆

主要证候：阵发性呛咳，平卧或饱食后症状加重，咳甚时呕吐，嗳腐吞酸，胃中嘈杂或灼痛，舌苔厚腻，脉弦滑。

治法：降气化痰，和胃止咳。

方药：旋覆代赭汤合半夏泻心汤加减。

（7）肺阴亏耗

主要证候：干咳，咳声短促，痰少质黏，或痰中带血丝，声音嘶哑，口干咽燥，可伴午后潮热，手足心热，盗汗，舌质红，少苔少津，脉细数。

治法：滋阴润肺，化痰止咳。

方药：沙参麦冬汤加减。

【西医诊治思路】

（一）诊断与鉴别诊断

1.本例诊断依据

（1）病史　中老年女性，慢性病程，咳嗽反复发作10余年，复发 1 周。

（2）症状 阵发刺激性干咳，伴咽痒，偶喷嚏流涕。

（3）体征 双肺呼吸音粗，未闻及干湿啰音。

（4）理化检查 过敏原特异性免疫球蛋白 E 检测：血清总 IgE > 200 IU/mL。

2. 疾病诊断 变应性咳嗽（atopic cough，AC）是慢性咳嗽的常见病因之一。

（1）临床表现 刺激性干咳，多为阵发性，日间或夜间均可咳嗽，油烟、灰尘、冷空气、讲话等容易诱发咳嗽，常伴有咽喉发痒。

（2）理化检查 肺功能检查通气功能正常，无气道高反应性，诱导痰细胞学检查嗜酸性粒细胞比例正常。

（3）诊断标准 ①慢性咳嗽，多为刺激性干咳。②肺通气功能正常，支气管激发试验阴性。③诱导痰嗜酸性粒细胞不增高。④具有下列指征之一：有变应性疾病史或变应原接触史；变应原皮试阳性；血清总 IgE 或特异性 IgE 增高。⑤糖皮质激素或抗组胺药治疗有效。

本例患者慢性咳嗽，以刺激性干咳为主，多由受凉、遇风、接触刺激性气味诱发，血清总 IgE 增高，肺通气功能、支气管激发试验、诱导痰细胞学分类等检查均未见异常，经气道吸入糖皮质激素、口服抗组胺药物等治疗症状缓解，故变应性咳嗽诊断明确。

3. 鉴别诊断

（1）上气道咳嗽综合征（upper airway cough syndrome，UACS)/鼻后滴流综合征（postnasal drip syndrome，PNDS） 涉及鼻、鼻窦、

咽、喉等多种基础疾病，症状及体征差异较大且多无特异性，因此，必须综合病史、体征、相关检查及治疗反应综合判断，并除外其他病因。诊断标准为：①慢性咳嗽，以白天或体位转变后咳嗽为主，入睡后较少；②有鼻部和（或）咽喉疾病的临床表现和病史；③辅助检查支持鼻部和（或）咽喉疾病的诊断；④针对基础疾病病因治疗后咳嗽可缓解。

本例患者慢性咳嗽，伴咽痒，应鉴别上气道咳嗽综合征，但发作诱因与上气道咳嗽综合征不符，且未见明确鼻/咽部疾病临床表现及辅助检查异常，必要时完善鼻咽喉镜、鼻窦CT等相关检查。

（2）咳嗽变异性哮喘（cough variant asthma，CVA）是支气管哮喘的一种特殊类型，咳嗽是其唯一或主要临床表现，无明显喘息、气促等症状，但存在气道高反应性。诊断标准为：①慢性咳嗽，常伴有明显的夜间刺激性咳嗽；②支气管激发试验阳性，或PEF平均昼夜变异率 > 10%，或支气管舒张试验阳性；③抗支气管哮喘治疗有效。

本例患者慢性咳嗽，以刺激性干咳为主，应鉴别咳嗽变异性哮喘，但其咳嗽症状无昼夜差异，支气管激发试验阴性，故可鉴别。

（3）嗜酸性粒细胞性支气管炎（eosinophilic bronchitis，EB）是慢性咳嗽的常见病因之一，以气道嗜酸性粒细胞浸润为特征，但气道炎症范围较局限，程度低于咳嗽变异性哮喘。诊断标准为：①慢性咳嗽，表现为刺激性干咳或伴少量黏痰；②肺通气功能正常，无气道高反应性，呼气峰流量变异率正常；③痰细胞学检查嗜酸性粒细胞比例 ≥ 2.5%；④排除其他嗜酸性粒细胞增多性疾病；⑤口服或吸入糖皮质激素治疗有效。

本例患者慢性刺激性干咳，气道激发试验阴性，应鉴别嗜酸性粒细胞性支气管炎，但其诱导痰检查嗜酸性粒细胞比例不增高，故可鉴别。

（4）**胃食管反流性咳嗽**（gastroesophageal reflux-related cough，GERC） 因胃酸和其他胃内容物反流进入食管所致，是慢性咳嗽的常见原因，可伴反酸、胸骨后灼烧感及嗳气等典型反流症状，也可以咳嗽为唯一症状。咳嗽大多发生在日间、直立位以及体位变换时，干咳或咳少量白色黏痰，进食酸性、油腻食物容易诱发或加重。诊断标准为：①慢性咳嗽，以日间咳嗽常见，少数患者可有夜间咳嗽；②食管反流监测显示酸暴露时间（acid exposure time，AET）> 6%，反流与咳嗽症状相关概率（symptom association probability，SAP）≥ 95%；③抗反流治疗后咳嗽明显减轻或消失。

本例患者咳嗽症状无昼夜差异，与进食无相关性，无反流症状，经抗炎解痉止咳治疗症状缓解，故可鉴别。

（5）**药物诱发的咳嗽** 咳嗽是血管紧张素转换酶抑制剂（angiotensin converting enzyme inhibitor，ACEI）类降压药物的常见不良反应，通常停药 1～4 周后咳嗽消失或明显减轻。除了 ACEI，亦有麦考酚酸吗乙酯、呋喃妥因、异丙酚、β-受体阻断剂、来氟米特、辛伐他汀、γ-干扰素、奥美拉唑等引起咳嗽的个案报道。停用可疑药物后咳嗽缓解可以确诊。

本例患者无相关药物应用史，结合治疗效果，可以鉴别。

（6）**心理性咳嗽/躯体性咳嗽综合征** 典型表现为日间咳嗽，专注于某一事物及夜间休息时咳嗽消失，常伴随焦虑症状，多种因素（如感觉、行为、情绪、学习及生活方式等）可导致咳嗽。其发病机制可能不是单一的心理因素，而与中枢调节紊乱、焦虑或抑郁等精神因素有关。目前缺乏特异性诊断标准，须排除慢性咳嗽的常见病因和少见病因后才能考虑诊断。

本例患者咳嗽发作规律、临床表现均与心理性咳嗽不符，结合治疗效果，可以鉴别。

（二）咳嗽诊疗要点

咳嗽发病率高，是呼吸专科门诊和社区门诊患者最常见的症状。由于病因复杂，涉及面广，诊断不易明确，迁延日久可对患者的工作、学习和生活质量造成严重影响，并带来沉重的卫生经济负担。近年来国内外对咳嗽发病机制、病因分布、诊断与治疗的研究均取得许多进展。根据相关研究结果，中华医学会《咳嗽的诊断与治疗指南》得以不断修订完善，发挥着指导临床实践的重要作用，显著提高了咳嗽诊治水平。

1. 咳嗽分类 成人咳嗽通常按持续时间分为 3 类：急性咳嗽、亚急性咳嗽和慢性咳嗽。不同类别咳嗽具有各自的病因分布特点。

（1）**急性咳嗽** 病程＜ 3 周，常见病因为普通感冒和急性气管 - 支气管炎。应注意鉴别某些可能表现为急性咳嗽的危重症疾病，如急性心肌梗死、左心功能不全、肺炎、气胸、肺栓塞及异物吸入等；部分急性传染性呼吸系统疾病亦可以咳嗽为其主要症状，如流行性感冒、严重急性呼吸综合征、新型冠状病毒感染等。

（2）**亚急性咳嗽** 病程 3 ～ 8 周，最常见病因为感染后咳嗽，其次为一些慢性咳嗽的前期，如 CVA、EB、UACS、GERC。感染后咳嗽是指呼吸道感染的急性期症状消失后，咳嗽迁延不愈，持续 3 ～ 8 周，胸部影像学检查无明显异常者，因病毒性感冒所致者最为常见，故又称感冒后咳嗽。部分急性支气管炎由于患者抵抗力低下、排痰不畅、细菌耐药或抗感染疗效不佳等原因，病程超过 3 周，称为迁延性感染性支气管炎。常见病原为流感嗜血杆菌、肺炎链球菌、肺炎支原体、肺炎衣原体等。

（3）**慢性咳嗽**　病程 > 8 周，病因复杂多样。根据胸部影像学检查有无异常可分为两类：一类为胸部影像学检查有明确病变者，如支气管扩张症、间质性肺疾病、支气管肺癌等；另一类为胸部影像学检查无明显异常，以咳嗽为主要或唯一症状者，如 CVA、UACS、EB、GERC、AC 等。广义上的慢性咳嗽包括胸部影像学检查正常与异常的患者，而通常所说的慢性咳嗽是指胸部影像学检查无明显异常者。

2. 病因诊断流程　咳嗽可由多种原因所致，治疗的关键在于明确病因。应首先通过仔细询问病史和体格检查缩小诊断范围，提供病因诊断线索；进而选择意向诊断相关检查，由简单到复杂，先常见病后少见病，或根据初步诊断进行经验性治疗，以疗效验证诊断。治疗后部分有效但不能完全缓解时，应考虑存在复合病因。治疗无效时需评估诊断是否正确、治疗强度及疗程是否充分、重新选择相关检查。对于急性咳嗽，应快速甄别是否伴有危重症疾病，以免漏诊误诊，错过治疗时机，造成严重后果。不同病程的咳嗽具有不同的诊断流程，参见图 5-1 ～图 5-3。

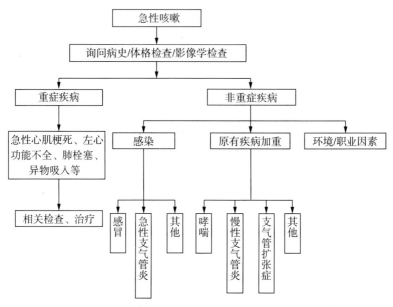

图 5-1　急性咳嗽病因诊断流程

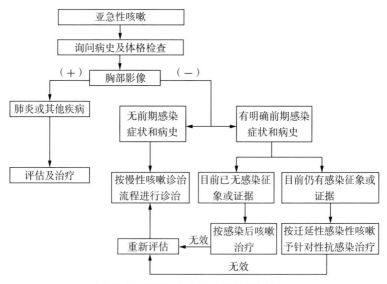

图 5-2　亚急性咳嗽病因诊断流程

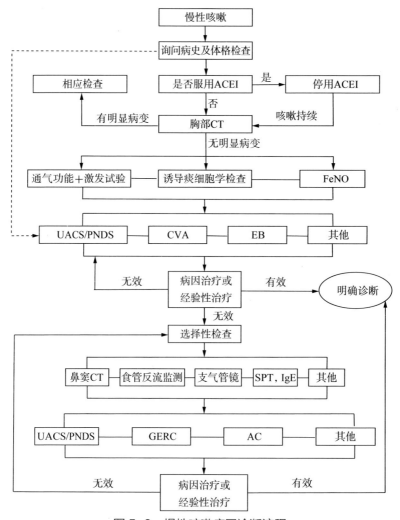

图 5-3 慢性咳嗽病因诊断流程

SPT：变应原皮试。虚线表示对于医疗条件或经济条件受限的患者可根据初步诊断进行经验性治疗，若治疗无效应及时检查以免延误治疗。

3. 评估工具

（1）咳嗽视觉模拟评分（visual analogue scale，VAS） 是最常

用的主观评估工具，可用于比较治疗前后的变化。使用方法为让患者根据自己的主观感受在 0～10cm 或 0～100mm 的直线上划记相应刻度，以表示咳嗽的严重程度。0 分为没有咳嗽，分数越高表示咳嗽越剧烈。参见图 5-4。

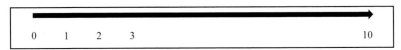

图 5-4　视觉模拟评分

（2）**咳嗽程度评分表**（cough evaluation test，CET）　包括日间咳嗽程度、夜间咳嗽对睡眠的影响、咳嗽剧烈程度、咳嗽对日常生活及心理的影响 5 个条目，适用于咳嗽严重程度及其对健康影响的简易评估。详见表 5-1。

表 5-1　咳嗽程度评分表（CET）

请阅读以下问题，并根据您目前的咳嗽情况在相应的地方打√

问题条目	无	很少	有一些	经常	频繁
1. 您白天＊有咳嗽吗？	1	2	3	4	5
2. 您会因咳嗽而影响睡眠吗？	1	2	3	4	5
3. 您有剧烈咳嗽吗？	1	2	3	4	5
4. 您会因咳嗽影响工作、学习和日常活动吗？	1	2	3	4	5
5. 您会因咳嗽而焦虑吗？	1	2	3	4	5

＊：白天指晨起至入睡这段时间。

（3）**咳嗽敏感性检查**　通过雾化方式使受试者吸入定量的刺激物气溶胶，刺激相应的咳嗽感受器而诱发咳嗽，以激发咳嗽≥5 次的刺激物浓度作为咳嗽敏感性的评价指标。可用于疗效判断和咳嗽机制研究。

4. 治疗原则与常用药物 首选根据咳嗽病因给予针对性治疗。当病因诊断难以实现时，经验性治疗可作为一种替代措施。经验性治疗是指在病因诊断不确定的情况下，根据病情和可能的诊断给予相应的治疗措施，通过治疗反应来确立或排除诊断。

咳嗽严重可适时给予对症治疗。剧烈干咳或频繁咳嗽影响休息和睡眠时，可给予镇咳治疗；痰多者可使用祛痰药物。多数慢性咳嗽与感染无关，应注意避免滥用抗生素。

1）镇咳药物

（1）**中枢性镇咳药** 作用于延髓咳嗽中枢的一个或多个位点而起到镇咳效果。根据是否具有成瘾性和麻醉作用分为依赖性镇咳药和非依赖性镇咳药。

①依赖性镇咳药

可待因：直接抑制延髓中枢，止咳作用强而迅速，同时亦具有镇痛和镇静作用，可用于病因不明、治疗效果不佳且剧烈干咳和刺激性咳嗽，尤其是伴有胸痛的干咳。

福尔可定：作用与可待因相似，但成瘾性较弱。

②非依赖性镇咳药

右美沙芬：临床应用最广，作用与可待因相似，但无镇痛和催眠作用，治疗剂量对呼吸中枢无抑制作用，亦无成瘾性。

喷托维林：作用强度为可待因的1/3，同时具有抗惊厥和解痉作用。青光眼及心功能不全者慎用。

右啡烷：为右美沙芬的代谢产物，患者耐受性更好。

（2）**外周性镇咳药** 又称末梢镇咳药，通过抑制咳嗽反射弧中的某一环节产生镇咳作用。

那可丁：作用与可待因相当，无依赖性，对呼吸中枢无抑制作用，适用于不同原因引起的咳嗽。

苯丙哌林：非麻醉性镇咳药，作用为可待因的 2～4 倍，可抑制外周传入神经及咳嗽中枢。

莫吉司坦：非麻醉性镇咳药，作用较强。

2）祛痰药物：可提高咳嗽对气道分泌物的清除效率。作用机制包括：增加分泌物的排出量；降低分泌物黏稠度；增强纤毛的清除功能等。

愈创甘油醚：可刺激胃黏膜，反射性引起气道分泌物增多，降低痰液黏稠度，并有一定的支气管舒张作用。

桃金娘油：为挥发性植物油，主要成分包括桉油精、柠檬烯和 α-蒎烯，能促进气道和鼻窦黏膜纤毛运动。

氨溴索、溴己新：为黏液溶解剂，氨溴索是溴己新在体内的代谢产物，破坏类黏蛋白的酸性黏多糖结构，使分泌物黏滞度下降，还可促进纤毛运动和增强抗菌药物在呼吸道的浓度。

乙酰半胱氨酸：可使黏液糖蛋白多肽链的硫键断裂，降低痰的黏滞度，并具有抗氧化作用。

羧甲司坦：可使黏蛋白的二硫键断裂，降低分泌物黏滞度。厄多司坦是其前体药物。

高渗盐水、甘露醇吸入：可提高气道黏液分泌的水合作用，改善黏液的生物流变学，从而促进黏液清除。

【预防与调护】

首应注意气候变化，防寒保暖；饮食不宜过度肥甘、辛辣、寒凉，戒除烟酒等不良嗜好；适当参加体育锻炼，增强体质，提高机体卫外功能及皮毛腠理抗病能力。体虚易感冒者应加强预防措施，外感后及时诊治，避免迁延入里。内伤咳嗽反复发作者更应注重饮食、情志调护和起居环境管理，避免致敏因素，在缓解期积极固本补虚、清除余邪，以图根治。正确的调护对巩固疗效、预防复发具有重要意义。

（刘惠梅）

三、哮病

哮病是肺系常见病证，是由于宿痰伏肺，遇诱因或感邪引触，以致痰阻气道，肺失肃降，痰气搏击所引起的发作性痰鸣气喘疾患，主要表现为发作时喉中哮鸣有声，呼吸气促困难，甚至喘息不能平卧。张仲景称本病为"上气"，《金匮要略·肺痿肺痈咳嗽上气病脉证治》曰："咳而上气，喉中水鸡声，射干麻黄汤主之。"巢元方《诸病源候论》称本病为"呷嗽"，"痰气相击，随嗽动息，呼呷有声"。朱丹溪首创"哮喘"病名，并提出"未发以扶正气为主，既发以攻邪气为急"的治疗原则。本病属西医学支气管哮喘范畴。

【典型病案】

付某，女性，25 岁，于 2019 年 9 月 6 日入院。

主诉：发作性喘息 5 年余，再发 2 天。

现病史：患者 5 年余前外感后出现喘息，喉间鸣响，咳嗽咳痰，胸闷，喷嚏，鼻塞，流涕，咽干咽痒，外院诊断为"支气管哮喘急性发作"，予布地奈德福莫特罗粉吸入剂吸入、茶碱缓释片口服后症状缓解，缓解后如常人。其后常于外感后喘息咳嗽发作，夜间为甚，按需吸入布地奈德福莫特罗粉吸入剂，症状均可改善，无活动耐力下降。2 天前劳累及外感后再次出现喘息，夜间加重，自行吸入布地奈德福莫特罗粉吸入剂症状无明显改善，遂至我科门诊就诊，为系统检查诊治入院。刻下症：喘息，胸闷，喉间鸣响，夜间为甚，咳嗽，咳中等量淡黄色黏痰，不易咳出，鼻塞，流黄涕，咽痒咽干，无发热寒战，时有心悸，无胸痛，乏力自汗，纳差，夜寐欠安，无明显夜间阵发性呼吸困难。

既往史：过敏性鼻炎病史 4 年，常于秋季发作，未系统治疗；否认其他慢性病史。口服对乙酰氨基酚片后喘息加重，否认其他药物食物过敏史。

个人史：无特殊。

家族史：母亲患过敏性鼻炎。

查体：体温 37℃，脉搏 110 次 / 分，呼吸 24 次 / 分，血压 120/82 mmHg。神识清楚，表情自然，形体肥胖，体态自如，声音无嘶哑，时有咳嗽，喉间鸣响，气息略促，未闻及异常气味，舌质红，苔黄微腻，脉滑数。口唇轻度发绀，咽部充血，双侧扁桃体未见肿大，双肺呼吸音粗，可闻及大量干啰音，未闻及湿啰音，心界不大，心率 110 次 / 分，律齐，心音有力，各瓣膜听诊区未闻及病理性杂音。腹平软，无压痛及反跳痛，肝、脾肋下未触及，肝、肾区无叩痛，肠鸣音 4 次 / 分，双下肢无水肿。

理化检查：

血常规：WBC 7.73×10^9/L，RBC 5.55×10^{12}/L，HGB 159.00 g/L，PLT 361.00×10^9/L，NEUT% 58.00%，LYM% 19.60%，MONO% 5.20%，EO% 15.50%，EO# 1.20×10^9/L。

肝功能、肾功能、心肌酶、钾钠氯、C 反应蛋白：CRP 12.06 mg/L，余项未见异常。

动脉血气分析（未吸氧）：pH 7.40，$PaCO_2$ 43.5mmHg，PaO_2 64.7mmHg，SaO_2 92.5%，HCO_3^- 26.6 mmol/L，$SHCO_3^-$ 25.4 mmol/L，ABE 1.5 mmol/L，$P_{(A-a)}O_2$ 33.4mmHg。

尿常规 + 沉渣：正常。

心电图：窦性心动过速。

肺功能：VCmax%pred 65.3%，FVC%pred 58.9%，FEV_1%pred 42.6%，FEV_1/FVC 63.16%，PEF%pred 48.2%，$FEF_{25\%}$%pred 30.4%，$FEF_{50\%}$%pred 16.7%，$FEF_{75\%}$%pred 6.1%，RV-SB%pred 171.9%，RV/TLC-SB 53.43%，舒张后 FEV_1/FVC 67.92%，FEV_1%pred 48.1%。结论：混合性通气功能障碍，残气量增高，残 / 总比增高，弥散功能正常，沙丁胺醇气道舒张试验阳性，FEV_1 改善量 350 mL，改善率 19.1%。

口呼气一氧化氮测定：84 ppb。

胸部正侧位 X 线片：双肺纹理粗重。

初步诊断：

中医诊断：哮病（热哮）

西医诊断：1. 支气管哮喘急性发作期

　　　　　　　　低氧血症

　　　　　2. 过敏性鼻炎

中医治疗：

治法：清热宣肺，化痰定喘。

方药：定喘汤加减。

白果仁 6 g，蜜麻黄 6 g，蜜桑白皮 12 g，黄芩 10 g，炒苦杏仁 10 g，款冬花 10 g，紫苏子 10 g，芦根 20 g。7 剂，水煎服，每日 1 剂，水煎 400 mL，分 2 次早晚饭后温服。

穴位贴敷：蜜麻黄 10 g，浙贝母 12 g，白果仁 6 g，葶苈子 10 g，打粉调糊，贴敷肺俞、大椎、定喘穴，约 4～6 小时去之，每日 1 次。

西医治疗：

治疗原则：抗炎解痉平喘、抗过敏等。

处理措施：①吸入用布地奈德混悬液 2 mg+ 吸入用硫酸沙丁胺醇溶液 2.5 mg 雾化吸入 q12 h，孟鲁司特钠片 10 mg po qn 抗炎解痉平喘。②盐酸西替利嗪片 10 mg po qn 抗过敏。

疗效转归：治疗 7 日，患者症状明显改善，无喘息胸闷，无喉间鸣响，偶咳，咳少量白黏痰，受凉后鼻塞，喷嚏，流清涕，活动后略感气短，乏力自汗减轻，纳可，二便调，夜寐安。查体：舌质淡，苔白微腻，脉沉滑。口唇无发绀，双肺呼吸音略粗，未闻及干湿啰音。心率 87 次／分，律齐，未闻及病理性杂音。复查血常规：EO% 7.80%，EO# 0.53×10^9/L；血气分析（未吸氧）：pH 7.41，$PaCO_2$ 38.5mmHg，PaO_2 96.7mmHg，SaO_2 97.9%；肺功能：小气道功能障碍，$FEF_{50\%}$%pred 62.9%，$FEF_{75\%}$%pred 45.1%，MMEF%pred 57.5%；FeNO：49ppb；

过敏原特异性免疫球蛋白 E 检测：血清总 IgE > 200 IU/mL，蒿类 4 级，尘螨 3 级，猫毛 3 级，狗毛 2 级。患者病情好转稳定，准予出院。出院带药予布地奈德福莫特罗粉吸入剂（320/9 μg）1 吸 口腔吸入 q12 h，孟鲁司特钠片 10 mg po qn 抗炎解痉。中医辨证属肺虚证，予中药汤剂口服以玉屏风散加减补肺益气，化痰通窍。嘱患者避风寒，避免接触可疑致敏原，清淡饮食，忌肥甘厚味之品，规律治疗，定期门诊复诊。中药处方如下：黄芪 15 g，麸炒白术 10 g，防风 10 g，白芷 10 g，辛夷（包煎）6 g，茯苓 15 g，陈皮 10 g，法半夏 9 g，桔梗 10 g，麸炒枳壳 10 g，醋五味子 6 g，炙甘草 6 g。14 剂，水煎服，每日 1 剂，水煎 400 mL，分 2 次早晚饭后温服。

出院后 2 周，患者诸症减轻，查体：舌质淡，苔薄白，脉沉。双肺呼吸音清，未及干湿啰音。维持原治疗方案 2 周。

出院后 4 周，患者无不适症状，复查肺功能：通气功能正常；FeNO：29ppb。吸入治疗减量至布地奈德福莫特罗粉吸入剂（160/4.5 μg）1 吸 口腔吸入 q12 h。嘱患者避风寒，避免接触可疑致敏原，适度运动，减重，门诊随诊。

【中医诊治思路】

（一）诊断与鉴别诊断

1. 疾病诊断 哮病是发作性痰鸣气喘疾患。诊断需抓住疾病的两方面特点：一是临床表现以喘息、喉中哮鸣为主；二是反复发作性，未发时可一如常人。

本例患者发作性喘息，喉间鸣响，缓解时如常人，符合哮病诊断。

2. 鉴别诊断

（1）**喘证** 哮病与喘证都有呼吸急促的表现。然哮必兼喘，而喘未必兼哮。明代虞抟《医学正传》所云"哮以声响名，喘以气息言"及"夫喘促喉中如水鸡声者，谓之哮，气促而连属不能以息者，谓之喘"，明确了两病的鉴别要点。"哮以声响名"，即哮病以发作时喉中哮鸣有声为特征；"喘以气息言"，即喘证以呼吸急促困难为特征。哮是一种反复发作的独立性疾病；喘为多种急/慢性疾病的一个症状。

本例患者临床表现为发作性喘息伴喉间鸣响，明确体现出"哮以声响言"的特点，故可鉴别。

（2）**支饮** 为受寒饮冷，久咳致喘，迁延反复伤肺，肺气不能布津，饮邪留伏，支撑胸膈，上逆迫肺所致，以"咳逆倚息，短气不得卧，其形如肿"为典型表现。其病情时轻时重，但发作与间歇的界限不清，并以咳嗽气喘为主要表现，与哮病之间歇发作、突然发病、迅速缓解、哮吼声重而咳轻或不咳有明显区别。

本例患者临床表现为发作性喘息伴喉间鸣响，缓解时如常人，发作期和缓解期界限明确，除哮鸣、喘息外，无水肿及不能平卧等表现，故可鉴别。

（3）**肺胀** 是多种慢性肺系疾病进展至后期的一种持续性病理状态，以喘息气促、咳嗽、咳痰、胸部膨满、憋闷如塞为主要证候特征，甚者出现唇甲青紫、心悸浮肿等症状。与哮病之发作时痰鸣气喘、缓解时一如常人的发作性特点有显著不同。

本例患者临床表现符合哮病的发作性特点，且无胸部膨满、憋闷如塞、唇甲青紫、心悸浮肿等症，故可鉴别。

（二）辨证分析

1. 本病辨证要素

（1）辨虚实寒热

①病程：发病急、病程短、初次发病者多属实证；发病缓、病程久、反复发病者多属虚证。

②诱因：因外感、药食不当、情志不调而发者多属实证；因劳欲久病而作者多属虚证。

③伴随症状：呼气延长、喉中哮鸣声高、痰多黄黏不易咳出、胸闷窒塞、躁动不安者多为实证；气短声低、咳痰清稀色白、自汗恶风、动则喘甚者多为虚证。畏寒恶风、咳痰清稀色白如泡沫者多属寒哮；胸高气粗、咳痰黄稠多属热哮；发作时寒热征象不明显，发病前自觉鼻、咽、眼、耳发痒，喷嚏，鼻塞，流涕，随之迅即发作者，多属风痰哮。

（2）辨发作期和缓解期　发作期以喉中哮鸣、气粗声高、呼吸深长、呼出为快、脉象有力为特征。缓解期或无症状，若病程日久，反复发作，正气虚弱，可见声低气怯、呼吸短促难续、吸气不利、脉沉细无力等证候。

2. 本案辨证分析　本例患者发作性喘息、喉间鸣响、缓解后如常人，辨病属"哮病"范畴。患者素体形肥，痰湿久蕴，每因

外感，肺卫受邪，宣降失常，气机不利，引动伏痰，痰随气升，气因痰阻，相互搏结，壅塞气道，而致喉中哮鸣、喘息胸闷、咳嗽咳痰。此次风热外感，邪袭肺卫，故症状再发；热灼津液，故见咳痰黄黏；熏蒸清窍，故见咽痒、咽干、鼻塞、涕黄；热扰心神，故见心悸、夜寐欠安；痰热困阻中焦，脾胃运化失常，故见纳差；热邪耗气，腠理不固，故见乏力、自汗。舌质红、苔黄微腻、脉滑数均为痰热之象。四诊合参，本病病位在肺，病性属实，分期为发作期，辨证属热哮，病机特征为痰热壅肺。

（三）临床常见中医证型及分型论治

哮病病机为肺脾肾功能失调，肺不能布散津液，脾不能运化精微，肾不能蒸化水液，以致津液凝聚成痰，伏藏于肺，成为哮病发病的"夙根"。每因外邪侵袭、药食不当、情志失畅、体虚劳倦等诱因触发，致痰气搏结、肺气上逆、气道挛急所致。如《证治汇补·哮病》所言："哮即痰喘之久而常发者，因内有壅塞之气，外有非时之感，膈有胶固之痰，三者相合，闭拒气道，搏击有声，发为哮病。"

哮病论治首分发作期和缓解期。发作期以标实为主，攻邪治标，先辨寒热。寒哮者宜宣肺散寒，化痰平喘；热哮者当清热宣肺，化痰定喘；寒热错杂者当温清并施；风痰者又当祛风涤痰；对于病程日久、反复发作，正虚邪实并见者，当补肺纳肾与降气化痰兼施。缓解期以本虚为主，应辨肺、脾、肾三脏的主次，分别采取补肺、健脾、益肾等法，以扶正固本。补肺可加强卫外功能，防止外邪入侵；补脾可杜绝生痰之源；补肾尤为重要，因肾为先天之本、五脏之根，精气充足则根本得固。张景岳素有训言："哮有夙根，遇寒则发，或遇劳而发者，亦名哮喘。未发时以扶正为主，既发时以攻邪为主。扶正须辨阴阳，阴虚者补其阴，阳虚者补其阳。攻邪者须分微甚，或散其风，或温其寒，或清其痰火。然发久者气无不虚，宜于消散中酌加温补，或于温补中量加消散。总须以元气为念，必使元气渐充，庶可望其渐愈。若攻之太过，未有不日甚而危者。"

1. 发作期

（1）寒哮

主要证候：喉中哮鸣有声，呼吸急促，喘憋气逆，胸膈满闷如窒，咳不甚，痰少稀薄色白，咳吐不爽，口不渴或渴喜热饮，形寒畏冷，天冷或受寒易发，面色青晦。舌苔白滑，脉弦紧或浮紧。

治法：宣肺散寒，化痰平喘。

方药：射干麻黄汤加减。

（2）热哮

主要证候：喉中痰鸣如吼，喘而气粗息涌，胸高胁胀，呛咳阵作，咳痰色黄或白，黏浊稠厚，咳吐不利，口苦，口渴喜饮，汗出，面赤，或有身热。舌质红，苔黄腻，脉弦滑或滑数。

治法：清热宣肺，化痰定喘。

方药：定喘汤加减。

（3）寒包热哮

主要证候：喉中哮鸣有声，胸膈烦闷，呼吸急促，喘咳气逆，咳痰不爽，痰黏色黄，或黄白相兼，烦躁，发热，恶寒，无汗，身痛，口干欲饮，大便偏干。舌苔白腻微黄，舌尖边红，脉弦紧。

治法：解表散寒，清化痰热。

方药：小青龙加石膏汤加减。

（4）风痰哮

主要证候：喉中痰涎壅盛，声如拽锯，或鸣声如吹哨笛，喘急胸满，但坐不得卧，咳痰黏腻难出，或为白色泡沫痰液，无明显寒热倾向，面色青黯，起病急，发病前自觉鼻、咽、眼、耳发痒，喷嚏，鼻塞，流涕，胸部憋塞，随之迅即发作。舌苔厚腻，脉滑。

治法：祛风涤痰，降气平喘。

方药：三子养亲汤加减。

（5）虚哮

主要证候：喉中哮鸣如鼾，声低，气短息促，动则喘甚，发作频繁，甚则持续不解，口唇、爪甲青紫，咳痰无力，痰涎清稀或质黏起沫，面色苍白或颧红唇紫，口不渴或咽干口渴，形寒肢冷或烦热。舌质淡或偏红，或紫黯，脉沉细或细数。

治法：补肺纳肾，降气化痰。

方药：平喘固本汤加减。

2. 缓解期

（1）肺虚证

主要证候：喘促气短，语声低微，面色㿠白，自汗畏风，咳痰清稀色白，多因气候变化而诱发，发作前喷嚏频作，鼻塞流清涕。舌淡苔白，脉细弱或虚大。

治法：补肺益气。

方药：玉屏风散加减。

（2）脾虚证

主要证候：倦怠无力，食少便溏，面色萎黄无华，痰多而黏，咳吐不爽，胸脘满闷，恶心纳呆，或食油腻易腹泻，每因饮食不当而诱发。舌质淡，苔白滑或腻，脉细弱。

治法：健脾益气。

方药：六君子汤加减。

（3）肾虚证

主要证候：平素息促气短，动则为甚，呼多吸少，咳痰质黏起沫，眩晕耳鸣，腰酸腿软，心慌，不耐劳累，或畏寒肢冷，面色苍白，或五心烦热，颧红，口干。舌淡胖苔白，或舌红少苔，脉沉细或细数。

治法：补肾纳气。

方药：金匮肾气丸或七味都气丸加减。

【西医诊治思路】

（一）诊断与鉴别诊断

1. 本例诊断依据

（1）**病史** 青年女性，发作性喘息5年余，曾诊断为支气管哮喘，本次再发2天。

（2）**症状** 喘息，胸闷，喉间鸣响，夜间为甚，咳嗽，鼻塞，咽痒。

（3）**既往史** 过敏性鼻炎病史。

（4）体征 口唇轻度发绀，双肺呼吸音粗，可闻及大量干啰音。

（5）理化检查 血常规：EO% 15.50%，EO# 1.20×10^9/L；动脉血气分析（未吸氧）：PaO_2 64.7mmHg；肺功能：混合性通气功能障碍，沙丁胺醇气道舒张试验阳性；呼出气一氧化氮测定：84ppb。

2. 疾病诊断 支气管哮喘（bronchial asthma，Asthma）简称哮喘，是由多种细胞及细胞组分参与的慢性气道炎症性疾病，临床表现为反复发作的喘息、气急，伴或不伴胸闷或咳嗽等症状，同时伴有气道高反应性和可变的气流受限，随着病程延长可导致气道结构改变，即气道重塑。哮喘是一种异质性疾病，具有不同的临床表型。吸烟、非母乳喂养，肥胖，宠物饲养，一级亲属患有哮喘、过敏性鼻炎、花粉症，本人患有过敏性鼻炎、湿疹，均为哮喘发病的危险因素。

典型哮喘的临床症状和体征：①反复发作性喘息、气促，伴或不伴胸闷或咳嗽，夜间及晨间多发，常与接触变应原、冷空气、物理或化学性刺激及上呼吸道感染、运动等有关。②发作时及部分未控制的慢性持续性哮喘，双肺可闻及散在或弥漫性哮鸣音，呼气相延长。③上述症状和体征可经治疗缓解或自行缓解。

可变气流受限的客观检查：①支气管舒张试验阳性 [吸入支气管舒张剂后 FEV_1 增加（FEV_1 改善率）> 12%，且 FEV_1 绝对值增加（FEV_1 改善量）> 200 mL]，或抗炎治疗 4 周后与基线值比较 FEV_1 增加 > 12%，且 FEV_1 绝对值增加 > 200 mL

（除外呼吸道感染）。②支气管激发试验阳性（吸入激发剂乙酰甲胆碱或组织胺后，FEV_1 下降 ≥ 20%）。③ PEF 平均每日昼夜变异率（至少连续 7 日每日 PEF 昼夜变异率之和 / 总天数 7）> 10%，或 PEF 周变异率 {（2 周内最高 PEF 值 – 最低 PEF 值）/[（2 周内最高 PEF 值 + 最低 PEF 值）× 1/2] × 100%} > 20%。

符合上述症状和体征，同时具备气流受限客观检查中的任一条，并除外其他疾病所引起的喘息、气促、胸闷及咳嗽，可以诊断为支气管哮喘。

本例患者发作性喘息，夜间为著，伴双肺哮鸣音，经抗炎解痉治疗可完全缓解，肺功能检查支气管舒张试验阳性，且本人及一级亲属均患有过敏性鼻炎，故支气管哮喘诊断明确。

3. 鉴别诊断

（1）慢性阻塞性肺疾病　特征为慢性呼吸道症状（呼吸困难、咳嗽、咳痰、急性加重），是由于气道和 / 或肺泡异常引起持续性、进行性加重的气流受限所致。主要危险因素为烟草烟雾及室内外空气污染，其他危险因素包括肺发育异常、加速衰老、基因突变等。肺功能检查吸入支气管舒张剂后 $FEV_1/FVC < 0.70$ 提示存在不完全可逆的气流受限。根据临床症状、危险因素暴露史及肺功能检查，并排除可引起类似症状和持续气流受限的其他疾病，可以确立诊断。

本例患者慢性病程，喘息、胸闷、咳嗽反复发作，肺功能检查吸入支气管舒张剂后 $FEV_1/FVC < 0.70$，应鉴别慢性阻塞性肺疾病。但患者无相关危险因素，呼吸道症状经治疗可完全缓解而非持续存在，支气管舒张试验阳性，均不支持诊断。治疗后应

复查肺功能，根据 FEV_1/FVC 进一步鉴别。

（2）支气管扩张症　是由各种原因引起的支气管树病理性、永久性扩张，导致反复发生化脓性感染的气道慢性炎症。主要发病机制为支气管感染和支气管阻塞，部分患者有先天发育缺陷及遗传因素。典型症状有慢性咳嗽、咳痰、呼吸困难和反复咳血。体征为固定而持久的局限性湿啰音，病程日久可出现发绀、杵状指。胸部 CT 检查表现为支气管内径与其伴行动脉直径比例变化、支气管呈柱状及囊状改变、气道壁增厚、黏液嵌塞、树芽征等。

本例患者慢性病程，症见喘息胸闷、咳嗽咳痰，应考虑支气管扩张症可能，但其发作性特点及肺部体征均与支气管扩张症不符，完善胸部 CT 检查可进一步鉴别。

（3）变应性支气管肺曲霉病　是烟曲霉致敏引起的一种变应性肺部疾病，表现为慢性哮喘和反复出现的肺部阴影，可伴有支气管扩张。其诊断标准包括：

Ⅰ.相关疾病：①支气管哮喘，特别是难治性哮喘或重症哮喘；②其他疾病：支气管扩张症、慢性阻塞性肺疾病、肺囊性纤维化等。

Ⅱ.必需条件：①烟曲霉特异性 IgE 水平升高，或烟曲霉皮试速发反应阳性；②血清总 IgE 水平增高（ > 1000 U/mL）。

Ⅲ.其他条件：①血嗜酸性粒细胞计数 > 0.5×10^9/L；②影像学常见肺部浸润影或实变影，其特点为一过性、反复性、游走性，具有一定特征性的表现包括黏液嵌塞、支气管扩张、小叶中心性结节、树芽征等；③血清烟曲霉特异性 IgG 抗体或沉淀素阳性。

具备第Ⅰ项、第Ⅱ项及第Ⅲ项中的至少两条可以明确诊断。

对照上述诊断标准，本例患者目前不符合变应性支气管肺曲霉病诊断，待相关检查结果回报后可进一步鉴别。

（二）支气管哮喘诊疗要点

基于国内外循证医学研究结果，中华医学会《支气管哮喘防治指南》的制定和不断修订，为提高哮喘的规范化诊治水平提供了指导性文件。指南中关于本病诊断、治疗的以下策略需在临床实践中善加运用。

1. 诊断 除前述典型哮喘外，临床上还存在着无喘息症状、也无哮鸣音的不典型哮喘，患者仅表现为反复咳嗽、胸闷或其他呼吸道症状，诊断标准如下：

（1）CVA 咳嗽作为唯一或主要症状，无喘息、气促等典型哮喘的症状和体征，同时具备可变气流受限客观检查中的任何一条，并除外其他疾病所引起的咳嗽，按哮喘治疗有效。

（2）胸闷变异性哮喘（chest tightness variant asthma，CTVA）胸闷作为唯一或主要症状，无喘息、气促等典型哮喘的症状和体征，同时具备可变气流受限客观检查中的任一条，并除外其他疾病所引起的胸闷。

（3）隐匿性哮喘 指无反复发作喘息、气促、胸闷或咳嗽的表现，但长期存在气道反应性增高者。随访发现有14%～58%的无症状气道反应性增高者可发展为有症状的哮喘。

（4）咳嗽优势型哮喘（cough predominant asthma，CPA） 有

些哮喘患者肺功能已有明显下降，但咳嗽仍为唯一症状或主要症状；也有部分典型哮喘患者虽有一过性喘息症状，但持续性咳嗽是其主要症状，以上两种情况可称为咳嗽优势型哮喘。CVA、CPA 亦可统称为咳嗽型哮喘。

2. 分期 根据临床表现，哮喘可分为急性发作期、慢性持续期和临床控制期。

（1）**急性发作期** 喘息、气促、咳嗽、胸闷等症状突然发生，或原有症状加重，并以呼气流量降低为其特征，常因接触变应原、刺激物或呼吸道感染诱发。

（2）**慢性持续期** 每周均不同频度和（或）不同程度地出现喘息、气促、胸闷、咳嗽等症状。

（3）**临床控制期** 无喘息、气促、胸闷、咳嗽等症状 4 周以上，1 年内无急性发作，肺功能正常。

3. 分级

（1）**急性发作期病情严重程度分级** 根据临床表现和肺功能、血气分析等检查结果分为 4 级，可指导进行及时有效的紧急治疗。详见表 5-2。

表 5-2 支气管哮喘急性发作期病情严重程度分级

临床特点	轻度	中度	重度	危重
气短	步行、上楼时	稍事活动	休息时	休息时，明显
体位	可平卧	喜坐位	端坐呼吸	端坐呼吸或平卧
讲话方式	连续成句	单句	单词	不能讲话
精神状态	可有焦虑，尚安静	时有焦虑或烦躁	常有焦虑、烦躁	嗜睡或意识模糊
出汗	无	有	大汗淋漓	大汗淋漓
呼吸频率	轻度增加	增加	>30次/分	常>30次/分
辅助呼吸肌活动及三凹征	常无	可有	常有	胸腹矛盾呼吸
哮鸣音	散在，呼吸末期	响亮、弥漫	响亮、弥漫	减弱，乃至无
脉率（次/分）	<100	100～120	>120	脉率变慢或不规则
奇脉	无，<10mmHg	可有，10～25mmHg	常有，10～25mmHg（成人）	无，提示呼吸肌疲劳
最初支气管舒张剂治疗后 PEF 占预计值或个人最佳值%	>80%	60%～80%	<60% 或 100 L/min 或作用时间<2 h	无法完成检测
PaO_2（吸空气，mmHg）	正常	≥60	<60	<60
$PaCO_2$（mmHg）	<45	≤45	>45	>45
SaO_2（吸空气，%）	>95	91～95	≤90	≤90
pH	正常	正常	正常或降低	降低

（2）慢性持续期病情严重程度分级　根据日间、夜间哮喘症状出现的频率和肺功能检查结果分为 4 级，可指导初始治疗方案的选择。详见表 5-3。

表 5-3　支气管哮喘慢性持续期病情严重程度分级

分级	临床特点
间歇状态（1 级）	症状<每周 1 次； 短暂出现； 夜间哮喘症状≤每月 2 次； FEV_1%pred ≥ 80% 或 PEF ≥ 80% 个人最佳值，PEF 变异率< 20%
轻度持续（2 级）	症状≥每周 1 次，但<每日 1 次； 可能影响活动和睡眠； 夜间哮喘症状>每月 2 次，但<每周 1 次； FEV_1%pred ≥ 80% 或 PEF ≥ 80% 个人最佳值，PEF 变异率 20% ～ 30%
中度持续（3 级）	每日有症状； 影响活动和睡眠； 夜间哮喘症状≥每周 1 次； FEV_1%pred 为 60% ～ 79% 或 PEF 为 60% ～ 79% 个人最佳值，PEF 变异率> 30%
重度持续（4 级）	每日有症状； 频繁出现； 经常出现夜间哮喘症状； 体力活动受限； FEV_1%pred < 60% 或 PEF < 60% 个人最佳值，PEF 变异率> 30%

%pred：占预计值百分比。

（3）控制水平分级　可评价治疗效果，指导治疗方案的确定和调整。

方法一：根据症状、用药情况、肺功能检查结果分为3级。详见表5-4。

表5-4 支气管哮喘控制水平分级

哮喘症状控制		哮喘症状控制水平		
		良好控制	部分控制	未控制
过去4周，患者存在：				
日间哮喘症状＞2次/周	是□ 否□	无	存在1～2项	存在3～4项
夜间因哮喘憋醒	是□ 否□			
使用缓解药SABA次数＞2次/周	是□ 否□			
哮喘引起的活动受限	是□ 否□			

SABA：短效 β_2 受体激动剂。

方法二：使用哮喘控制测试（asthma control test，ACT）问卷进行评分，根据分数分为3级。详见表5-5。

表5-5 哮喘控制测试（ACT）问卷及其评分标准

问题	1	2	3	4	5
在过去4周内，在工作、学习或家中，有多少时候哮喘妨碍您进行日常活动？	所有时间	大多数时间	有些时候	极少时候	没有
在过去4周内，您有多少次呼吸困难？	每天不止1次	每天1次	每周3～6次	每周1～2次	完全没有
在过去4周内，因为哮喘症状（喘息、咳嗽、呼吸困难、胸闷或疼痛），您有多少次在夜间醒来或早上比平时早醒？	每周4个晚上或更多	每周2～3个晚上	每周1次	1～2次	没有

续表

问题	1	2	3	4	5
过去4周内，您有多少次使用急救药物治疗（如沙丁胺醇）？	每天3次以上	每天1～2次	每周2～3次	每周1次或更少	没有
您如何评估过去4周内您的哮喘控制情况？	没有控制	控制很差	有所控制	控制良好	完全控制

ACT评分方法：①记录每个问题的得分；②将每一题的分数相加得出总分。

ACT评分意义：总分20～25分，代表哮喘控制良好；总分16～19分，代表哮喘控制不佳；总分5～15分，代表哮喘控制很差。

4. 治疗

（1）**急性发作期治疗** 哮喘急性发作期的治疗目标包括：尽快缓解症状、解除气流受限和改善低氧血症，并制定或调整长期治疗方案以预防再次急性发作。

哮喘急性发作的常见诱因有接触变应原、各种理化刺激物或上呼吸道感染等，部分急性发作也可以在无明显诱因的情况下发生。哮喘急性发作的程度轻重不一，病情发展的速度也有不同，可以在数小时或数天内出现，偶可在数分钟内危及生命。临床需要根据高危因素、发作严重程度及对治疗的反应决定治疗方案。

具有哮喘相关死亡高危因素的患者出现急性发作时应尽早至医院就诊。高危患者包括：①曾经有过气管插管和机械通气、濒于致死性哮喘的病史；②在过去1年中曾因哮喘发作住院或急诊；③正在使用或最近刚刚停用口服糖皮质激素；④目前未使用吸入性糖皮质激素（inhale corticosteroids，ICS）；⑤过分依赖短效β_2受体激动剂（short-acting inhale bete2-agonist，SABA），特别是每月使用沙丁胺醇（或等效药物）超过1支的患者；⑥有心理疾病或社会心理问题，包括使用镇静剂；⑦对哮喘治疗依从性差；⑧有食物过敏史。

哮喘急性发作时患者首先应进行自我处理。SABA 是缓解哮喘症状最有效的药物，患者可以根据病情轻重每次使用 $2 \sim 4$ 喷，一般间隔 3 小时重复使用，直到症状缓解。同时应增加 ICS 剂量，至少达到基础使用剂量的两倍。轻度和部分中度急性发作患者经自我处理后，若症状能缓解，其后仍应到医院复诊，评估哮喘控制状况、查寻发作原因、调整治疗方案，以预防哮喘再次发作；若症状无明显缓解，甚或加重，或者症状反复发作，则应立即至医院就诊。中、重度急性发作患者及高危患者，应在自我处理的同时尽快到医院就诊。哮喘急性发作的医院内治疗流程参见图 5-5。

（2）长期治疗　哮喘长期治疗的目标包括：达到哮喘症状良好控制，维持正常活动水平，尽可能减少急性发作和死亡、肺功能不可逆损害和药物相关不良反应的风险。

哮喘治疗药物分为控制药物、缓解药物以及重度哮喘的附加治疗药物。

①控制药物：是需要每天使用并长时间维持的药物，主要通过抗炎作用使哮喘维持临床控制，包括 ICS、全身性糖皮质激素、白三烯调节剂、长效 β_2 受体激动剂（long-acting inhale bete2-agonist，LABA）、缓释茶碱、甲磺司特、色甘酸钠等。

②缓解药物：又称急救药物，在有症状时按需使用，通过迅速解除支气管痉挛而缓解哮喘症状，包括速效吸入和短效口服 β_2 受体激动剂、吸入性抗胆碱能药物、短效茶碱和全身性糖皮质激素等。

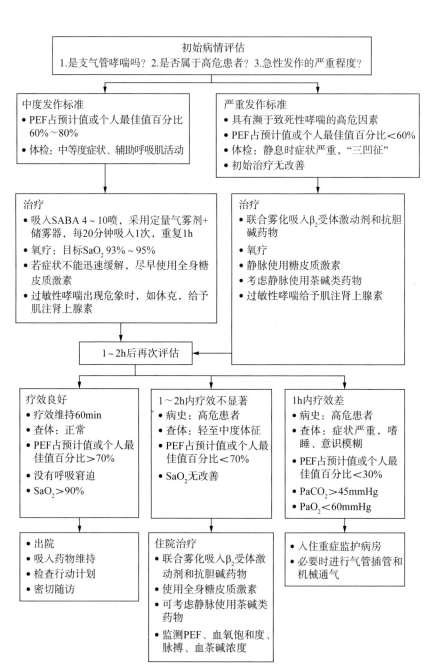

图 5-5　哮喘急性发作期的医院内治疗流程

③重度哮喘的附加治疗药物：主要为生物靶向药物，如抗IgE 单克隆抗体、抗白介素 -5（interleukin-5，IL-5）单克隆抗体、抗白介素 -5 受体（interleukin-5 receptor，IL-5R）单克隆抗体和抗白介素 -4 受体（interleukin-4 receptor，IL-4R）单克隆抗体等，以及大环内酯类药物等。

治疗原则是以患者病情严重程度和控制水平为基础，选择相应的治疗方案。现行指南推荐的长期治疗方案，即阶梯式治疗方案分为 5 级。详见表 5-6。治疗方案的调整策略为根据症状控制水平和风险因素水平（主要包括肺功能受损程度和哮喘急性发作史）等，按照阶梯式治疗方案进行升级或降级调整。

表 5-6　支气管哮喘患者长期（阶梯式）治疗方案

药物	1 级	2 级	3 级	4 级	5 级
推荐选择控制药物	按需 ICS+ 福莫特罗	低剂量 ICS 或按需 ICS+ 福莫特罗	低剂量 ICS+LABA	中剂量 ICS+LABA	参考临床表型加抗 IgE 单克隆抗体，或加抗 IL-5，或加抗 IL-5R，或加抗 IL-4R 单克隆抗体
其他选择控制药物	按需使用 SABA 时即联合低剂量 ICS	LTRA 或低剂量茶碱	中剂量 ICS 或低剂量 ICS 加 LTRA 或加茶碱	高剂量 ICS 加 LAMA 或加 LTRA 或加茶碱	高剂量 ICS+LABA 加其他治疗，如加 LAMA，或加茶碱或加低剂量口服激素（注意不良反应）
首选缓解药物	按需使用低剂量 ICS+ 福莫特罗，处方维持和缓解治疗患者按需使用低剂量 ICS+ 福莫特罗				
其他可选缓解药物	按需使用 SABA				

LTRA：白三烯受体拮抗剂；LAMA：长效抗胆碱能药物。

【预防与调护】

"治未病"是中医预防医学的核心思想。《素问·四气调神大论》："是故圣人不治已病治未病，不治已乱治未乱，此之谓也。夫病已成而后药之，乱已成而后治之，譬犹渴而穿井，斗而铸锥，不亦晚乎？"针对哮病发作诱因，采取相应的预防措施，可有效避免或减轻其急性发作。预防重点在于：恢复脏腑功能，减少宿痰产生；增强体质，提高御邪之力；避免触发因素侵袭，减少发作机会。有效的预防手段包括：注意气候影响，防寒保暖，适时通风，保持居所适当的温度与湿度，预防感冒；避免接触过敏原，如刺激性气体及易致过敏的灰尘、花粉、食物、药物等，合并其他变应性疾病者应积极治疗；戒烟戒酒，饮食宜清淡而富营养，忌生冷、肥甘、辛辣、腥膻发物等，以免伤脾生痰；劳逸适度，防止过度疲劳；保持心情舒畅，避免不良情志刺激；鼓励患者根据个体情况，选择太极拳、八段锦、散步、慢跑、呼吸操等方法长期坚持锻炼，增强体质。

冬病夏治穴位贴敷（三伏贴）基于"春夏养阳、秋冬养阴"理论，以中医经络学说及"内病外治"理论为指导，在自然界阳气最盛的三伏天，将中药膏剂贴敷于特定穴位，通过药物及穴位的双重刺激，振奋激发自身阳气，修复虚损，祛邪外出，达到调节气道舒缩及腺体分泌、降低气道高反应状态、调节机体免疫功能、减少哮病发作频率、延长缓解期的目的。

（高峰　王彬）

四、喘证

喘证是因肺系疾病或他脏病变影响，以致肺气上逆、肃降无权的一种病证，临床表现为气短喘促、呼吸困难，甚则张口抬肩、鼻翼扇动、不能平卧。《黄帝内经》最早记载了喘证的名称、症状和病因病机。《灵枢·五阅五使》云："故肺病者，喘息鼻张。"《灵枢·本脏》曰："肺高，则上气，肩息咳。"《素问·至真要大论》认为"诸气膹郁，皆属于肺"，"诸痿喘呕，皆属于上"。常见于西医学的喘息性支气管炎、肺气肿、心源性哮喘及癔症性喘息等疾病。

【典型病案】

韩某，女性，72 岁，于 2021 年 1 月 13 日入院。

主诉：喘息、咳嗽、咳痰反复发作 4 年，加重 1 周。

现病史：患者近 4 年来每于冬季外感后出现咳嗽、咳痰、喘息，偶有喉间鸣响，无胸痛心悸，无活动耐力下降，与接触刺激性气味无关，每次迁延 2 月余，曾诊断为"慢性支气管炎"，经抗感染、化痰等治疗后可好转，平素咳嗽咳痰喘息不著。此次 1 周前再次外感后喘息、咳嗽加重，咳大量白黏痰，自服枇杷止咳糖浆、感冒灵等药物，症状未改善，遂至我科门诊就诊，并入院系统检查诊治。刻下症：喘息，咳嗽，痰白黏不易咳出，无喉间鸣响，无发热恶寒，无鼻塞流涕咽痛，无胸痛心悸，无盗汗乏力消瘦，无腹胀腹痛，纳差，二便正常，平卧位喘息加重，晚间半卧位，夜寐尚安，无夜间阵发性呼吸困难。

既往史：冠心病病史 20 余年，7 年前行支架植入术，现规律口服阿司匹林肠溶片 100 mg qd, 单硝酸异山梨酯缓释片 40 mg qd, 阿托伐他汀钙片 10 mg qn; 2 型糖尿病病史 1 月余, 规律口服阿卡波糖 50 mg tid, 血糖未监测; 否认药物及食物过敏史。

个人史: 无特殊。

家族史: 否认家族遗传性疾病史。

查体: 体温 36℃, 脉搏 105 次/分, 呼吸 21 次/分, 血压 129/82 mmHg。神识清楚, 表情自然, 形体中等, 体态自如, 语声清晰, 气粗息促, 咳嗽时作, 咳声响亮, 未闻及异常气味, 舌质淡, 舌苔黄腻, 脉滑数。口唇无发绀, 咽部充血, 双侧扁桃体未见肿大, 双肺呼吸音粗, 未闻及干湿啰音, 心界不大, 心率 105 次/分, 律齐, 心音有力, 各瓣膜听诊区未闻及病理性杂音, 腹平软, 无压痛及反跳痛, 肝、脾肋下未触及, 肝、肾区无叩痛, 肠鸣音 4 次/分, 双下肢无水肿, 神经系统检查: 生理反射存在, 病理反射未引出。

理化检查:

血常规: WBC 7.78×10^9/L, RBC 4.01×10^{12}/L, HGB 110.00 g/L, PLT 446.00×10^9/L, LYM% 17.00%, MONO% 5.50%, NEUT% 76.70%, NEUT# 5.97×10^9/L, EO% 0.40%, EO# 0.03×10^9/L。

血涂片: 红细胞、血小板形态未见明显异常, 白细胞形态及分类未见明显异常。

肝功能、肾功能、心肌酶、钾钠氯、空腹血糖、糖化血清蛋白、淀粉样蛋白 A、C 反应蛋白: GLU 8.87 mmol/L, GSP 302 mmol/L, CRP 14.87 mg/L, SAA 29.2 mg/L, 余项正常。

凝血酶原时间、凝血酶原时间活动度、国际标准化比值、活化部分凝血活酶时间、纤维蛋白原定量、凝血酶凝结时间、纤维蛋白原降解产物、D-二聚体：Fib 4.14 g/L, D-dimer 0.76 mg/L, 余项正常。

肌红蛋白、肌钙蛋白 T：MYO 83 ng/mL, cTnT 0.032 ng/mL。

B 型利钠肽：9.65 pg/mL。

降钙素原：0.056 ng/mL。

动脉血气分析（未吸氧）：pH 7.48, $PaCO_2$ 28.3mmHg, PaO_2 101.9mmHg, SaO_2 98.1%, HCO_3^- 20.4 mmol/L, $SHCO_3^-$ 22.5 mmol/L, ABE −2.3 mmol/L, $P_{(A-a)}O_2$ 16.4mmHg。

胸部 CT：两肺纹理紊乱，双肺多发小结节，冠脉钙化。

肺功能：$FEF_{50\%}$%pred 67.3%, $FEF_{75\%}$%pred 48.6%, MMEF%pred 64.9%。结论：小气道功能障碍，残气量正常，弥散功能正常。

心电图：窦性心动过速，ST-T 改变。

初步诊断：

中医诊断：喘证（痰热郁肺证）

西医诊断：1.慢性喘息性支气管炎急性加重期

　　　　　　呼吸性碱中毒

　　　　　2.冠状动脉粥样硬化性心脏病

　　　　　　支架术后状态

　　　　　　慢性心力衰竭?

　　　　　3.2 型糖尿病

中医治疗：

治法：清热化痰，宣肺平喘。

方药：桑白皮汤加减。

蜜桑白皮 12 g，黄芩 10 g，鱼腥草 15 g，牡丹皮 10 g，川贝母 3 g，瓜蒌 10 g，前胡 10 g，生蛤壳（先煎）12 g，炒莱菔子 10 g，紫苏子 10 g，醋鸡内金 10 g。7 剂，水煎服，每日 1 剂，水煎 400 mL，分 2 次早晚饭后温服。

穴位贴敷：瓜蒌子 10 g，紫苏子 10 g，炒莱菔子 10 g，打粉调糊，贴敷天突、膻中、定喘穴，约 4～6 小时去之，每日 1 次。

西医治疗：

治疗原则：抗感染、化痰、解痉平喘、抗血小板聚集、改善心脏供血、降糖、稳定斑块等。

处理措施：①青霉素皮试阴性后，予 0.9% 氯化钠注射液 100 mL+注射用哌拉西林钠舒巴坦钠注射液 3g ivgtt q8h 抗感染；② 0.9% 氯化钠注射液 100 mL+盐酸氨溴索注射液 30 mg ivgtt q12h 化痰；③ 0.9% 氯化钠注射液 100 mL+多索茶碱注射液 0.2 g ivgtt q12 h 解痉平喘；④阿司匹林肠溶片 100 mg po qd 抗血小板聚集，单硝酸异山梨酯缓释片 40 mg po qd 改善心脏供血，阿卡波糖片 50 mg 随餐嚼服 tid 降糖，阿托伐他汀钙片 10 mg po qn 稳定斑块。

疗效转归：治疗 3 日，患者喘息好转，仍有咳嗽，咳少量白黏痰，易咳出。治疗 7 日诸症缓解。患者未予纠正心衰治疗，症状体征均明显改善，予排除慢性心力衰竭诊断。病情基本稳定，准予出院。嘱避风寒，控制饮食，门诊随诊。

【中医诊治思路】

（一）诊断与鉴别诊断

1. 疾病诊断 喘证是以症状命名的疾病，临床表现为呼吸困难、短促急迫，甚则张口抬肩、鼻翼扇动、不能平卧，严重者可致喘脱。喘证既是独立性疾病，也是多种急、慢性疾病过程中的症状。

本例患者症见喘息、咳嗽、不能平卧，符合喘证诊断。

2. 鉴别诊断

（1）**哮病** 《医学正传》曰："夫喘促喉中如水鸡声者，谓之哮，气促而连属不能以息者，谓之喘。"哮以声响言，哮病是一种反复发作的疾病，发作时喉中哮鸣有声，缓解后一如常人；喘以气息言，喘证表现为喘促气短、呼吸困难，是多种急、慢性疾病的一个症状。

本例患者以喘息、咳嗽、咳痰为主症，无典型喉间哮鸣之声，无突然发作、迅速缓解之规律，与哮病不符，故可鉴别。

（2）**气短** 表现为呼吸微弱而喘促，或短气不足以息，似喘而无声，尚可平卧。如《证治汇补·喘病》云："若夫少气不足以息，呼吸不相接续，出多入少，名曰气短。气短者，气微力弱，非若喘症之气粗奔迫也。"其与喘证之呼吸困难、张口抬肩、甚则不能平卧有显著区别。

本例患者喘息、咳嗽、不能平卧，无呼吸微弱、不足以息之症，与气短不符，故可鉴别。

（3）**肺胀** 是多种慢性肺系疾患反复发作、迁延不愈所致，以胸部膨满、憋闷如塞、喘息气促、咳嗽咳痰为主要特征，甚则出现唇甲青紫、心悸浮肿等症状，其中胸胁满闷如塞是肺胀与喘证的鉴别要点。

本例患者呼吸急促困难、咳嗽咳痰，但无胸部膨满、憋闷如塞、唇甲青紫等症，与肺胀不符，故可鉴别。

（二）辨证分析

1. 本病辨证要素　喘证病因包括外感六淫、内伤饮食、情志不舒及久病体虚等。病位主要在肺、肾，与心、脾、肝相关。辨证首分虚实。正如《景岳全书·喘促》云："气喘之病，最为危候，治失其要，鲜不误人，欲辨之者，亦惟二证而已。所谓二证者，一曰实喘，一曰虚喘也。此二证相反，不可混也。然则何以辨之？盖实喘者有邪，邪气实也；虚喘者无邪，元气虚也。"

（1）**辨虚实**　呼吸深长有余、呼出为快，气粗声高，伴痰鸣咳嗽，脉数有力，病势急骤者多为实证；呼吸短促难续、深吸为快，声低气怯，少有痰鸣咳嗽，脉象微弱或浮大中空，病势徐缓、时轻时重、遇劳则甚者多为虚证。因外感、饮食不当、情志不调而发者多属实证；因久病迁延或劳欲损伤所致者多属虚证。

实喘在肺，为外邪、痰浊、肝郁气逆，邪壅肺气，宣降不利而发；虚喘在肺肾，为阳气不足，或阴精亏耗，肺肾出纳失常所致。实喘病久伤正，由肺及肾，或虚喘复感外邪，则致虚实错杂，多见上盛下虚证候。

（2）**实喘辨外感内伤** 外感所致者起病急，病程短，常伴有表证；内伤所致者病程久，反复发作，多无表证。

（3）**虚喘辨病位** 肺虚者，劳作后气短不足以息，喘息较轻，常伴有面色㿠白，自汗，易感冒；肾虚者，静息时亦有气喘，动则更甚，伴有面色苍白，畏寒，或腰酸膝软，头晕耳鸣；心气、心阳衰弱者，喘息持续不已，难以平卧，伴唇甲青紫，心悸，浮肿，脉结代。

2. 本案辨证分析 本例患者以喘息、咳嗽、咳痰反复发作为主症，辨病属"喘证"范畴。老年女性，正气久耗，肺气亏虚，卫外不固，易感外邪，每于外感后肺失宣降，肺气上逆，发为喘息咳嗽；治疗失宜，迁延日久，子病及母，脾失健运，津聚为痰，故见咳痰；邪郁化热，煎灼津液，故痰黏；脾气亏虚，痰热中阻，故纳差；舌质淡为气虚之象；舌苔黄腻、脉滑数为痰热之征。四诊合参，本病病位在肺脾，病性属本虚标实，目前以邪实为主，辨证属痰热郁肺证。

（三）临床常见中医证型及分型论治

喘证治疗首分虚实。实喘治肺，以祛邪利气为主，祛邪是根据邪气性质的不同分别采用疏风散寒、解表清里、清热化痰、温阳利水等法，利气指宣肺平喘，亦包括开郁降气等法。虚喘以培补摄纳为主，须辨明脏腑、分清阴阳，或补肺，或益肾，或健脾，阳虚者温补之，阴虚者滋养之。治虚喘需要持之以恒，如《医宗必读·喘》所云："治实者攻之即效，无所难也。治虚者补之未必即效，须悠久成功，其间转折进退，良非易也。"上盛下虚者，当疏泄其上，补益其下，权衡轻重主次治疗。喘脱危候急当扶正固脱、镇摄肾气。因其他疾病影响而致喘者，需积极治疗原发病，不能仅仅见喘治喘。

1. 实喘

（1）风寒壅肺

主要证候：喘息咳逆，呼吸气促，胸部胀闷，咳嗽，痰多色白稀薄，或带泡沫，常有恶寒无汗，或伴发热，头痛鼻塞，口不渴。舌苔薄白而滑，脉浮紧。

治法：疏风散寒，宣肺平喘。

方药：麻黄汤合华盖散加减。

（2）表寒肺热

主要证候：喘逆上气，咳痰黏稠，胸胀或痛，息粗鼻扇，伴形寒，身热，烦闷，身痛，有汗或无汗，口渴。舌边红，苔薄白或黄，脉浮数或滑。

治法：解表清里，化痰平喘。

方药：麻杏石甘汤加减。

（3）痰热郁肺

主要证候：喘咳气涌，胸部胀痛，痰多黏稠色黄，或夹血色，伴胸中烦闷，身热汗出，口渴喜冷饮，面赤咽干，小便短赤，大便秘结。舌质红，苔黄腻，脉滑数。

治法：清热化痰，宣肺平喘。

方药：桑白皮汤加减。

（4）痰浊阻肺

主要证候：喘咳痰鸣，胸中满闷，痰多黏腻色白，咳吐不利，呕恶纳呆，口黏不渴。舌质淡，苔白腻，脉滑或濡。

治法：祛痰降逆，宣肺平喘。

方药：二陈汤合三子养亲汤加减。

（5）饮凌心肺

主要证候：喘咳气逆，倚息难以平卧，咳痰白稀，或有泡沫，心悸，面目肢体浮肿，小便量少，畏寒肢冷，唇甲青紫。舌质黯，舌体胖，苔白滑，脉沉细。

治法：温阳利水，泻肺平喘。

方药：真武汤合葶苈大枣汤加减。

（6）肺气郁闭

主要证候：每遇情志刺激而诱发，发病突然，呼吸短促，息粗气憋，胸胁闷痛，咽中如窒，咳嗽痰鸣不著，平素常多忧思抑郁，或失眠心悸，或心烦易怒。舌质红，苔薄白或黄，脉弦。

治法：开郁降气平喘。

方药：五磨饮子加减。

2. 虚喘

（1）肺气虚耗

主要证候：喘促短气，气怯声低，喉有鼾声，咳声低弱，咳痰稀薄，自汗畏风，痰少质黏，烦热口干，咽喉不利，面颧潮红。舌质淡，或舌红少苔，脉软弱或细数。

治法：补肺益气养阴。

方药：生脉散合补肺汤加减。

（2）肾虚不纳

主要证候：喘促日久，动则喘甚，气息短促，呼多吸少，气不得续，形瘦神疲，面青肢冷，或有跗肿，小便常因咳甚而失禁，或尿后余沥。舌质淡，苔白或黑润，脉沉弱。或见喘咳，面红烦躁，口咽干燥，足冷，汗出如油。舌红少津，脉细数。

治法：补肾纳气平喘。

方药：金匮肾气丸合参蛤散加减。

（3）正虚喘脱

主要证候：喘逆甚剧，张口抬肩，鼻扇气促，端坐不能平卧，稍动则喘剧欲绝，或有痰鸣，咳泡沫痰，心悸烦躁，面青唇紫，汗出如珠，四肢厥冷，脉浮大无根，或见歇止，或脉微欲绝。

治法：扶阳固脱，镇摄肾气。

方药：参附汤送服黑锡丹，加服蛤蚧粉。

【西医诊治思路】

（一）诊断与鉴别诊断

1. 本例诊断依据

（1）**病史** 老年女性，慢性病程，喘息、咳嗽、咳痰反复发作4年，每于冬季外感后发病，曾诊断为慢性支气管炎，本次加重1周。

（2）**症状** 喘息，咳嗽，咳痰白黏，平卧位喘息加重，晚间半卧位。

（3）**既往史** 冠心病、支架植入术、2型糖尿病病史。

（4）**体征** 双肺呼吸音粗，心率105次/分。

（5）**理化检查** 血常规：NEUT% 76.70%；PCT 0.056 ng/

mL；SAA 29.2 mg/L；CRP 14.87 mg/L；动脉血气分析（未吸氧）：pH 7.48，$PaCO_2$ 28.3mmHg；胸部 CT：两肺纹理紊乱；肺功能：小气道功能障碍；心电图：ST-T 改变。

2. 疾病诊断　慢性支气管炎（chronic bronchitis）简称慢支，是气管、支气管黏膜及其周围组织的慢性非特异性炎症。临床上以咳嗽、咳痰或伴有喘息为主要症状，每年发病持续 3 个月或更长时间，连续 2 年或 2 年以上，并排除具有慢性咳嗽、咳痰、喘息症状的其他疾病（如支气管哮喘、支气管扩张症、肺癌、肺结核、尘肺、慢性心功能不全等）后可以诊断。如每年发病时间不足 3 个月，但有明确的客观检查依据（如胸部影像学检查、肺功能检查等）亦可诊断。根据是否伴有喘息症状可分为单纯性及喘息性。

本例患者慢性咳嗽、咳痰、喘息反复发作 4 年，每因呼吸道感染致症状急性加重，胸部 CT 检查示两肺纹理紊乱，肺功能检查示小气道功能障碍，故慢性喘息性支气管炎诊断明确。

3. 鉴别诊断

（1）**支气管哮喘**　是由多种细胞及细胞组分参与的慢性气道炎症性疾病，临床表现为反复发作的喘息、气急，伴或不伴胸闷或咳嗽等症状，夜间及晨间多发，常与接触变应原、冷空气、物理或化学性刺激以及上呼吸道感染、运动等有关，发作时双肺可闻及散在或弥漫性哮鸣音，呼气相延长。患者本人或一级亲属常有过敏性疾病，如过敏性鼻炎、花粉症、湿疹等。

本例患者临床症状、体征及发作特点均不符合支气管哮喘表现，且无过敏性疾病病史及家族史，必要时完善支气管激发试验进一步鉴别。

（2）**心力衰竭** 是因各种心脏结构或功能性疾病导致心室充盈和（或）射血功能受损，心排血量不能满足机体组织代谢需要所致的临床综合征，多见于高血压病、冠心病、风湿性心脏病、心肌病等患者。慢性左心衰竭可见不同程度的呼吸困难（劳力性呼吸困难、端坐呼吸、夜间阵发性呼吸困难）、咳嗽、咳痰等症状，体征为双肺对称性湿啰音及心脏扩大、反流性杂音。发生急性肺水肿时出现突发严重呼吸困难，强迫坐位，频繁咳嗽，咳粉红色泡沫状痰，体征为双肺满布湿啰音、哮鸣音及心脏第三心音奔马律等。超声心动图、B 型利钠肽（B-type natriuretic peptide，BNP）等检查有助于明确诊断。

本例患者有既往冠心病、支架植入术病史，症见慢性咳嗽、喘息、平卧位喘息加重，体征见心率增快，应考虑慢性心力衰竭可能；但无劳力性及夜间阵发性呼吸困难，查体未见双肺对称性湿啰音，BNP 无增高，不符合心力衰竭，可行超声心动图检查进一步鉴别。

（3）**支气管扩张症** 是由各种原因引起的支气管树病理性、永久性扩张，导致反复发生化脓性感染的气道慢性炎症。主要发病机制为支气管感染和支气管阻塞，部分患者有先天发育缺陷及遗传因素。典型症状有慢性咳嗽、咳大量脓性痰、呼吸困难和（或）反复咳血。体征为固定而持久的局限性湿啰音，病程日久可出现发绀、杵状指。胸部 CT 检查表现为支气管内径与其伴行动脉直径比例变化、支气管呈柱状及囊状改变、气道壁增厚、黏液嵌塞、树芽征等。

本例患者喘息、咳嗽、咳痰反复发作，但无大量脓性痰及反复咳血病史，体征及胸部 CT 检查均不符合支气管扩张症征象，故可鉴别。

（4）特发性肺纤维化　是一种病因未明的慢性、进行性、纤维化性间质性肺炎，临床表现为进行性呼吸困难，伴有刺激性干咳，或有少许白色黏液痰，查体双下肺可闻及吸气末爆裂音，常有发绀、杵状指（趾）等征象，胸部 CT 表现为双肺胸膜下、基底部分布为主的网格影和蜂窝影，肺功能提示限制性通气障碍、弥散功能降低，动脉血气分析可见低氧血症。

本例患者有慢性咳嗽、咳痰、喘息，但无进行性呼吸困难及活动耐力下降，无肺部爆裂音、发绀、杵状指（趾）等体征，胸部 CT 未见网格影和蜂窝影，均不符合特发性肺纤维化，可以鉴别。

（二）慢性支气管炎诊疗要点

慢性支气管炎的发病是多种环境因素与机体自身因素长期相互作用的结果。环境因素包括吸烟、职业性粉尘及化学物质、空气污染、呼吸道感染等；自身因素如年龄增大、免疫功能紊乱、气道高反应性、自主神经功能失调等。本病起病缓慢，病程漫长，临床表现为长期咳嗽、咳痰或伴有喘息，其间可因呼吸道感染等原因诱发症状突然加重。

根据临床表现可分为急性加重期、慢性迁延期和临床缓解期。

急性加重期：1周内出现脓性或黏液脓性痰，痰量明显增加，或伴有发热、白细胞计数增高等炎症表现，或1周内咳嗽、咳痰、喘息中任何一项症状明显加剧。

慢性迁延期：不同程度的咳嗽、咳痰、喘息症状迁延不愈达1个月以上者。

临床缓解期：经治疗后或自然缓解，症状基本消失，或偶有轻微咳嗽、少量咳痰，维持2个月以上者。

慢性支气管炎治疗的目的在于减轻或消除症状，防止肺功能损伤，促进康复。急性加重期和慢性迁延期治疗原则以控制感染、祛痰止咳为主，伴有喘息者应予解痉平喘；临床缓解期则以加强锻炼、增强体质、预防复发为主。若反复发生急性加重，肺功能受损，出现持续性、不完全可逆的气流受限，则进展为慢性阻塞性肺疾病。

本病的西医治疗可参阅慢性阻塞性肺疾病。

【预防与调护】

对于喘证的预防，平时要避风寒、适寒温，顺应气候变化；饮食宜清淡富有营养，忌烟酒，少食肥甘厚味及辛辣之品，以免助湿生痰动火；畅情志，忌过度思虑，保持气机条达。已病者则应注意早期积极治疗，截断病情进展；尤需防寒保暖，免受外邪诱发；适度进行体育锻炼，增强体质，提高机体的抗病能力，但应注意避免过度疲劳。

（李珊）

五、肺胀

肺胀是多种慢性肺系疾患反复发作，迁延不愈，导致肺气胀满、不能敛降的一种病证，临床表现为胸部膨满、憋闷如塞、喘息气促、咳嗽痰多、心悸、面色晦暗或唇甲青紫、脘腹胀满、肢体浮肿等。其病程缠绵，时轻时重，经久难愈，严重者可出现神昏、喘脱等危重证候。肺胀的病名首见于《黄帝内经》，《灵枢·胀论》中记载"肺胀者，虚满而喘咳"，《灵枢·经脉》言"肺手太阴之脉……是动则病肺胀满，膨膨而喘咳"，《金匮要略·肺痿肺痈咳嗽上气病脉证治》载"咳而上气，此为肺胀，其人喘，目如脱状，脉浮大"，皆为本病主症。

根据肺胀的临床证候特点，西医学中慢性阻塞性肺疾病、慢性支气管炎合并阻塞性肺气肿、慢性肺源性心脏病等疾病可参考本病论治。

【典型病案】

孙某，男性，72 岁，于 2020 年 10 月 19 日入院。

主诉：咳嗽、咳痰反复发作 10 年，胸胁胀满、活动后喘息 5 年，加重 1 周。

现病史：患者自 10 年前开始常于外感后出现咳嗽、咳痰量多，经抗感染、化痰治疗后可改善，未予重视，症状反复发作，逐渐加重。近 5 年出现胸胁满闷，活动量大后气短喘息，休息后可减轻。近 3 年每年因咳嗽咳痰喘息加重于外院住院 2～3 次，诊断为"慢性阻塞性肺疾病急性加重"，经抗感染、解痉平喘等治疗后好转，出院后未维持治疗，平素时有咳嗽，活动后气短。

1周前受凉后咳嗽加重，咳痰，咳剧及活动后喘息，自服感冒清热冲剂、强力枇杷露等药物，症状无好转，不能耐受轻微活动，遂就诊于我科门诊。查血常规 WBC 10.28×10^9/L，NEUT% 72.30%，胸部 CT 提示慢性支气管炎、肺气肿、双肺少许感染。为系统检查诊治，门诊以"慢性阻塞性肺疾病急性加重期"收入院。刻下症：咳嗽，咳痰色黄质黏，不易咳出，喘息，平地步行10m、穿脱衣物即感喘息加重，胸胁胀闷，心悸，无胸痛背痛，无咳血，自觉发热，未测体温，无恶寒，无喷嚏流涕，口干口苦，渴喜冷饮，纳呆食少，无呕恶反酸，无腹痛腹胀，小便黄，无频急涩痛，尿量正常，大便色黄偏干，1～2日一行，夜眠可，无夜间阵发呼吸困难。

既往史：高血压病病史20余年，最高血压200/110 mmHg，现服左氨氯地平片2.5 mg qd控制血压，平素监测血压140～150/80～90 mmHg；否认其他慢性病史。否认药物、食物过敏史。

个人史：吸烟史50余年，日20支，已戒除5年；否认其他有害气体、粉尘、生物燃料暴露史。

家族史：否认家族遗传性疾病史。

查体：体温36.7 ℃，脉搏90次/分，呼吸27次/分，血压166/93 mmHg。神识清晰，表情自然，形体适中，体态自如，气息急促，咳声重浊，喉间鸣响，未闻及异常气味，舌质红，苔黄腻，脉滑数。球结膜无水肿，口唇轻度发绀，咽部充血，双侧扁桃体无肿大，未见脓性分泌物。颈软无抵抗，未见颈静脉怒张及颈动脉异常搏动。桶状胸，双肺呼吸音粗，可闻及干啰音，未闻及湿啰音，心界不大，心率 90 次 / 分，律齐，心音有力，各瓣膜听诊区未闻及病理性杂音。腹平软，无压痛及反跳痛，肝、脾肋下未触及，肝、肾区无叩痛，肠鸣音 4 次 / 分，双下肢无水肿。神经系统检查：生理反射存在，病理反射未引出。

理化检查：

血常规：WBC 10.28×10^9/L，RBC 4.83×10^{12}/L，HGB 147.00 g/L，PLT 184.00×10^9/L，NEUT% 72.30%，LYM% 19.60%，MONO% 5.10%，EO% 2.30%。

尿常规 + 沉渣：未见异常。

肝功能、肾功能、心肌酶、钾钠氯、C 反应蛋白、淀粉样蛋白 A：CRP 8.7 mg/L，SAA 24.2 mg/L，余项未见异常。

降钙素原：0.072 ng/mL。

D- 二聚体：0.21 mg/L。

B 型利钠肽：32.44 pg/mL。

肌红蛋白、肌钙蛋白 T：MYO 107 ng/mL，cTnT 0.016 ng/mL。

动脉血气分析（未吸氧）：pH 7.37，$PaCO_2$ 42.5mmHg，PaO_2 69.2mmHg，SaO_2 95.1%，HCO_3^- 24.0 mmol/L，$SHCO_3^-$ 23.2 mmol/L，ABE −1.3 mmol/L，$P_{(A-a)}O_2$ 32.6mmHg。

胸部 CT：慢性支气管炎、肺气肿、肺大疱，双肺少许感染，双肺陈旧性索条。

肺功能：VCmax%pred 42.8%，FVC%pred 41.1%，FEV_1%pred 21.5%，FEV_1/FVC 39.96%，PEF%pred 35.4%，$FEF_{25\%}$%pred 17.8%，$FEF_{50\%}$%pred 12.6%，$FEF_{75\%}$%pred 5.2%，RV-SB%pred 107.3%，RV/TLC-SB 62.75%，D_LCO-SB%pred

22.0%，D_LCO/V_A-SB%pred 44.6%；舒张后 FEV_1/FVC 40.68%，FEV_1%pred 25.3%。结论：混合性通气功能障碍，残气量增加，弥散功能降低；沙丁胺醇气道舒张试验阴性，FEV_1 改善量 120 mL，改善率 17.4%。

口呼气一氧化氮测定：26 ppb。

心电图：窦性心律，重度顺钟向转位，右心室肥厚，胸前导联 R 波增长不良，不完全性右束支传导阻滞，T 波改变。

超声心动图：左室内径 44 mm，右室内径 30 mm，肺动脉干内径 23 mm，瓣膜退行性变，三尖瓣反流（轻度），继发性肺动脉高压（估测肺动脉收缩压 51 mmHg），左室舒张功能减低。

初步诊断：

中医诊断：肺胀（痰热郁肺证）

西医诊断：1.慢性阻塞性肺疾病急性加重期

低氧血症

2.慢性肺源性心脏病

肺、心功能失代偿期

继发性肺动脉高压

不完全性右束支传导阻滞

3.高血压病 3 级 很高危

中医治疗：

治法：清肺化痰，降逆平喘。

方药：桑白皮汤加减。

蜜桑白皮 12 g，清半夏 9 g，紫苏子 10 g，浙贝母 10 g，炒苦杏仁 10 g，黄芩 10 g，栀子 6 g，生石膏（先煎）15 g，蜜麻黄6 g，芦根30 g，天花粉15 g，甘草6 g。5剂，水煎服，每日1剂，水煎400 mL，分2次早晚饭后温服。

穴位贴敷：蜜麻黄10 g，白果仁6 g，浙贝母12 g，葶苈子10 g，打粉调糊，贴敷肺俞、大椎、定喘穴，约4～6小时去之，每日1次。

西医治疗：

治疗原则：氧疗、抗炎解痉平喘、抗感染、化痰、降压等。

处理措施：①控制性氧疗，鼻导管吸氧2 L/min，每日16小时；②吸入用硫酸沙丁胺醇溶液2.5 mg+吸入用异丙托溴铵溶液500 μg+吸入用布地奈德混悬液2 mg雾化吸入 tid 抗炎解痉平喘；③盐酸左氧氟沙星注射液0.6 g ivgtt qd 抗感染；④盐酸氨溴索片30 mg po tid 化痰；⑤苯磺酸左氨氯地平片2.5 mg po qd 降压。

疗效转归：治疗5日，患者喘息明显减轻，偶咳，咳少量白黏痰，易咳出，口干，纳可，大便偏干，日一行。查体：舌质红，苔黄腻，脉滑。口唇无发绀，双肺呼吸音粗，散在干啰音，未闻及湿啰音。复查血常规：WBC 8.48×10^9/L，NEUT% 66.50%；动脉血气分析（未吸氧）：PaO_2 75.3mmHg，$PaCO_2$ 40.4mmHg。评估患者病情好转，停雾化吸入，序贯予布地奈德福莫特罗粉吸入剂（320/9 μg）2吸，口腔吸入 q12h，噻托溴铵粉吸入剂18 μg，口腔吸入 qd 抗炎解痉治疗；停盐酸左氧氟沙星。中医辨证同前，中药继服前方5剂。

治疗10日，患者气短，活动量大后喘息胸闷，休息后可缓解，偶咳嗽，咳少量白稀痰，易咳出，自汗，纳可，二便调。查体：舌质淡，苔白微腻，脉沉。复查肺功能：混合性通气功能障碍，沙丁胺醇气道舒张试验阴性，舒张后 FEV$_1$/FVC 42.35%，FEV$_1$% 35.1%。慢性阻塞性肺疾病患者自我评估测试评分：21分；慢性阻塞性肺疾病综合评估：D 组（根据《慢性阻塞性肺疾病全球倡议 2020》评估标准）。患者病情基本稳定，准予出院。出院带药予布地奈德福莫特罗粉吸入剂（320/9 μg）1 吸，口腔吸入 q12 h，噻托溴铵粉吸入剂 18 μg，口腔吸入 qd 抗炎解痉；中医辨证属肺气虚证，予中药汤剂口服，以补肺汤加减补肺益气固表，佐以化痰清散余邪。嘱患者避风寒，防复感，规范治疗，定期门诊复诊。中药处方如下：党参 15 g，炙黄芪 15 g，茯苓 15 g，炒苦杏仁 10 g，瓜蒌 10 g，桔梗 10 g，蜜百部 10 g，川贝粉（冲）3 g，紫苏子 10 g，浮小麦 15 g，醋五味子 6 g。14 剂，水煎服，每日 1 剂，水煎 400 mL，分 2 次早晚饭后温服。

出院后 14 日，患者日常活动无受限，活动量大后气短，无喘息，无咳嗽，咳少量白稀痰，易咳出，食纳可，大便日一二行，偶有便溏，小便调，夜寐安。查体：舌质淡，舌体胖，边有齿痕，苔白微腻，脉沉滑。双肺呼吸音略粗，未闻及干湿啰音。予继用噻托溴铵粉吸入剂 18 μg 口腔吸入 qd，停用布地奈德福莫特罗粉吸入剂；中医辨证属肺脾气虚证，口服中药以六君子汤加减补肺健脾。嘱患者避风寒，忌辛辣油腻食物，劳逸适度，规范治疗，定期门诊复诊。中药处方如下：党参 15 g，炙黄芪 15 g，麸炒白术 12 g，麸炒茯苓 15 g，陈皮 10 g，法半夏 9 g，葛根 10 g，紫苏子 10 g，芡实 15 g，炒麦芽 12 g。14 剂，水煎服，每日 1 剂，水煎 400 mL，分 2 次早晚饭后温服。

【中医诊治思路】

（一）诊断与鉴别诊断

1.疾病诊断 肺胀的诊断要点包括两方面。一是病史：肺胀是由于慢性肺系疾患反复发作、迁延不愈而成，故患者必有长期咳嗽、咳痰、喘息等病史，多见于中老年人；二是临床表现：肺胀的特征性表现为胸中憋闷如塞、胸部膨满、喘息、动则加重。

本例患者年逾古稀，咳嗽咳痰病史10年，继而出现胸胁胀满、喘息、活动后加重，符合肺胀诊断。

2.鉴别诊断

（1）喘证 以气短喘促，呼吸困难，甚则张口抬肩、不能平卧为临床特征，可见于多种急、慢性疾病过程中。肺胀是多种慢性肺系疾患反复发作、迁延不愈而致，临床表现为胸部膨满、憋闷如塞、喘息气促、咳嗽痰多，常伴有心悸、唇甲青紫、脘腹胀满、肢体浮肿等症。两者鉴别点在于病史及是否有胸部膨满、憋闷和肺外表现。

本例患者慢性病程，症状渐进，由咳嗽咳痰发展至胸胁满闷、活动后喘息，伴口唇青紫、心悸，当属肺胀范畴。

（2）哮病 为一种发作性痰鸣气喘疾患，发时喉间哮鸣有音、呼吸急促困难，经治可快速缓解，缓解后一如常人。该病多与先天禀赋有关，可于青、少年时起病，哮病家族史常见。肺胀为一种进展性疾病，见于中老年人，慢性咳嗽、咳痰、喘息症状持续存在，逐渐加重，发作时症状严重，治疗后可减轻，但不能完全缓解。

本例患者咳嗽、咳痰、胸胁满闷、活动后气短喘息等症状长期存在，不能缓解如常人，故可鉴别。

（二）辨证分析

1. 本病辨证要素

（1）辨标本虚实

①病位早期在肺，日久累及脾、肾、心等脏。

②病性属本虚标实，正虚邪实互为因果，证候常夹杂出现，需辨析主次侧重。

③虚证以气虚为先，日久或气虚及阳，或气阴两虚，甚则阴阳两虚。

④实证以痰浊为先，日久痰从寒化而成饮，饮溢肌表则为水，痰郁气滞、血脉失畅则为瘀，渐成痰瘀并见，终致痰浊、血瘀、水饮错杂为患。若感外邪，可成外寒内饮或痰热互结之证。若痰浊壅盛、蒙蔽神窍，或热动肝风，或热迫血溢，则生变证。

（2）辨急性加重期和稳定期 《中医内科学》教材多将本病分为"平时"和"感邪时"，称"平时偏于本虚，感邪时偏于邪实"。目前临床多谓之"稳定期"和"急性加重期"。稳定期是指患者平素咳嗽、咳痰、喘息、气短等症状稳定且相对较轻，病机以肺、脾、肾虚证为主。急性加重期是指短期内患者原有咳嗽、喘息、气短症状加剧，痰量增多，伴有痰色、痰质变化，亦可出现水肿、唇甲青紫、发热等症，常因外感六淫、治疗失宜等诱发，病机侧重于风、痰、瘀、热等实邪为患。

2. 本案辨证分析 本例患者慢性病程，以咳嗽、喘息、胸胁满闷为主症，辨病属"肺胀"范畴。患者长期吸烟，耗伤肺气，肺失宣肃，津聚生痰，每因外感，肺气上逆，发为咳嗽、咳痰。久咳失治，肺气壅滞，不能敛降，升降失常，故见喘息、胸胁胀满，活动后加重为气虚之象。肺气不足，卫表不固，易感外邪，风寒袭肺，主气功能失常，致病情加重。表寒入里化热，与内蕴之痰郁结于肺，则咳痰色黄、质黏难咳；痰热内扰心神致心悸，中困脾胃则纳呆；热灼津伤，故口干口苦、渴喜冷饮、便干溲黄。舌质红、苔黄腻、脉滑数均属痰热之象。四诊合参，本病病位以肺为主，兼及心、脾，病性属本虚标实，目前以邪实为主，辨证属痰热郁肺证。

（三）临床常见中医证型及分型论治

对于肺胀的中医辨证论治，传统的《中医内科学》教材中并未遵循疾病分期进行，尤其对于疾病稳定期的分型治疗论述不足。然该病在临床上明显呈现出稳定 – 加重 – 稳定的变化规律，不同阶段的中医辨证治疗各具特色。故本病在《中医内科学》基础上，参考《慢性阻塞性肺疾病中医诊疗指南》《慢性阻塞性肺疾病中西医结合管理专家共识》等指导性文件，按照疾病分期进行分型论治，以期更贴近临床，增加实用性。

肺胀病性总属本虚标实，辨治原则为根据邪正盛衰、虚实缓急，标本兼顾的同时分清主次侧重。急性加重期以邪实为重，故以祛邪治标为主，常用化痰、逐饮、祛瘀、散寒、清热、息风等法，可适时佐以益气、滋阴、温阳等扶正之法。稳定期偏于正虚，当以扶正治本为主，根据肺、脾、肾虚损之轻重辨证选用扶正补虚之剂，如补肺、健脾、纳肾等，佐以化痰、祛瘀等法清除余邪。

1. 急性加重期

（1）风邪袭肺

主要证候：咳嗽喘息，气促胸闷，伴鼻塞头痛、恶寒发热等表证。风寒证者痰色白质稀薄，涕清，身痛无汗，舌苔薄白，脉浮或浮紧。风热证者痰黄质黏稠，涕黄浊，口燥咽痛，舌苔薄黄，脉浮数或浮滑。

治法：疏风宣肺，止咳平喘。

方药：风寒证以三拗汤合止嗽散或小青龙汤加减，风热证以桑菊饮加减。

（2）痰浊壅肺

主要证候：胸膺满闷，咳声重浊，痰多，色白黏腻或稠厚成块，脘痞纳少，体倦乏力。舌苔薄腻或浊腻，脉滑。

治法：燥湿化痰，降气止咳。

方药：二陈汤合三子养亲汤加减。

（3）痰热郁肺

主要证候：咳喘气粗，痰黄质黏，咳吐不爽，胸痛胀满，烦躁，或伴身热，口渴欲饮，便干溲黄。舌质红，苔黄或黄腻，脉滑数。

治法：清肺化痰，降逆平喘。

方药：越婢加半夏汤或桑白皮汤加减。

（4）痰蒙神窍

主要证候：咳逆喘促，咳痰不爽，神志恍惚，表情淡漠，谵妄，烦躁不安，撮空理线，嗜睡，甚则昏迷，或伴肢体瞤动、抽搐。舌质淡黯或黯红，舌苔白腻或黄腻，脉细滑数。

治法：豁痰醒神，息风开窍。

方药：涤痰汤加减。

（5）阳虚水泛

主要证候：喘咳不得卧，心悸，咳痰清稀，面浮肢肿，甚则一身悉肿，腹部胀满有水，脘痞，纳差，尿少，畏寒，面唇青紫。舌胖质黯，苔白滑，脉沉细。

治法：化饮利水，温肾健脾。

方药：真武汤合五苓散加减。

2. 稳定期

（1）肺气虚

主要证候：咳嗽声低，喘息气短，动则加重，神疲乏力，自汗恶风，易感冒。舌质淡，苔白，脉沉细弱。

治法：补肺益气固表。

方药：玉屏风散合补肺汤加减。

（2）肺脾气虚

主要证候：咳嗽，喘息，气短，动则加重，神疲乏力，自汗恶风，易感冒，纳呆食少，脘腹胀满，便溏。舌体胖大，齿痕，舌质淡，舌苔白，脉沉细弱。

治法：补肺健脾，降气化痰。

方药：六君子汤合参苓白术散加减。

（3）肺肾气虚

主要证候：呼吸浅短难续，声低气怯，咳嗽，痰白如沫，形寒汗出，腰膝酸软，小便清长，或尿有余沥。舌淡或紫黯，脉沉细无力，或有结代。

治法：补肺纳肾，降气平喘。

方药：平喘固本汤合人参蛤蚧散加减。

（4）肺肾气阴两虚

主要证候：咳喘气短，动则加重，乏力，易感冒，自汗，盗汗，口燥咽干，干咳痰少，咳痰不爽，腰膝酸软，手足心热，头晕耳鸣。舌质红，舌苔少，花剥，脉沉细数。

治法：滋补肺肾，纳气定喘。

方药：保元汤合人参补肺汤加减。

【西医诊治思路】

（一）诊断与鉴别诊断

1. 本例诊断依据

（1）病史　老年男性，长期吸烟史，慢性病程，咳嗽、咳痰反复发作10年，近5年出现活动后气短喘息，曾多次因症状加重住院治疗，已诊断慢性阻塞性肺疾病，本次受凉后加重1周。

（2）症状　咳嗽，咳痰，色黄质黏，不易咳出，喘息，平地步行10米、穿脱衣物即感喘息加重，胸胁胀闷，心悸。

（3）既往史　高血压病史，最高血压200/110 mmHg。

（4）体征　口唇轻度发绀，桶状胸，双肺呼吸音粗，可闻及干啰音，未闻及湿啰音。

（5）理化检查　血常规：WBC 10.28×10^9/L，NEUT% 72.30%；SAA 24.2 mg/L，CRP 8.7 mg/L，PCT 0.072 ng/mL；动脉血气分析（未吸氧）：PaO_2 69.2mmHg；肺功能：混合性通气功能障碍，气道舒张试验阴性，舒张后 FEV_1/FVC 40.68%，FEV_1%pred 25.3%；胸部 CT：慢性支气管炎、肺气肿、肺大疱，双肺少许感染；心电图：重度顺钟向转位，右心室肥厚，不完全性右束支传导阻滞，T 波改变；超声心动图：右心室内径 > 20 mm，左、右心室内径比 < 2，肺动脉干内径 > 20 mm，肺动脉收缩压 51 mmHg。

2. 疾病诊断

（1）**慢性阻塞性肺疾病**　是一种异质性疾病，其特征为慢性呼吸道症状（呼吸困难、咳嗽、咳痰、急性加重），是由气道异常（支气管炎、细支气管炎）和 / 或肺泡异常（肺气肿）引起持续性、进行性加重的气流受限所致。

慢性阻塞性肺疾病的诊断主要依据危险因素暴露史、症状及肺功能检查等临床资料，并排除可引起类似症状和持续气流受限的其他疾病，综合分析确定。肺功能检查表现为持续气流受限是确诊的必要条件，即吸入支气管舒张剂后第一秒用力呼气容积 / 用力肺活量（即一秒率，FEV_1/FVC）< 0.70。

（2）**慢性肺源性心脏病**　是由于支气管 – 肺组织、胸廓或肺血管等慢性病变，导致肺血管阻力增加、肺动脉高压，继而出现右心室结构或（和）功能改变的疾病。

慢性肺源性心脏病的诊断应根据患者慢性胸 / 肺疾病病史，

出现肺动脉压增高、右心室增大或右心功能不全体征，心电图、胸部 X 线片、超声心动图等检查发现肺动脉增宽和右心增大、肥厚征象，可以做出诊断。

本例患者慢性咳嗽、咳痰，逐渐出现活动后喘息、胸胁胀满，间断出现症状急性加重，并有长期吸烟史，辅助检查胸部影像学提示慢性支气管炎、肺气肿，肺功能检查气道舒张试验阴性，舒张后 $FEV_1/FVC < 0.70$，故慢性阻塞性肺疾病诊断明确。心电图见重度顺钟向转位、右心室肥厚，超声心动图提示肺动脉增宽、肺动脉压增高、右心室增大，故慢性肺源性心脏病诊断明确。

3. 鉴别诊断

（1）支气管哮喘　以气道慢性炎症、气道高反应性、可逆性气流受限为特征，典型临床表现为反复发作的喘息、气急、胸闷或咳嗽，常在夜间及凌晨发作或加重，多数可自行缓解或经治疗后缓解。其气流受限具有显著的可逆性，即肺功能检查虽可见阻塞性通气功能障碍，但气道舒张试验呈阳性。患者常伴有其他过敏性疾病（如过敏性鼻炎、变应性皮炎等），或有过敏性疾病家族史。

本例患者慢性病程，咳嗽、咳痰、喘息反复发作，应与支气管哮喘相鉴别。然其发病过程为慢性咳嗽、咳痰，进行性加重，逐渐出现活动耐力下降，症状不可完全缓解，肺功能提示阻塞性通气功能障碍，气道舒张试验阴性，不符合支气管哮喘诊断。

（2）支气管扩张症　是由于支气管及其周围肺组织的慢

性化脓性炎症和纤维化，使支气管壁结构破坏，导致支气管变形及持久扩张。典型症状为慢性咳嗽、咳大量脓性痰、呼吸困难和（或）反复咳血。体征为固定而持久的局限性湿啰音，病程日久可出现发绀、杵状指。胸部 CT 显示支气管呈柱状、囊状改变，气道壁增厚，黏液嵌塞，树芽征、双轨征及印戒征等。

本例患者慢性病程，咳嗽、咳痰、呼吸困难，应与支气管扩张症相鉴别。但其无大量脓性痰及反复咳血病史，肺部体征无湿啰音，无杵状指，胸部 CT 未见支气管扩张征象，故可鉴别。

（3）肺淋巴管平滑肌瘤病　是一种罕见病，散发病例可见于育龄期妇女，以肺泡壁、细支气管壁和血管壁的类平滑肌细胞（LAM 细胞）弥漫性或结节性增生，导致局限性肺气肿或薄壁囊腔形成，最终导致广泛的蜂窝肺为特征。临床表现为进行性加重的呼吸困难、反复出现的气胸和乳糜胸，偶有咯血。肺功能检查呈现气流受限及弥散障碍，有时伴限制性通气功能障碍。胸部CT 显示大小不等的薄壁囊腔弥漫分布于双肺。

本例患者慢性病程，呼吸困难进行性加重，肺功能检查提示混合性通气功能障碍、弥散功能降低，应与肺淋巴管平滑肌瘤病相鉴别。然老年男性，无气胸及乳糜胸病史，胸部 CT 未见弥漫分布的薄壁囊腔，故可鉴别。

（二）慢性阻塞性肺疾病诊疗要点

慢性阻塞性肺疾病（chronic obstructive pulmonary disease，COPD）简称慢阻肺，是一种常见的、可预防、可治疗的慢性疾病，也是《"健康中国 2030"规划纲要》重点防治的疾病。以《慢性阻塞性肺疾病全球倡议》(global initiative for chronic obstructive lung disease，GOLD) 为代表的国际性指南及中华医学会呼吸病学分会《慢性阻塞性肺疾病诊治指南》《慢性阻塞性肺疾病急性加重诊治中国专家共识》等国内指导性文件均已颁布，并结合最新研究进展不断修订，以期更准确地认识疾病本质，提高临床疗效，减轻疾病负担，并指导临床医生规范诊疗行为。囿于篇幅，现将目前关于本病临床诊断及治疗的主要策略简介如下，未尽之处可在相关指南中进一步学习。

1.诊断 存在呼吸困难、慢性咳嗽或咳痰，有复发性下呼吸道感染史和 / 或有该疾病危险因素暴露史的患者均应考虑慢阻肺，肺功能检查是确诊的必备条件，吸入支气管舒张剂后 $FEV_1/FVC < 0.70$ 可确定存在持续气流受限，并需排除可引起类似症状和持续气流受限的其他疾病。

慢阻肺的危险因素包括基因、环境因素、全生命期事件。烟草烟雾、室内外空气污染是主要的环境暴露因素。慢阻肺危险因素分型详见表 5-7。

表 5-7 慢性阻塞性肺疾病危险因素分型

分型	特征
遗传基因相关慢阻肺（COPD-G）	α1- 抗胰蛋白酶缺乏 其他微效基因突变共同作用
异常肺发育相关慢阻肺（COPD-D）	早年事件，包括早产儿、低出生体重

续表

分型	特征
环境因素相关慢阻肺	吸烟相关慢阻肺（COPD–C） • 烟草烟雾暴露，包括子宫内暴露和被动吸烟 • 电子烟 • 大麻
	生物燃料和空气污染相关慢阻肺（COPD–P） • 室内污染、室外污染、野火烟雾、职业暴露
感染相关慢阻肺（COPD–I）	儿童期感染、结核相关、HIV相关
慢阻肺哮喘重叠（COPD–A）	特别是儿童期支气管哮喘
未知病因慢阻肺（COPD–U）	

HIV：人类免疫缺陷疾病。

临床医生可根据图 5-6 的诊断流程进行诊断。

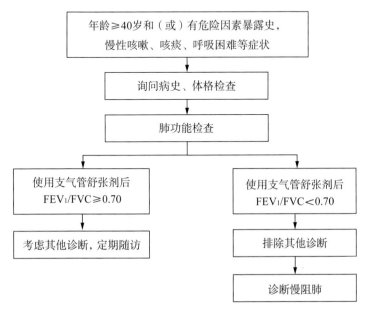

图 5-6　慢性阻塞性肺疾病诊断流程

暂时不具备肺功能检查条件时，可使用《中国慢性阻塞性肺疾病筛查问卷》进行初步判断，总分 ≥ 16 分者为慢阻肺高危个体，需要进一步检查。详见表 5-8。

表 5-8　中国慢性阻塞性肺疾病筛查问卷

问题	选项	评分标准	得分
您的年龄	40 ~ 49 岁	0	
	50 ~ 59 岁	3	
	60 ~ 69 岁	7	
	70 岁及以上	10	
您的吸烟量（包年） = 每天吸烟 _ 包 × 吸烟 _ 年	0 ~ 14 包年	0	
	15 ~ 29 包年	1	
	≥ 30 包年	2	
您的体重指数（kg/m²） = 体重 _ 千克 / 身高²_ 米² 如果不会计算，您的体重属于哪一类： 很瘦（7），一般（4），稍胖（1），很胖（0）	< 18.5	7	
	18.5 ~ 23.9	4	
	24.0 ~ 27.9	1	
	≥ 28.0	0	
没有感冒时，您是否经常咳嗽	是	3	
	否	0	
您平时是否感觉有气促	没有气促	0	
	在平地急行或爬小坡时感觉气促	2	
	平地正常行走时感觉气促	3	

续表

问题	选项	评分标准	得分
您目前是否使用煤炉或柴草烹饪或取暖	是	1	
	否	0	
您的父母、兄弟姐妹及子女中，是否有人患有支气管哮喘、慢性支气管炎、肺气肿或慢阻肺	是	2	
	否	0	
总分			

2. 病情综合评估

（1）症状评估　可采用改良版英国医学研究委员会（modified British medical research council，mMRC）呼吸困难问卷，或慢性阻塞性肺疾病患者自我评估测试（COPD Assessment test，CAT）进行，详见表 5-9 及表 5-10。

表 5-9　改良版英国医学研究委员会（mMRC）呼吸困难问卷

呼吸困难评价等级	呼吸困难严重程度
0 级	只有在剧烈活动时才感到呼吸困难
1 级	在平地快步行走或步行爬小坡时出现气短
2 级	由于气短，平地行走时比同龄人慢或需要停下来休息
3 级	在平地行走 100 m 左右或数分钟后需要停下来喘气
4 级	因严重呼吸困难不能离开家，或在穿、脱衣服时出现呼吸困难

表 5-10　慢性阻塞性肺疾病患者自我评估测试（CAT）

序号	症状	评分	症状
1	我从不咳嗽	0 1 2 3 4 5	我总是咳嗽
2	我肺里一点痰都没有	0 1 2 3 4 5	我有很多痰
3	我一点也没有胸闷的感觉	0 1 2 3 4 5	我有很严重的胸闷感觉
4	当我在爬坡或爬一层楼梯时没有喘不过气的感觉	0 1 2 3 4 5	当我上坡或爬 1 层楼时，会感觉严重喘不上气
5	我在家里的任何活动都不受到慢阻肺的影响	0 1 2 3 4 5	我在家里的任何活动都很受慢阻肺的影响
6	尽管有肺病我仍有信心外出	0 1 2 3 4 5	因为我有肺病，我没有信心外出
7	我睡得好	0 1 2 3 4 5	因为有肺病我睡得不好
8	我精力旺盛	0 1 2 3 4 5	我一点精力都没有
总分			

注：数字 0 ~ 5 表现严重程度，请标记最能反映您当时情况的选项，并在数字上打√，每个问题只能标记一个选项。

（2）肺功能评估　根据气流受限严重程度进行肺功能评估，可分为 GOLD 1 ~ 4 级，详见表 5-11。

表 5-11 慢性阻塞性肺疾病患者气流受限严重程度的肺功能分级

分级	严重程度	肺功能 （基于使用支气管舒张剂后 FEV_1 占预计值 %）
GOLD 1 级	轻度	$FEV_1\%pred \geqslant 80\%$
GOLD 2 级	中度	$50\% \leqslant FEV_1\%pred < 80\%$
GOLD 3 级	重度	$30\% \leqslant FEV_1\%pred < 50\%$
GOLD 4 级	极重度	$FEV_1\%pred < 30\%$

（3）急性加重风险评估 慢性阻塞性肺疾病急性加重（acute exacerbation of chronic obstructive pulmonary disease, AECOPD）可分为轻度（仅需要短效支气管舒张剂治疗）、中度（需要短效支气管舒张剂加用抗生素和 / 或口服糖皮质激素治疗）、重度（需要住院 / 急诊 / 重症监护病房治疗）。依据过去一年发生 AECOPD 的次数及程度进行急性加重风险评估，若发生中 / 重度 AECOPD ≥ 2 次或因 AECOPD 住院 ≥ 1 次，评估为高风险。

（4）稳定期综合评估与分组 上述三项评估构成了对慢阻肺稳定期病情严重程度的综合评估体系。其中根据气流受限程度分为 GOLD 1 ~ 4 级，根据症状和急性加重风险分为 A、B、E 三组，详见图 5-7。

（5）合并症评估 慢阻肺患者常合并其他疾病（合并症），合并症的存在影响慢阻肺的进程，需要给予充分的评估和识别。常见的合并症包括：心血管疾病（如缺血性心脏病、心力衰竭、心律失常、高血压、外周血管疾病），骨质疏松，焦虑和抑郁，肺癌，代谢综合征和糖尿病，胃食管反流病，支气管扩张，阻塞性睡眠呼吸暂停，失眠，牙周炎，贫血，红细胞增多症，认知障碍，衰弱等。

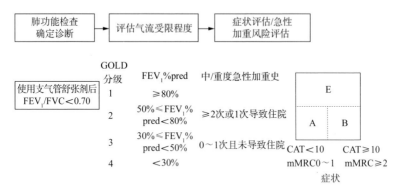

图 5-7　慢性阻塞性肺疾病综合评估示意图

3. 治疗及管理

（1）稳定期　慢阻肺稳定期管理的目标包括减轻当前症状和降低未来风险两方面。充分的健康教育和对于危险因素（如烟草、职业性或环境污染）的防控是治疗的基石，应贯穿疾病全程。

药物治疗中，支气管舒张剂是一线治疗药物，通过松弛气道平滑肌扩张支气管、改善气流受限，从而减轻症状、改善肺功能、减少急性加重。常用药物有 β_2 受体激动剂、抗胆碱能药物。吸入制剂的疗效和安全性优于口服药物，不同作用机制的支气管舒张剂联合治疗优于单一治疗。吸入性糖皮质激素推荐用于外周血嗜酸性粒细胞计数高的患者，应在长效支气管舒张剂的基础上联合应用，不推荐单独使用。其他可选择的药物还包括：磷酸二酯酶 4（phosphodiesterase-4，PDE-4）抑制剂、祛痰及抗氧化剂、免疫调节剂、α-1 抗胰蛋白酶强化治疗等。

　　患者的初始治疗方案应根据综合评估分组确定，详见图5-8。

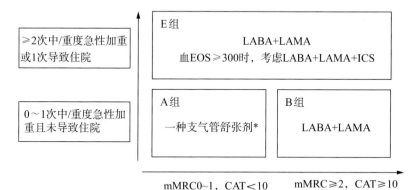

* ：A组患者可用一种短效或长效支气管舒张剂改善呼吸困难，在药物可及、可
　　负担情况下优先选择长效支气管舒张剂。
EOS：嗜酸性粒细胞（个/μL）。

图5-8　慢性阻塞性肺疾病稳定期初始治疗推荐

　　给予初始治疗后应注意观察患者的病情是否得到改善，确定初始方案是否需要调整。评估重点在呼吸困难和发生急性加重两个方面，同时也要评估患者的吸入技术、用药依从性、合并症及其他可能影响疗效的因素。药物治疗调整策略详见图5-9。

　　此外，非药物干预也是慢阻肺稳定期治疗的重要组成部分，包括：患者管理、呼吸康复治疗、家庭氧疗、家庭无创通气、疫苗接种、气道内介入、外科治疗等。

　　（2）**急性加重期**　AECOPD是一种急性事件，患者呼吸困难和／或咳嗽、咳痰症状加重，病程在14天之内，可能伴有呼吸急促和／或心动过速，通常是因为呼吸道感染、空气污染造成局部或全身炎症反应加重，或者其他原因损伤气道所致。

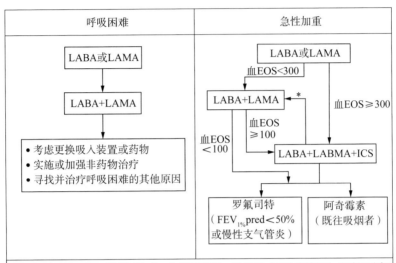

图 5-9 慢性阻塞性肺疾病稳定期药物治疗的随访及调整策略

AECOPD 的诊断与评估应按以下流程进行，详见表 5-12。

表 5-12 慢性阻塞性肺疾病急性加重的诊断与评估流程

1	对慢阻肺与伴随疾病进行全面评估，如肺炎、心力衰竭和肺血栓栓塞症等
2	评估 • 症状：通过视觉模拟评分评价呼吸困难严重程度及咳嗽症状评分 • 体征：观察记录呼吸急促、心动过速、痰量和痰色、呼吸窘迫（辅助呼吸肌参与）等
3	实验室检查：如血氧饱和度、生化检验、降钙素原、C 反应蛋白、动脉血气分析等
4	确定急性加重的原因：病毒感染、细菌感染、环境因素及其他原因

AECOPD 的治疗目标是最小化本次急性加重的影响，预防再次急性加重的发生。根据病情严重程度确定治疗场所及处置原则，详见表 5-13。

表 5-13 慢性阻塞性肺疾病急性加重的治疗场所及处置原则

治疗场所	处置原则
门诊	1. 在维持治疗的基础上，根据病情适当增加短效支气管舒张剂 [SABA 和（或）SAMA] 的剂量和频次，检查吸入技术，必要时考虑使用储雾罐或雾化治疗，病情趋向稳定者可加用长效支气管舒张剂； 2. 有抗菌治疗指征者，在评估病原体后应用抗菌药物； 3. 治疗后 2 ~ 3 d 评估病情，若改善明显，总疗程 5 ~ 7 d 后，病情趋于稳定者可考虑转换为稳定期治疗方案；若继续恶化需考虑住院治疗
符合以下任意 1 条，考虑住院治疗 *： 1. 出现严重的症状，如突发或加重的静息呼吸困难、呼吸频率增快、氧合下降、意识改变、嗜睡； 2. 出现急性呼吸衰竭； 3. 新出现体征或原有体征加重，如发绀、外周水肿； 4. 初始治疗失败； 5. 存在严重并发症，如心力衰竭、新发心律失常等； 6. 重度慢阻肺； 7. 频繁急性加重史； 8. 高龄； 9. 家庭或社区支持不足	1. 观察症状和体征，连续监测末梢氧饱和度，间歇检测动脉血气分析，控制性氧疗； 2. 增加短效支气管舒张剂的剂量和（或）次数，联合使用 SABA 和 SAMA，出院前转换为长效支气管舒张剂维持治疗； 3. 雾化或口服糖皮质激素； 4. 有抗菌治疗指征者，在评估病原体、采样后应用抗菌药物； 5. 有指征者，建议使用无创通气； 6. 动态监测液体、电解质和酸碱平衡； 7. 预防深静脉栓塞症； 8. 评估和处理并发症（如心力衰竭、心律失常、肺栓塞等）

治疗场所	处置原则
符合以下任意 1 条，考虑入 ICU 治疗 *： 1. 严重呼吸困难且对初始治疗反应不佳； 2. 意识障碍（如昏迷等）； 3. 经氧疗和无创机械通气治疗后低氧血症（$PaO_2 < 40$ mmHg）仍持续或进行性恶化，和（或）严重/进行性加重的呼吸性酸中毒（pH < 7.25）； 4. 需要有创机械通气； 5. 血流动力学不稳定需要使用血管活性药物	1. 密切监护生命体征，需要氧疗或机械通气支持； 2. 应用储雾罐或雾化吸入 SABA 联合 SAMA，增加使用频率； 3. 口服或静脉应用糖皮质激素，考虑联合雾化吸入； 4. 评估病原体并采样后，针对性应用抗菌治疗； 5. 根据指征进行机械通气呼吸支持，首选无创通气；无创通气失败或有紧急气管插管指征时使用有创机械通气； 6. 动态监测液体、电解质和酸碱平衡； 7. 预防深静脉栓塞症； 8. 评估和处理并发症（如心力衰竭、心律失常、肺栓塞等）

SAMA：短效抗胆碱能药物；*：需结合当地医疗资源决定。

在 AECOPD 的药物治疗中，支气管舒张剂仍然是一线治疗药物，用于改善临床症状和肺功能，推荐首选单用 SABA 或联合短效抗胆碱能药物（short-acting muscarinic receptor antagonist, SAMA）吸入治疗；β_2 受体激动剂、抗胆碱能药物治疗 12～24 小时后病情改善不佳时可考虑联合应用甲基黄嘌呤类药物，但不建议单独应用。下呼吸道细菌感染是 AECOPD 最常见的原因，对于所有 AECOPD 患者均应评估感染相关指标和是否具有抗菌治疗指征。AECOPD 抗菌治疗的临床指征为：①同时具备呼吸困难加重、痰量增加和脓性痰 3 个主要症状；②具备 2 个主要症状，其中包括脓性痰；③需要有创或无创机械通气治疗。脓性痰是判断下呼吸道细菌负荷升高的最敏感指标，白痰或清痰的患者为细菌性急性加重的可能性较小。对于具备抗菌治疗指征的患者，有效抗细菌治疗可缩短恢复时间和住院时间、降低治疗失败和早期复发的风险，经验性抗菌治疗方案见表 5-14。中/重度 AECOPD 可应用全身性糖皮质激素改善肺功能及氧合状态，缩短康复及住院时间；雾化吸入糖皮质激素不良反应较小，可以替代或部分替代全身糖皮质激素，建议与短效支气管舒张剂联合应用。其他治疗还包括：通过全身或雾化吸入药物、吸痰、物理排痰等方式辅助气道痰液清除；并发呼吸衰竭且无条件或不适合使用机械通气时，使用呼吸兴奋剂；积极防治心力衰竭、心律失常、肺栓塞等并发症。

表 5-14　慢性阻塞性肺疾病急性加重的初始经验性抗菌治疗

病情适于门诊治疗			病情适于住院治疗	
无预后不良危险因素	有预后不良危险因素 *		无 PA 感染风险	有 PA 感染风险 **
	无 PA 感染风险	有 PA 感染风险 **		
无抗 PA 活性的口服 β 内酰胺类（如阿莫西林/克拉维酸）口服四环素类（如多西环素）口服大环内酯类（如克拉霉素、阿奇霉素）口服二代（如头孢呋辛、头孢克洛）或三代头孢菌素（如头孢地尼、头孢泊肟）	无抗 PA 活性的口服 β 内酰胺类（如阿莫西林/克拉维酸）口服喹诺酮类（如莫西沙星、左氧氟沙星、奈诺沙星）	口服喹诺酮类（如环丙沙星、左氧氟沙星）	无抗 PA 活性的 β 内酰胺类（如阿莫西林/克拉维酸、氨苄西林/舒巴坦、头孢曲松、头孢噻肟、头孢洛林）喹诺酮类（如左氧氟沙星、莫西沙星）	β-内酰胺类（如头孢他啶、头孢吡肟、哌拉西林/他唑巴坦、头孢哌酮/舒巴坦）喹诺酮类（如环丙沙星、左氧氟沙星）

*：预后不良危险因素：年龄 > 65 岁、有合并症（特别是心脏病）、重度慢阻肺、急性加重 ≥ 2 次/年或 3 个月内接受过抗菌治疗。

**PA：铜绿假单胞菌；PA 感染风险：既往痰培养 PA 阳性、90 d 内住院并有抗菌药物静脉应用史、极重度慢阻肺（FEV_1 占预计值 % < 30%）、近 2 周全身性应用糖皮质激素（泼尼松 > 10 mg/d）。

呼吸衰竭是 AECOPD 的常见并发症，需积极给予呼吸支持治疗。控制性氧疗是基础治疗，治疗目标是改善低氧血症（SpO_2 达到 88% ～ 92%）且未引起二氧化碳潴留和（或）呼吸性酸中毒加重，应及时进行动脉血气分析检测。HFNC 与传统氧疗相比，供氧浓度更精确，加温湿化效果更好；与 NPPV 相比，舒适性及耐受性更优。NPPV 是合并 II 型呼吸衰竭患者的首选方式。若呼吸衰竭进行性恶化、出现危及生命的酸碱失衡和（或）意识改变时，要及时启动 IMV 治疗。详见表 5-15、表 5-16。

表 5-15　无创通气在慢性阻塞性肺疾病急性加重期的应用指征

适应证（具有下列至少 1 项）：

呼吸性酸中毒（动脉血 pH $\leqslant$ 7.35 和 $PaCO_2 \geqslant$ 45 mmHg）

严重呼吸困难且具有呼吸肌疲劳和（或）呼吸功增加的临床征象，如使用辅助呼吸肌、胸腹部矛盾运动或肋间隙凹陷

常规氧疗或 HFNC 治疗不能纠正的低氧血症

相对禁忌证（符合下列 1 项）：

呼吸抑制或停止

心血管系统功能不稳定（低血压、心律失常和心肌梗死）

嗜睡、意识障碍或患者不合作

易发生误吸（吞咽反射异常、严重上消化道出血）

痰液黏稠或有大量气道分泌物

近期面部或胃食管手术

头面部外伤

固有的鼻咽部异常

极度肥胖

严重胃肠胀气

表 5-16　有创机械通气在慢性阻塞性肺疾病急性加重期的应用指征

不能耐受无创通气，或无创通气失败或存在使用无创通气的禁忌证

呼吸或心跳骤停

意识状态下降、普通镇静药物无法控制的躁动

明显的误吸或反复呕吐

持续性气道分泌物排出困难

严重的室性心律失常

严重的血流动力学不稳定，补液和血管活性药物均无效

危及生命的低氧血症，且患者不能耐受无创通气

　　AECOPD 作为慢阻肺进程中的急性呼吸事件，是加速疾病进展及肺功能恶化、导致患者死亡的直接原因，应给予充分的重视，并积极采取有效的预防措施。目前研究已经证实某些干预措施可减少 AECOPD 的发生频率，详见表 5-17。

表 5-17　减少慢性阻塞性肺疾病急性加重发生频率和住院次数的预防措施

药物预防	非药物预防
疫苗：流感疫苗、肺炎球菌疫苗、带状疱疹疫苗等	戒烟
吸入 ICS+LABA 复合制剂	控制污染
吸入长效支气管舒张剂：LABA 或 LAMA	家庭氧疗
吸入 LABA+LAMA 复合制剂	无创通气支持
吸入三联治疗：ICS+LABA+LAMA 复合制剂	肺康复
磷酸二酯酶 4 抑制剂	肺减容术
黏液溶解剂：厄多司坦、羧甲司坦	防护措施：佩戴口罩、
抗氧化剂：N- 乙酰半胱氨酸	勤洗手等

　　（3）合并症　慢阻肺的多种合并疾病对慢阻肺的进展、就诊、住院和病死率均有显著不良影响，同时慢阻肺也影响合并疾病的预后。因此应对慢阻肺的合并症进行充分的识别和恰当的治

疗。对于治疗的总体建议是：合并症的治疗应依据该疾病的指南进行，治疗原则与未合并慢阻肺者相同；同时也不要因为合并症而改变慢阻肺的治疗策略。

【预防与调护】

在肺胀的预防中应充分贯彻中医学"治未病"思想。"未病先防"包括不吸烟或尽早戒烟、以生物燃料取暖或烹饪的家庭及地区需更换清洁能源、严重粉尘暴露职业的劳动者需加强防护、治理空气污染、已罹患的肺系疾病应及时治疗避免迁延等措施，从而预防肺胀的发生。"既病防变"是指已发生肺胀病的患者平素应遵从医嘱规范治疗，选择适宜的运动方式和强度进行锻炼以增强体质，根据寒温变化适时增减衣物避免反复外感（呼吸道感染），饮食宜富含营养且易消化，忌恣食辛辣、肥甘、生冷之品，护脾胃正气，从而控制病情的进展。"瘥后防复"则是指在肺胀急性加重治疗后恢复的阶段，患者余邪未清且正虚未复，除根据邪正盛衰的程度给予祛余邪扶正气治疗外，还应特别加强健康调护，适寒温、节饮食、畅情志、调劳逸，避免短期内复发。

（吴蔚）

六、肺痈

肺痈是肺叶生疮，血败肉腐，形成脓疡的一种病证，属内痈之一。临床以咳嗽、胸痛、发热、咳吐腥臭浊痰，甚则脓血相兼为主要特征。张仲景首先提出肺痈病名,《金匮要略·肺痿肺痈咳嗽上气病脉证治》云:"咳而胸满振寒,脉数,咽干不渴,时出浊唾腥臭,久久吐脓如米粥者,为肺痈。"

根据肺痈的临床表现,本病属西医学肺脓肿范畴。其他如化脓性肺炎、支气管扩张症、支气管囊肿、肺结核空洞等伴化脓性感染而表现为肺痈证候者,可参考本病辨证施治。

【典型病案】

颜某,男性,68 岁,于 2020 年 2 月 11 日入院。

主诉:胸痛 1 周,伴发热、咳嗽、痰中带血 4 天。

现病史:患者 1 周前无明显诱因出现双侧胸痛,背痛,深呼吸时加重,症状持续存在,无压榨感及心前区不适,自行外用止痛贴膏,右侧胸痛减轻,左侧胸痛加重。4 天前出现发热恶寒,最高体温 39.2 ℃,咳嗽,咳少量白黏痰,痰中带血丝,色鲜红,就诊于我院急诊。查血常规 WBC 18.56×10^9/L,NEUT% 86.00%,CRP > 200 mg/L;胸部 CT 提示左肺上叶感染伴空洞形成、左肺下叶少许感染。予头孢哌酮舒巴坦钠 3g ivgtt bid,盐酸莫西沙星 0.4 g ivgtt qd×3 天,胸痛减轻,发热、咳嗽无明显改善,为系统诊治入院。刻下症:发热,恶寒,咳嗽,咳痰黄黏,痰中带血丝,色鲜红,痰味腥臭,左胸隐痛,无胸闷心悸,无喘息,无咽痛鼻塞流涕,无消瘦盗汗,无腹痛呕恶,纳可,尿量、尿色正常,无尿频尿急尿痛,大便日一行,质软成形,夜寐安,无夜间阵发性呼吸困难。

既往史:2 型糖尿病病史 12 年,控制饮食及间断口服阿卡波糖降糖,未监测血糖,4 天前我院急诊查即刻血糖 23.09 mmol/L;高血压病病史 12 年,最高血压 200/100 mmHg,现服非洛地平缓释片 5 mg qd,血压控制在 130/80 mmHg 左右;否认冠心病及其他慢性病史;否认药物、食物过敏史。

个人史:吸烟 20 余年,1 ～ 2 支 / 日,未戒除。

家族史:否认家族遗传性疾病史。

查体:体温 38.2℃,脉搏 123 次 / 分,呼吸 24 次 / 分,血压 138/85 mmHg。神识清楚,面色晦暗,语声清晰,气息略促,咳声重浊,舌红,苔黄腻,脉滑数。口唇无发绀,咽部无充血,胸廓对称无畸形,双侧呼吸运动度对等,语颤对称,双肺叩诊呈清音,听诊双肺呼吸音粗,左肺可闻及湿啰音,未闻及干啰音及胸膜摩擦音,心界不大,心率 123 次 / 分,律齐,心音有力,各瓣膜听诊区未闻及病理性杂音。腹部平软,无压痛及反跳痛,肝、脾肋下未触及,墨菲征(－),叩诊呈鼓音,无移动性浊音,肝、肾区无叩痛,肠鸣音 4 次 / 分,未闻及腹部血管杂音。双下肢轻度凹陷性水肿。

理化检查:

血常规:WBC 14.69×10⁹/L, RBC 4.27×10¹²/L, HGB 134.00 g/L, PLT 197.00×10⁹/L, LYM% 4.70%, MONO% 12.70%, NEUT% 81.80%, NEUT# 12.00×10⁹/L。

血涂片:红细胞、血小板形态未见明显异常,中性粒细胞胞质可见中毒颗粒,中性粒细胞核左移,可见幼稚粒细胞。

肝功能、肾功能、心肌酶、血糖、钾钠氯、C 反应蛋白、淀粉样蛋白 A:K 3.24 mmol/L, Na 133.4 mmol/L, Cl 94.4 mmol/L,

GLU（即刻）15.74 mmol/L，GSP 339 mmol/L，CRP 177.04 mg/L，SAA 132.4 mg/L，余项未见异常。

动脉血气分析（未吸氧）：pH 7.39，$PaCO_2$ 36.6mmHg，PaO_2 67.2mmHg，SaO_2 94.9%，HCO_3^- 23.2 mmol/L，$SHCO_3^-$ 22.9 mmol/L，ABE −1.5 mmol/L，$P_{(A-a)}O_2$ 38.6mmHg。

降钙素原、白介素 −6：PCT 2.65 ng/mL，IL−6 186.4 pg/mL。

糖化血红蛋白：GHB 9.9%。

凝血酶原时间、凝血酶原时间活动度、国际标准化比值、活化部分凝血活酶时间、纤维蛋白原定量、凝血酶凝结时间、纤维蛋白原降解产物、D− 二聚体：Fib 6.11 g/L，D−dimer 1.69 mg/L，FDP 8.6 μg/mL，余项正常。

B 型利钠肽：9.26 pg/mL。

肌钙蛋白 T、肌红蛋白：cTnT 0.005 ng/mL，MYO 25 ng/mL。

尿常规 + 沉渣：PRO ±，GLU 4+，余项正常。

便常规 + 潜血：黄软便，潜血阴性，镜检未见异常。

心电图：窦性心动过速，心电轴轻度左偏，T 波改变。

超声心动图：EF 56%，瓣膜退行性变，左室舒张功能减低。

胸部 CT：左肺上叶可见大片密度增高影，其内可见空洞影；左肺下叶少许斑片样密度增高影。结论：左肺上叶感染伴空洞形成、左肺下叶少许感染。

初步诊断：

中医诊断：肺痈（痰热壅肺证）

西医诊断：1. 肺脓肿

低氧血症

2. 2 型糖尿病

3. 电解质紊乱

低钾低钠低氯血症

4. 高血压病 3 级　很高危

中医治疗：

治法：清肺解毒，化瘀消痈。

方药：千金苇茎汤合如金解毒散加减。

芦根 30 g，薏苡仁 20 g，瓜蒌 15 g，金荞麦 30 g，白花蛇舌草 12 g，鱼腥草 25 g，竹茹 10 g，陈皮 10 g，清半夏 6 g，蜜桑白皮 10 g，黄芩 10 g，茯苓 15 g，桔梗 10 g，紫苏子 10 g。5 剂，水煎服，每日 1 剂，水煎 400 mL，分 2 次早晚饭后温服。

西医治疗：

治疗原则：抗感染、化痰、对症退热、补液、纠正电解质紊乱、降糖、降压、氧疗等。

处理措施：①鼻导管吸氧 2～3 L/min，每日 12 小时；② 0.9% 氯化钠注射液 100 mL＋注射用头孢哌酮舒巴坦 3 g ivgtt q8h，盐酸莫西沙星氯化钠注射液 0.4g ivgtt qd 联合抗感染；③乙酰半胱氨酸胶囊 0.2 g po tid 化痰；④对症退热、补液支持、纠正电解质紊乱；⑤皮下注射胰岛素降糖，根据监测血糖水平调整胰岛素剂量；⑥非洛地平缓释片 5 mg po qd 降压。

疗效转归：治疗 5 日，患者体温正常，胸痛缓解，咳嗽咳痰减轻。治疗有效，中药效不更方；西医治疗继续抗感染、化痰、降糖、降压等。

治疗 2 周，患者偶咳嗽，痰少，色白，无痰中带血及异味，气短，乏力，口干，舌红，少苔，脉细。复查胸部 CT：左肺上叶实变范围减小，部分空洞内可见气液平。患者病情基本稳定，准予出院。出院带药予甲磺酸左氧氟沙星片 0.5g po qd，盐酸氨溴索片 30mg po tid 治疗 2 周；中医辨证痰热壅肺之象已减，气阴两虚之征渐显，予沙参清肺汤加减益气养阴、清肺化痰。嘱患者避风寒，忌食辛辣肥甘，规律治疗，定期门诊复诊。中药处方如下：炙黄芪 15 g，太子参 15 g，北沙参 10 g，麦冬 10 g，桔梗 10 g，天花粉 15 g，冬瓜子 15 g，陈皮 10 g，法半夏 6 g。14 剂，水煎服，每日 1 剂，水煎 400 mL，分 2 次早晚饭后温服。

出院后 2 周，患者偶咳，无痰，气短乏力不著，纳可，二便调，舌淡红，苔薄白，脉沉。嘱继服甲磺酸左氧氟沙星片抗感染、盐酸氨溴索片化痰治疗 2 周；规范降糖、降压治疗；随诊。

出院后 3 月，患者无不适症状，复查胸部 CT：左肺上叶舌段可见条片状高密度影。嘱避风寒，控制饮食，规范治疗，定期监测血糖。

【中医诊治思路】

（一）诊断与鉴别诊断

1. 疾病诊断　肺痈诊断主要依据临床表现，传统中医有验痰、验口味之法可以辅助参考。肺痈的典型临床表现：发病多急，突然寒战高热，咳嗽胸痛，咳吐黏浊痰液，经旬日左右，咳吐大量腥臭脓痰，或脓血相兼，身热遂降，病情好转，经数周逐渐恢复。如脓毒不净，持续咳嗽，咳吐脓血臭痰，低热，消瘦，则转为慢性。传统验痰、验口味法：脓血浊痰吐入水中，沉者是痈脓，浮者是痰；口啖生黄豆或生豆汁不觉有腥味者，便为肺痈之症。如《医学入门·痈疽总论》云："咳唾脓血腥臭，置于水中即沉。"《张氏医通·肺痈》谓："肺痈初起，疑似未真，以生大豆绞浆饮之，不觉腥味，便是真候。"

本例患者急性病程，发热恶寒、胸痛、咳嗽、咳吐血痰味腥臭，符合肺痈诊断。

2.鉴别诊断

（1）**风温** 起病多急，以发热、咳嗽、烦渴或伴气急胸痛为特征，与肺痈初期颇难鉴别，但肺痈常见突发寒战高热，咳吐脓血腥臭痰为其特点，病势更重。风温经正确及时治疗后，多在气分而解，病情向愈；如经治一周身热不退，或退而复升，并见腥臭浊痰，应考虑肺痈的可能。

本例患者高热、胸痛、咳嗽、痰中带血味腥臭之症明显，属肺痈范畴，可以鉴别。

（2）**肺痨** 是由于正气虚弱，感染痨虫，侵蚀肺脏所致的慢性虚弱疾患，以咳嗽、咳血、潮热、盗汗及身体逐渐消瘦为主要表现，常有与肺痨患者长期密切接触史。

本例患者发热、咳嗽、咳血，但起病急，热势高，与肺痨不符，可资鉴别。

（二）辨证分析

1.本病辨证要素

（1）**辨病期** 本病病因为风热犯肺，或痰热素盛，以致热伤肺气，蒸液成痰，热壅血瘀，血败肉腐，成痈化脓。病变部位主要在肺，属于实热证候。明代陈实功《外科正宗·肺痈论》将本病分为初起、已成、溃后三个阶段，对后世分期论治影响较大。目前临床多分为四期：初期、成痈期、溃脓期和恢复期。应根据临床表现及痰液量、色、质、味变化，辨其病程所属。

初期：外邪侵犯卫表，内郁于肺；或内外合邪，肺卫同病，蓄热内蒸，热伤肺气，肺失清肃，出现恶寒、发热、咳嗽等肺卫表证，痰白或黄，量少，质黏，无特殊气味。

成痈期：邪热壅肺，蒸液成痰，气分热毒浸淫及血，热伤血脉，血为之凝滞，热壅血瘀，蕴酿成痈，表现为高热、寒战、咳嗽、气急、胸痛等痰热瘀毒蕴肺证候，痰呈黄绿色，量多，质黏稠，有腥臭味。

溃脓期：痰热与瘀血壅阻肺络，肉腐血败化脓，肺损络伤，脓疡溃破，可见排出大量腥臭脓痰或脓血痰，质如米粥，气味腥臭异常。

恢复期：脓疡内溃外泄之后，邪毒渐尽，病情趋向好转，痰量减少，质地清稀，臭味渐轻，但肺体损伤，故可见邪去正虚、阴伤气耗征象。继则正气逐渐恢复，脓疡逐渐愈合。若溃后脓毒不尽，邪恋正虚，致病情迁延，病势时轻时重，转为慢性。

（2）**辨顺逆** 溃脓期是肺痈病情顺或逆的转折点。溃后脓血稀而渐少，腥臭味转淡，胸胁痛减，伴声音清朗、饮食知味、无身热，脉象缓滑，属顺证。溃后脓血如败卤，腥臭异常，气喘鼻扇，胸痛不减，伴身热、颧红、食少、爪甲青紫，脉弦涩或弦急者，为肺叶腐败之恶候。

2. 本案辨证分析 本例患者以胸痛、发热、咳嗽、咳吐腥臭血痰为主症，辨病属"肺痈"范畴。患者老年男性，久病失治，正气渐虚，卫外不固，本次摄生不慎，感受外邪，肺失宣肃，胸中气机不利，发为胸背痛；正邪交争于表，故见发热恶寒；表邪入里化热，热壅肺气，气逆于上，以致咳嗽；热灼津液，炼液为痰，则见咳痰黄黏；痰热壅肺，气滞血瘀，不通则痛，故胸痛加重；热灼血络，肉腐血败，可见痰中带血、味腥臭；舌红、苔黄腻、脉滑数均属痰热内蕴之象。四诊合参，本病病位在肺，病性属本虚标实，目前以邪实为主，分期为成痈期，辨证属痰热壅肺证。

（三）临床常见中医证型及分型论治

1. 初期

主要证候：恶寒发热，咳嗽，咳白色黏痰，痰量日渐增多，胸痛，咳则痛甚，呼吸不利，口干鼻燥。舌尖红，舌苔薄黄或薄白少津，脉浮数而滑。

治法：疏风散热，清肺化痰。

方药：银翘散加减。

2. 成痈期

主要证候：身热转甚，时有寒战，继则壮热，汗出身热不解，胸满作痛，转侧不利，咳嗽气急，咳痰黄黏，或呈黄绿色，自觉喉间有腥味，烦躁不安，口干咽燥。舌质红，舌苔黄腻，脉滑数。

治法：清肺解毒，化瘀消痈。

方药：千金苇茎汤合如金解毒散加减。

3. 溃脓期

主要证候：咳吐大量脓血痰，或如米粥，腥臭异常，或有咳血，胸中烦满而痛，甚则气喘不能卧，身热面赤，烦渴喜饮。舌质红，舌苔黄腻，脉滑数或数实。

治法：排脓解毒。

方药：加味桔梗汤加减。

4. 恢复期

主要证候：身热渐退，咳嗽减轻，脓痰减少，臭味亦淡，痰液转为清稀，精神渐振，食纳改善。或有胸胁隐痛，难以平卧，气短乏力，自汗盗汗，低热，午后潮热，心烦，口燥咽干，面色无华，形体消瘦，精神萎靡，舌质红或淡红，苔薄，脉细或细数无力。或见咳嗽，咳吐脓血痰日久不净，或痰液一度清稀而复转臭浊，病情时轻时重，迁延不愈。

治法：清养补肺。

方药：沙参清肺汤或桔梗杏仁煎加减。

肺痈治疗除根据不同时期选择治法方药外，还需注意以下几点：

（1）肺痈为肺实热证，治法以清热消痈、解毒排脓为根本，清肺治疗应贯穿始终。

（2）脓液能否畅利排出是决定治疗成败的关键，遵循"有脓必排"原则，辨证选择清脓、透脓、托脓等法，邪毒复燃或转为慢性者更须重视解毒排脓之法。痈脓流入胸腔者病势尤重，当予大剂清热解毒排脓，正虚者酌情辅以扶正药。

（3）脓液瘀血皆为人体精气阴血所化，肺痈病久必致正气受损，后期应注重补养扶正，但不可过早补敛，以防留邪，且不宜滥用温补。

（4）成痈期、溃脓期若病灶部位有较大的肺络损伤，可能发生大量咳血，需警惕血块阻塞气道或气随血脱之危候，及时采取相应急救措施。

【西医诊治思路】

（一）诊断与鉴别诊断

1. 本例诊断依据

（1）病史　急性病程，胸痛1周，伴发热咳嗽痰中带血4天。

（2）症状　发热，恶寒，咳嗽，咳痰黄黏，痰中带血丝，色鲜红，痰味腥臭，左胸隐痛。

（3）既往史　2型糖尿病病史；高血压病病史，最高血压200/100 mmHg。

（4）体征　左肺湿啰音。

（5）理化检查　血常规：WBC 14.69×10^9/L，NEUT% 81.80%，NEUT# 12.00×10^9/L；血生化：K 3.24 mmol/L，Na 133.4 mmol/L，Cl 94.4 mmol/L，GLU（即刻）15.74 mmol/L，GSP 339 mmol/L，CRP 177.04 mg/L，SAA 132.4 mg/L；PCT 2.65 ng/mL，IL-6 186.4 pg/mL；GHB 9.9%；动脉血气分析（未吸氧）：PaO_2

67.2mmHg；血涂片：中性粒细胞胞质可见中毒颗粒，中性粒细胞核左移，可见幼稚粒细胞；胸部CT：左肺上叶感染伴空洞形成。

2. 疾病诊断 肺脓肿是由多种病原体所引起的肺组织化脓性病变，早期为化脓性肺炎，继而坏死、液化，脓肿形成。临床特征为高热、咳嗽和咳大量脓臭痰，胸部X线片或CT显示肺实质内厚壁空洞或伴液平。原发性肺脓肿多见于发生误吸的无基础疾病者，继发性肺脓肿多继发于肺部新生物引起的气道堵塞或免疫抑制（如艾滋病、器官移植）病人。根据口腔手术、昏迷呕吐、异物吸入、肺部或邻近器官感染、皮肤外伤感染、疖、痈、中耳炎或骨髓炎等致脓毒症、免疫抑制等病史，结合典型临床表现及血常规、胸部影像等理化检查异常征象，可以明确诊断。血、痰标本病原学检查有助于明确病原诊断。

本例患者急性起病，发热、恶寒、咳嗽、咳血性腥臭痰，血常规白细胞总数和中性粒细胞计数显著升高，肺部CT见大片高密度影伴空洞征象，符合肺脓肿诊断。

3. 鉴别诊断

（1）**急性肺血栓栓塞症** 是来自静脉系统或右心的血栓阻塞肺动脉或其分支所导致的以肺循环和呼吸功能障碍为主要临床和病理生理特征的疾病。临床表现为突然出现的呼吸困难、胸痛、咯血、晕厥、烦躁/惊恐、咳嗽、心悸等；常见体征有呼吸急促、发绀、心动过速、肺动脉瓣区第二心音亢进、发热等；理化检查见D-二聚体升高，动脉血气分析提示低氧血症、低碳酸血症、肺泡-动脉氧分压差增大，心电图见窦性心动过速、$V_1 \sim V_4$ 导联T波倒置和ST段异常、$S_IQ_{III}T_{III}$ 征、右束支传导阻滞、肺型 P 波、电轴右偏、顺钟向转位等征象时应疑诊该病，肺动脉造影、放射性核素肺通气 / 血流灌注显像等发现典型征象即可明确诊断。

本例患者急性起病，症见胸痛、发热、咳嗽、咯血，动脉血气分析提示低氧血症，D- 二聚体轻度升高，需考虑急性肺血栓栓塞症可能，但未见明显呼吸困难及晕厥、烦躁 / 惊恐等症，可密切监测 D- 二聚体、动脉血气分析等变化，必要时行 CT 肺动脉造影以进一步鉴别。

（2）**肺结核** 是结核分枝杆菌入侵机体后在一定条件下发病的肺部慢性感染性疾病。临床可表现为咳嗽、咳痰、痰中带血，可伴发热、乏力、盗汗、消瘦等全身症状；胸部影像特点为多发于上叶尖后段、下叶背段和后基底段，浸润、增殖、干酪、纤维钙化病变同时存在，病灶密度不均匀、边缘较清楚、变化较慢、易形成空洞和播散病灶；痰结核分枝杆菌检查为诊断金标准；结核菌素试验、血混合淋巴细胞培养 + 干扰素测定等检查亦有助于明确诊断。

本例患者糖尿病诊断明确，且血糖控制差，为肺结核高风险人群，此次咳嗽、咳痰、痰中带血、发热，胸部 CT 左上肺高密度影内可见空洞，应考虑肺结核可能，但未见消瘦、盗汗等症，CT 未见病灶多态性，应完善痰抗酸染色、痰结核分枝杆菌核酸检测等检查以进一步鉴别。

（3）**支气管肺癌** 是最常见的肺部原发性恶性肿瘤，临床可表现为刺激性咳嗽，或原有慢性咳嗽性质改变；持续性痰中带血；同一部位、反复发作的肺炎；原因不明的肺脓肿，但无毒性症状，无大量脓痰，无异物吸入史，且抗感染治疗疗效不佳；原因不明的四肢关节疼痛及杵状指（趾）；胸部影像显示局限性肺气肿、段或叶性肺不张；肺部孤立性圆形病灶和单侧肺门影增大；无中毒症状、进行性增多的血性胸腔积液等。胸部CT、肿瘤标志物、脱落细胞学、呼吸内镜（支气管镜、胸腔镜）检查及肺活检等有助于诊断。

本例患者长期吸烟史，此次胸痛、发热、咳嗽、痰中带血，需考虑支气管肺癌可能，予完善肿瘤标志物、痰脱落细胞学检查，待充分抗感染治疗后复查胸部CT以进一步鉴别。

（二）肺脓肿诊疗要点

肺脓肿的病原学诊断是针对性抗感染治疗的基础，也是决定疗效及预后的关键。随着近年来病原学检查手段的不断进步，可实现本病的精准诊断及治疗。

1. 常见病原　肺脓肿的常见病原体与感染途径密切相关，主要包括厌氧菌和兼性厌氧菌，近年来需氧菌感染的比率有所增高。

（1）吸入性肺脓肿　多在意识障碍（如麻醉、醉酒、药物过量、癫痫、脑血管意外）时，病原体经口、鼻、咽腔吸入致病；或由于受寒、极度疲劳等诱因，全身免疫力及气道防御清除功能降低，病原菌吸入而致病；鼻窦炎、牙槽脓肿等脓性分泌物被吸入也可致病。吸入性肺脓肿最常见的厌氧菌为消化链球菌属、普雷沃菌属、拟杆菌属、梭杆菌属等，常为混合感染；最常见的需氧或兼性厌氧菌为肺炎链球菌、金黄色葡萄球菌、溶血性链球菌、草绿色链球菌、肺炎克雷伯杆菌、大肠埃希菌、铜绿假单胞菌、军团菌、奴卡菌等。

（2）**继发性肺脓肿** 某些细菌性肺炎（如金黄色葡萄球菌、铜绿假单胞菌和肺炎克雷伯杆菌肺炎等）、支气管扩张、支气管囊肿、支气管肺癌、肺结核空洞、支气管异物阻塞等继发感染可导致继发性肺脓肿；肺部邻近器官的化脓性病变（如膈下脓肿、肾周围脓肿、脊柱脓肿、阿米巴肝脓肿或食管穿孔等）波及肺也可引起肺脓肿。继发性肺脓肿的病原种类与原发疾病相关。

（3）**血源性肺脓肿** 因皮肤外伤感染、疖、痈、中耳炎或骨髓炎等所致的脓毒症，或右心细菌性心内膜炎、三尖瓣赘生物脱落，菌栓经血行播散至肺，可引起小血管栓塞、炎症和坏死而形成肺脓肿。血源性肺脓肿的致病菌以金黄色葡萄球菌、表皮葡萄球菌及链球菌为常见。

2. 标本选择原则

（1）疑为吸入性、继发性肺脓肿，应积极留取痰标本，进行抗酸染色及分枝杆菌、真菌、需氧菌和军团菌培养。

（2）疑为血源性肺脓肿，可通过血培养发现致病菌。

（3）针对临床推断的可能病原体，选择适宜的标本获取及检测方法：

①厌氧菌：应通过气管吸引、经皮肺穿刺吸引或经鼻支气管镜防污染毛刷获取标本进行培养。由于痰液经过口腔时均会被口腔中厌氧菌污染，故痰标本无法进行厌氧菌培养。

②真菌/奴卡菌/肺孢子菌：痰标本涂片嗜银染色。

③放线菌：支气管镜防污染毛刷、经皮针吸活检或开胸肺活检获取标本进行培养。

④军团菌：尿抗原检测，直接荧光抗体检测。

3. 治疗原则

（1）抗感染治疗 在应用抗生素之前应充分获取痰、血、胸腔积液等标本，进行病原学检测。根据病原类型、药敏结果选择、调整抗生素及确定疗程。常规抗生素治疗的疗程一般为8～12周，直到临床症状消失，胸部影像检查显示脓腔及炎症病灶消失，仅残留少量索条状纤维阴影。部分病原或特殊患者（如免疫抑制者）疗程需延长至6个月以上。

在全身治疗基础上加用抗生素局部治疗，可以提高疗效、缩短病程。如经支气管镜插入导管，尽量接近或进入脓腔，吸引脓液、冲洗、注入抗生素，滴药后根据脓肿部位采取适当体位静卧1小时。

（2）痰液／脓液引流 充分的痰液／脓液引流是提高疗效的有效措施。身体状况较好者可采用体位引流，使脓肿部位处于最高位置，轻拍患部，每天2～3次，每次10～15分钟。痰液黏稠不易咳出者，可全身应用祛痰药、气道湿化、雾化吸入生理盐水、祛痰药或支气管舒张剂等。痰液阻塞明显者，可经支气管镜进行冲洗及吸引，气道内异物阻塞者可经支气管镜取出异物使气道通畅。靠近胸壁的肺脓肿，常规治疗效果不佳者，可行经胸壁置管引流。

（3）营养支持治疗 肺脓肿病程相对较长，患者多呈消耗性表现，机体处于负氮平衡状态，需要加强营养支持，如补液、高营养、高纤维素治疗。

（4）**外科治疗** 急性肺脓肿经有效抗感染、充分引流治疗后，多可治愈。少数患者疗效不佳，在全身状况和肺功能允许条件下，可考虑外科手术治疗。手术指征：①慢性肺脓肿经内科治疗3个月以上，脓腔无缩小，或脓腔过大（＞5 cm）不易闭合，感染不能控制或反复发作；②并发支气管胸膜瘘或脓胸经抽吸、引流、冲洗疗效不佳者；③大咯血经内科治疗无效或危及生命时；④支气管阻塞（如疑为支气管肺癌）致引流不畅者。

【预防与调护】

素体肺虚或原有其他慢性疾患，肺卫不固，易感外邪者，当注意寒温适度，起居有节，以防受邪；忌烟酒、辛辣、肥甘厚腻，以免燥热伤肺；一旦致病，当及早治疗，力求在未成脓前消散邪气，预防肺痈发生。

已患肺痈者，应安静卧床休息为主，保持适度运动有利于痰液排出。调节室温，防寒保暖。清淡饮食，多吃水果，如橘子、梨、枇杷、萝卜等，具有一定润肺生津化痰作用，亦可用薏米煨粥食用，或以鲜芦根煎汤代茶。高热者宜半流质饮食。每天观察记录体温及脉象变化，咳嗽情况，咳痰的量、色、质、味等。在溃脓后可根据病位予以体位引流。

平素要重视口腔及上呼吸道慢性感染病灶的治疗。口腔和胸腹手术前应注意保持口腔清洁，手术中注意清除口腔和上呼吸道血块及分泌物，鼓励病人咳嗽，及时清除呼吸道异物，保持呼吸道引流通畅。昏迷病人的护理尤其要注意口腔清洁。

（来薛）

七、咳血

凡血液不循常道，或上溢于口鼻诸窍，或下泄于前后二阴，或渗出于肌肤，所形成的一类出血性疾患，统称为血证。咳血是指肺络受伤，血溢脉外，经口而咳出，表现为痰中带血，或痰血相兼，或纯血鲜红，间夹泡沫，亦称为嗽血。

咳血与西医学咯血的临床表现相同，可见于多种呼吸系统疾病（如支气管扩张症、肺炎、肺结核、肺癌等）、心血管疾病（如二尖瓣狭窄、肺动脉高压、肺栓塞、肺血管炎等）及血液病、某些急性传染病、风湿性疾病等。

【典型病案】

傅某，女性，68岁，于2020年12月3日入院。

主诉：咳嗽、咳痰、咳血反复发作60余年，加重1周。

现病史：患者60余年前曾患麻疹，具体不详。其后间断出现咳嗽，咳黄痰，偶见痰中带血，曾行支气管碘油造影，明确诊断为"支气管扩张症"。患者平素偶咳，痰少色灰白，每因外感或劳累致咳嗽加重，咳黄黏痰，甚或咳血，经抗感染、化痰、止血等治疗好转。1周前不慎受凉后咳嗽再次加重，咳大量黄黏痰，时有痰中带血，量少，色鲜红，自服头孢呋辛0.5 g bid×3天，症状无改善，多次咳纯血，遂至我科门诊就诊，为系统诊治入院。刻下症：咳嗽，咳大量黄黏痰，间断痰中带血，偶为纯血，色鲜红，量中等，无发热恶寒，无喘息胸闷，偶感心悸，无胸痛及心前区不适，无鼻衄齿衄，略感乏力，无盗汗，无胃痛反酸，无恶心呕吐，无腹痛腹泻，无黑便，纳可，二便正常，寐安，近期体重无变化。

既往史：2 型糖尿病病史 15 年，平素控制饮食，未用药，监测空腹血糖约 8 mmol/L，餐后血糖约 12 mmol/L。多种解热镇痛药（对乙酰氨基酚、布洛芬、去痛片）过敏致皮疹，否认其他药物及食物过敏史。

个人史：无特殊。

家族史：否认家族遗传性疾病史。

查体：体温 36.8℃，脉搏 93 次 / 分，呼吸 18 次 / 分，血压 130/76 mmHg。神识清楚，表情自然，面色荣润，形体中等，体态自如，语声清晰，气息均匀，咳嗽时作，咳声响亮，未闻及异常气味，舌质红，苔黄腻，脉滑。口唇无发绀，咽部无充血，双侧扁桃体未见肿大，颈无抵抗，未见颈静脉怒张及颈动脉异常搏动，双肺叩诊呈清音，听诊双肺呼吸音粗，左肺可闻及大量湿啰音，未闻及干啰音，右肺未及干湿啰音，心界不大，心率 93 次 / 分，律齐，心音有力，各瓣膜听诊区未闻及病理性杂音，腹平坦，质软，无压痛及反跳痛，肝、脾肋下未触及，叩诊呈鼓音，无移动性浊音，肝、肾区无叩痛，肠鸣音 4 次 / 分，双下肢无水肿，神经系统检查：生理反射存在，病理反射未引出。

理化检查：

血常规：WBC 12.16×10^9/L，RBC 4.02×10^{12}/L，HGB 116.00 g/L，

PLT 254.00×10^9/L，LYM% 16.00%，MONO% 4.50%，EO% 1.90%，NEUT% 76.20%。

ABO 血型鉴定：O 型。

动脉血气分析（未吸氧）：pH 7.42，$PaCO_2$ 43.6mmHg，PaO_2 72.3mmHg，SaO_2 93.1%，HCO_3^- 27.7 mmol/L，$SHCO_3^-$ 26.7 mmol/L，ABE 2.9 mmol/L，$P_{(A-a)}O_2$ 14.8mmHg。

肝功能、肾功能、心肌酶、钾钠氯、血脂、C 反应蛋白、淀粉样蛋白 A、血糖：GLU（即刻）10.54 mmol/L，CRP 140.44 mg/L，SAA 212.6 mg/L，余项正常。

凝血酶原时间、凝血酶原时间活动度、国际标准化比值、活化部分凝血活酶时间、纤维蛋白原定量、凝血酶凝结时间、纤维蛋白原降解产物、D- 二聚体定量：Fib 4.14 g/L，余项正常。

降钙素原、白介素 -6：PCT 0.92 ng/mL，IL-6 75.83 pg/mL。

血沉：ESR 32 mm/h。

糖化血红蛋白：GHB 8.2%。

胸部 CT：左肺多发树芽征、印戒征及少许斑片影，结论：左肺支气管扩张合并感染。

心电图：窦性心律，电轴不偏，正常心电图。

痰涂片：黄黏痰，合格标本，革兰阳性球菌成对少量，革兰阴性杆菌大量带荚膜，未见真菌孢子及菌丝，抗酸染色阴性。

痰呼吸道病原核酸：铜绿假单胞菌阳性，余项阴性。

咽拭子肺炎支原体、呼吸道合胞病毒、腺病毒抗原：阴性。

尿常规 + 沉渣：未见异常。

便常规 + 潜血：黄软便，潜血阴性。

初步诊断：

中医诊断：血证 咳血（痰热壅肺证）

西医诊断：1. 支气管扩张症伴咯血

　　　　　　铜绿假单胞菌感染

　　　　2. 2 型糖尿病

中医治疗：

治法：清热化痰，宁络止血。

方药：麻杏石甘汤合清金化痰汤加减。

蜜麻黄 5 g，炒苦杏仁 10 g，生石膏 15 g（先煎），金银花 10 g，桔梗 10 g，蜜桑白皮 20 g，瓜蒌皮 10 g，芦根 15 g，白茅根 15 g，黄芩炭 10 g，浙贝母 10 g，栀子 6 g，知母 10 g，茜草 10 g，仙鹤草 15 g，甘草 6 g。7 剂，水煎服，每日 1 剂，水煎 400 mL，分 2 次早晚饭后温服。

云南白药胶囊 0.5g po tid 活血止血。

西医治疗：

治疗原则：抗感染、化痰、控制血糖。

处理措施：① 0.9% 氯化钠注射液 100 mL+ 注射用哌拉西林钠舒巴坦钠 3g ivgtt q8h；盐酸左氧氟沙星 0.5g ivgtt qd 联合抗感染；②乙酰半胱氨酸胶囊 0.2g po tid 化痰；③皮下注射胰岛素降糖，根据监测血糖水平调整胰岛素剂量。

疗效转归：治疗 7 天，患者咳血已止，咳嗽明显减轻，痰色白量少，仍感乏力，纳可，大便质稀，日 2～3 次，小便调，夜寐安。查体：舌质淡，苔白腻，脉细滑。口唇无发绀，双肺呼吸音粗，左肺湿啰音较前减少。复查血常规 +C 反应蛋白：WBC

9.02×10^9/L，NEUT% 72.30%，CRP 25.70 mg/L。入院痰标本培养＋药敏回报：铜绿假单胞菌 3+，对目前抗生素敏感。继用目前抗感染、化痰治疗；停服云南白药胶囊；中医辨证热象渐轻，证属肺脾气虚、痰浊内蕴，予六君子汤加减补肺健脾、理气化痰、养血活血。中药处方如下：党参 15 g，茯苓 15 g，麸炒白术 10 g，陈皮 10 g，清半夏 6 g，山药 15 g，当归 10 g，黄芪 15 g，三七粉 3 g（冲），蜜百部 10 g，紫苏子 10 g，炙甘草 6 g。7 剂，水煎服，每日 1 剂，水煎 400 mL，分 2 次早晚饭后温服。

治疗 2 周，患者偶咳嗽，痰少，色白，无咳血，无气短乏力，纳可，二便调，夜寐安。查体：舌淡红，苔薄白，脉细滑。左肺可闻及少量湿啰音。患者病情基本稳定，准予出院。嘱避风寒，控制饮食，门诊随诊。

【中医诊治思路】

（一）诊断与鉴别诊断

1. 疾病诊断 血证具有明显的特征，以出血为主要症状。咳血是血证的一种，血由肺或气道而来，经咳嗽而出，血色多鲜红，或夹泡沫，或混有痰液，咳血之前常有咳嗽、喉痒、胸闷等症状。

本例患者症见痰中带血，偶为纯血，色鲜红，伴咳嗽、咳痰，符合咳血诊断。

2. 鉴别诊断

（1）**吐血** 是血由胃来，经呕吐而出，血色多为咖啡色或黯红色，吐血量多者呈鲜红色，常夹有食物残渣，或混有胃液。

吐血之前常有胃痛、恶心、胃脘不适等症状，吐血之后多见黑便。

本例患者以咳嗽、咳痰、痰中带血、色鲜红为主症，无恶心呕吐、胃痛反酸、黑便等症，与吐血不符，故可鉴别。

（2）**肺痨** 是由于正气虚弱，感染痨虫，侵蚀肺脏所致的慢性消耗性疾病，以咳嗽、咳血、潮热、盗汗及身体逐渐消瘦为主要表现，常有与肺痨患者长期密切接触史。

本例患者慢性病程，以咳嗽、咳痰、痰中带血为主要表现，但无潮热、盗汗、消瘦等症，与肺痨不符，故可鉴别。

（二）辨证分析

1.本病辨证要素

（1）**辨病证不同** 咳血以血从口出为主症，但引起出血的原因及出血部位有所差别，应注意辨清病证之异。辨别咳血与吐血可参见上文诊断与鉴别诊断；鼻衄、齿衄及口腔其他部位出血亦可见血从口出，多为纯血或随唾液而出，血量较少，常有口腔、鼻咽部异常症状可寻，而不伴有咳嗽。

（2）**辨证候虚实** 血证基本病机可归结为火热熏灼、迫血妄行及气虚不摄、血溢脉外两大类。火热有实火及虚火之分，外感风热燥火、湿热内蕴、肝郁化火均属实火，阴虚火旺属虚火；气虚之中又有气虚、气损及阳和阳气亏虚之别。一般初病多实，久病多虚；由实火所致者属实，由阴虚火旺、气虚不摄所致者属虚。血证之实证和虚证虽有不同的病因病机，但可以相互转化。如始为火盛气逆，迫血妄行，但反复出血后会导致阴血亏损，虚火内生；亦会因出血量多，血去气伤，导致气虚阳衰，不能摄血。出血之后，若离经之血未能排出，留积体内，蓄结为瘀，又会妨碍新血生长和气血正常运行，使出血反复难止。

2. 本案辨证分析 本例患者以咳嗽、咳痰、痰中带血为主症，辨病属"血证－咳血"范畴。患者幼年患病，正气不足，卫外不固，若遇劳累耗伤，则气虚益甚。肺为华盖，易受邪侵，每因外感，肺失宣肃，津聚为痰，故咳嗽咳痰反复发作；邪郁化热，迫血妄行，故见咳血；热邪煎灼，故痰黄质黏；痰热扰心，故心悸；邪热耗气，可见乏力；舌红、苔黄腻、脉滑均为痰热之征。四诊合参，本病病位在肺，病性属本虚标实，目前以邪实为主，辨证属痰热壅肺证。

（三）临床常见中医证型及分型论治

治疗血证的基本原则包括治火、治气、治血三方面。如《景岳全书·血证》言："凡治血证，须知其要，而血动之由，惟火惟气耳。故察火者但察其有火无火，察气者但察其气虚气实。知此四者而得其所以，则治血之法无余义矣。"治火有清热泻火、滋阴降火之法；治气有清气降气、益气补气之法；治血可循《血证论》提出的止血、消瘀、宁血、补虚"治血四法"。血证的基本治则治法应贯彻于各证候的辨证论治之中。

1. 燥热伤肺

主要证候：喉痒咳嗽，痰中带血，血色鲜红，口干鼻燥，或有身热。舌红，苔薄黄少津，脉数。

治法：清热润肺，宁络止血。

方药：桑杏汤加减。

2.痰热壅肺

主要证候：咳嗽，咳血色鲜红或痰血相兼，痰多黄黏，胸满气急，口渴心烦，或伴发热。舌红，苔黄腻，脉滑数。

治法：清热化痰，宁络止血。

方药：麻杏石甘汤合清金化痰汤加减。

3.肝火犯肺

主要证候：咳嗽阵作，痰中带血或纯血鲜红，胸胁胀痛，烦躁易怒，目赤口苦。舌红，苔薄黄，脉弦数。

治法：清肝泻肺，凉血止血。

方药：黛蛤散合泻白散加减。

4.阴虚火旺

主要证候：咳血鲜红，咳嗽痰少，或干咳无痰，潮热盗汗，五心烦热，颧红，口燥咽干。舌红少津，少苔或无苔，脉细数。

治法：滋阴润肺，凉血止血。

方药：百合固金汤加减。

5.气虚不摄

主要证候：痰中带血或咳吐纯血，血色较淡，面色少华，神疲乏力，心悸气短，动则汗出。舌质淡，苔薄白，脉细弱无力。

治法：补肺健脾，固摄止血。

方药：归脾汤加减。

6.瘀血阻络

主要证候：咳血迁延不愈，血色紫黯成块，胸胁闷胀，或刺痛，痛有定处，面色晦暗，唇甲青紫。舌淡黯，有瘀斑，苔薄，脉细涩。

治法：理气化瘀，活血止血。

方药：血府逐瘀汤加减。

【西医诊治思路】

（一）诊断与鉴别诊断

1. 本例诊断依据

（1）病史　慢性病程，急性加重；幼时麻疹病史，其后咳嗽、咳痰、咳血反复发作60余年，已诊断支气管扩张症，本次受凉后加重1周。

（2）症状　咳嗽，咳大量黄黏痰，间断痰中带血，偶为纯血，色鲜红。

（3）既往史　2型糖尿病病史。

（4）体征　双肺呼吸音粗，左肺可闻及大量湿啰音。

（5）理化检查　血常规：WBC 12.16×10^9/L，NEUT% 76.20%；血生化：GLU（即刻）10.54 mmol/L，CRP 140.44 mg/L，SAA 212.6 mg/L；PCT 0.92 ng/mL，IL-6 75.83 pg/mL；GHB 8.2%；胸部CT：左肺支气管扩张合并感染；痰涂片：黄黏痰，合格标本，革兰氏阴性杆菌大量带荚膜；痰呼吸道病原核酸：铜绿假单胞菌阳性。

2. 疾病诊断

喉及喉以下的呼吸道及肺任何部位的出血，经口腔咯出称为咯血。咯血是一种症状，不能独立成为疾病诊断，需对其病因进行探寻。常见病因包括：支气管疾病，肺部疾病，心血管疾病，其他病因还有血液病、急性传染病、风湿性疾病等。详见下文咯血诊疗要点。

本例患者病史、症状、体征及理化检查均符合支气管扩张症，可作为咯血的病因诊断。

3. 鉴别诊断

（1）**肺结核** 是结核分枝杆菌入侵机体后在一定条件下发病的肺部慢性感染性疾病。临床可表现为咳嗽、咳痰、咯血，可伴发热、乏力、盗汗、消瘦等全身症状，痰结核分枝杆菌检查为诊断金标准，结核菌素试验、血混合淋巴细胞培养＋干扰素测定和胸部 CT 检查可辅助诊断。

本例患者糖尿病诊断明确，且血糖控制较差，为肺结核高风险人群，此次咳嗽、咳痰、咯血、乏力，应考虑肺结核可能，但未见消瘦盗汗等症，痰抗酸染色阴性，CT 未见结核感染征象，不支持诊断，可完善痰结核分枝杆菌核酸检测、血混合淋巴细胞培养＋干扰素测定等检查以进一步鉴别。

（2）**支气管肺癌** 多见于 40 岁以上的患者，临床表现为咳嗽、咳痰、胸痛、呼吸困难、咯血等，该病咯血常为间断性或持续性痰中带血，咯血量为少量到中量，大咯血较少见。胸部 CT、肿瘤标志物、痰脱落细胞学检查、支气管镜检查等有助于确诊。

本例患者老年女性，慢性咳嗽、咳痰、咯血病史，应考虑支气管肺癌可能。但胸部 CT 未见相应征象，予完善肿瘤标志物、痰脱落细胞学检查以进一步鉴别。

（二）咯血诊疗要点

咯血是临床常见症状，部分患者可能发生危及生命情况。患者出现咯血时首先应快速评估病情，必要时立即给予紧急救治；同时寻找病因，确定有效治疗方案。

1. 评估咯血量　通常认为 24 小时内咯血量在 100 mL 以内为小量咯血，100 ~ 500 mL 为中等量咯血，500 mL 以上或单次咯血量大于 100 mL 为大咯血，大咯血是需要紧急处理的急危重症。但是准确判断咯血量临床并不容易实现，一方面因为咯血时血中可能会混有痰液或唾液，另一方面原因是容量估算仅依赖患者或医生的主观经验，更重要的原因是患者咯出的血量并不一定等于其肺内真正的出血量，部分甚至大部分出血仍淤滞于肺内。因此应对所有咯血患者进行"ABC 评估"，即从气道（airway）、呼吸（breathing）、循环（circulation）全面检查生命体征，以及时发现危及生命的大咯血。还应注意疾病的危险程度与咯血量并不完全一致，除出血量外，还应考虑咯血的持续时间、咯血的频度以及机体的状况等因素，充分评估窒息风险，以综合判断病情的危险性和预后。

2. 评估窒息风险　气道阻塞窒息是咯血最严重的并发症，如不能及时发现和实施有效抢救，患者可在几分钟内突然死亡。窒息的临床表现：患者突然两眼凝视、表情呆滞，甚至神志不清；咯血突然不畅、停止，或见黯红色血块，或仅从鼻、口流出少量黯红色血液，随即张口瞪目；突然呼吸加快，出现三凹征、一侧肺呼吸音减弱消失等。

咯血发生窒息通常与下列因素有关：

（1）单次咯血量大；

（2）咯血时患者高度紧张、焦虑、恐惧，不敢咳嗽；

（3）因反复咯血咽喉部受到血液刺激，加之情绪高度紧张，容易引起支气管痉挛，血凝块淤积在气管、支气管内，堵塞呼吸道；

（4）各种慢性肺部疾病导致的呼吸功能衰竭；

（5）不合理应用镇咳药物抑制咳嗽反射；

（6）老年、体弱或基础疾病导致的咳嗽反射减弱；

（7）处于休克状态的患者咯血时，虽然咯血量不大，但因其不能将血咯出，容易造成窒息死亡。

3. 明确咯血病因 咯血的病因较多，涉及全身多个系统。常见病因见表5-18。

表 5-18 咯血的常见病因

病因分类	疾病名称
气道疾病	慢性支气管炎、支气管扩张、气管支气管结核、支气管结石、原发性支气管癌、良性支气管肿瘤、气管异物、支气管溃疡、支气管囊肿、外伤性支气管断裂等
肺源性疾病	肺炎、肺结核、肺脓肿、肺真菌病、肺癌及恶性肿瘤肺转移、寄生虫病（肺阿米巴病、卫氏并殖吸虫病、肺棘球蚴病）、尘肺病、肺囊肿、肺梅毒、肺含铁血黄素沉着症、肺泡蛋白沉着症等
心肺血管疾病	心脏瓣膜病、肺梗死、肺动脉高压、单侧肺动脉发育不全、肺动静脉瘘、肺隔离症、支气管动脉和支气管瘘、先天性心脏病（房间隔缺损、动脉导管未闭）、心力衰竭等

续表

病因分类	疾病名称
结缔组织病和血管炎	系统性红斑狼疮、ANCA 相关性肺小血管炎、结节性多动脉炎、白塞综合征、干燥综合征、肺出血肾炎综合征等
血液系统疾病	血小板减少性紫癜、白血病、血友病、凝血障碍、弥散性血管内凝血等
全身性疾病	急性传染病（流行性出血热、肺出血型钩端螺旋体病）、子宫内膜异位症、特发性咯血等
药物和毒物相关	抗甲状腺药物、抗凝药物、抗血小板药物、非甾体类抗炎药物、灭鼠药等
有创性检查和治疗相关	经皮肺活检、支气管镜检查、介入治疗（射频消融、应用血管内皮生长因子抑制剂治疗肺癌）等

ANCA：抗中性粒细胞胞质抗体。

4. 治疗

（1）治疗原则　根据病情严重程度和病因确定相应的治疗措施，包括止血、病因治疗、预防咯血引起的窒息及失血性休克等。

（2）一般处理

①咯血患者应尽可能卧床休息，大咯血患者要求绝对卧床，就地抢救，避免不必要的搬动，以免加重出血。出血部位明确者应采取患侧卧位，呼吸困难者可取半卧位，缺氧者给予吸氧。大咯血有窒息时应先将患者取头低脚高 45° 俯卧位，拍背，迅速排出积血，然后头部后仰，颜面向上，尽快清理口腔内积血，同时

取出假牙，保持呼吸道通畅。

②原则上咯血患者不用镇咳药物，鼓励患者将血痰咳出。频繁剧烈咳嗽后发生咯血，考虑咳嗽可能为咯血原因时，可给予可待因或右美沙芬，禁用吗啡等中枢性镇咳药，以免抑制咳嗽反射，导致血块堵塞气道造成窒息。

③安慰患者，消除紧张焦虑情绪，必要时给予小剂量镇静剂（如地西泮），心肺功能不全或全身衰竭、咳嗽无力者禁用。

④饮食以流食或半流食为主，大咯血期间应禁食，并补充足够热量。保持大便通畅，避免因用力排便加重出血。

⑤已发生休克、先兆窒息或存在低氧血症者，应给予氧疗，保持呼吸道通畅，密切观察患者的生命体征及咯血量，注意水电解质平衡，同时做好抢救窒息的各项准备工作。

（3）药物治疗

①垂体后叶素：含有催产素和加压素，具有收缩支气管动脉和肺小动脉的作用，使肺内血流量减少，降低肺循环压力，从而达到止血的目的，是治疗咯血的首选药物。用药过程中需要严格掌握剂量和滴速，并严密观察患者有无头痛、面色苍白、出虚汗、心悸、胸闷、腹痛、便意、血压升高等不良反应，出现上述不良反应，应及时减慢滴速，并给予相应处理。合并冠心病、高血压、动脉硬化、心力衰竭者及孕妇应慎用或禁用。

②酚妥拉明：为 α 受体阻滞剂，可直接舒张血管平滑肌，降低肺动、静脉血管压力，达到止血的目的，主要用于垂体后叶素禁忌或无效时。用药过程中患者需要卧床休息，注意观察患者血压、心率和心律的变化，随时酌情调整药物剂量和滴速。

③氨基己酸、氨甲苯酸：通过抑制纤维蛋白溶解起到止血作用。

④酚磺乙胺：增强毛细血管抵抗力，降低毛细血管通透性，增强血小板聚集性和黏附性，促进血小板释放凝血活性物质，缩短凝血时间。

⑤巴曲酶：由蛇毒中分离提纯的凝血酶。

鉴于临床上咯血多由支气管动脉或肺动脉血管破裂所致，故止血药物选择以垂体后叶素及血管扩张剂为主，其他药物仅作为辅助措施。

（4）非药物治疗

①支气管动脉栓塞治疗：目前已广泛用于大咯血的治疗，通常在选择性支气管动脉造影确定出血部位的同时进行。适应证：任何原因所致的急性大咯血，病因一时无法去除，为缓解病情、创造条件进行手术时；不适合手术，或者患者拒绝手术，内外科治疗无效者；咯血量不大但反复发生者。禁忌证：导管不能有效和牢固插入支气管动脉内、栓塞剂可能反流入主动脉者；肺动脉严重狭窄或闭锁性先天性心脏病，肺循环主要依靠体循环供血者，在不具备立即手术矫正肺动脉畸形条件时；造影发现脊髓动脉显影，极有可能栓塞脊髓动脉者。

②经支气管镜治疗：大咯血时进行支气管镜操作可能有加重咯血的风险，但在必要时仍不失为有效的诊断治疗措施。其优点是可以清除气道内积血，防止窒息、肺不张和吸入性肺炎等并发症；能发现出血部位，有助于诊断；可在直视下对出血部位进行局部药物治疗或其他方法止血，效果明显。适应证：持续性咯

血、诊断及出血部位不明、常规治疗无效者；有窒息先兆者。禁忌证：严重心肺功能障碍；极度衰竭。

③手术治疗：适应证：反复大咯血经积极保守治疗无效，24小时内咯血量超过 1500 mL，或一次咯血量达到 500 mL；有窒息先兆而出血部位明确者。禁忌证：双肺广泛性弥漫性病变；出血部位不明确；凝血功能障碍者；全身情况或心肺功能差不能耐受手术者。

【预防与调护】

1. 平素起居有常，劳逸适度；注意气候变化，适寒温，防外感；饮食有节，宜食清淡、易于消化、富有营养食物，忌食辛辣温燥、油腻炙煿；戒除烟酒；保持精神愉快，避免情志过极。

2. 咳血期间加强精神调摄，消除其紧张、焦虑、恐惧等不良情绪；咳血量大者暂禁食；卧床休息，体位引流，保持气道通畅，利于离经之血排出；严密观察病情发展变化，警惕厥脱之证。

（张立春）

八、肺痿

肺痿是指肺叶痿弱不用，临床以咳吐浊唾涎沫为主症的一种疾病，为肺脏的慢性虚损性疾患。肺痿病名首见于东汉张仲景《金匮要略·肺痿肺痈咳嗽上气病脉证治》："寸口脉数，其人咳，口中反有浊唾涎沫者何？师曰：为肺痿之病。"本病涵盖西医学间质性肺疾病（包括特发性肺纤维化）等。

【典型病案】

于某，男性，70 岁，于 2020 年 11 月 17 日入院。

主诉：咳嗽咳痰反复发作 8 年余，咳吐浊唾涎沫 2 年，喘息 1 月，加重 4 天。

现病史：患者 8 年余前开始每于外感后出现咳嗽，咳痰，色白量少，质稀薄，无喘息，无胸痛咳血，间断口服止咳化痰药物症状可改善，未予系统检查治疗。近 2 年咳嗽发作较频繁，伴咳吐浊唾涎沫，色白，质稀薄，活动量大后气短。6 个月前曾于某医院完善胸部高分辨 CT、肺功能等检查，诊断为"肺间质纤维化、过敏性咽喉炎"，予口服糖皮质激素抗炎及抗过敏药物治疗（具体不详），症状改善不明显，1 个月前自行停服糖皮质激素。近 1 个月来患者逐渐出现呼吸困难，活动后喘息，无喉间鸣响，无夜间阵发呼吸困难，咳嗽及浊唾涎沫较前增加，口服祛痰止咳颗粒治疗后症状略改善。4 天前外感风寒后出现发热，体温最高 37.5℃，咳喘加重，咳吐大量淡黄色浊唾涎沫，质黏稠，急诊予抗感染治疗后体温降至正常，余症状未见好转，为系统诊治今日入院。刻下症见：咳嗽，咳吐大量淡黄色浊唾涎沫，质黏稠，活动后喘息气促，无喉间鸣响，无发热恶寒，无胸痛咳血，咽干口渴，无咽痛、喷嚏、流涕，乏力，无盗汗，纳少，无反酸呕恶，二便正常，夜寐安，近 1 个月体重下降 1.5 kg。

既往史：6 个月前开始口服糖皮质激素后发现血糖升高，餐后血糖最高 14.6 mmol/L，未服用降糖药，1 个月前停服糖皮质激素后监测空腹血糖 3.6 ～ 6.1 mmol/L；否认其他慢性病史。否认药物及食物过敏史。

个人史：吸烟史 40 余年，日 8 ～ 10 支，已戒除 2 年。

家族史：否认家族遗传性疾病史。

查体：体温 36.0 ℃，脉搏 100 次 / 分，呼吸 23 次 / 分，血压 125/80 mmHg。神识清楚，表情自然，面色无华，形体瘦削，体态自如，语声清晰，气息略促，咳嗽频繁，咳声响亮，未闻及异常气味，舌质红而干，舌苔微黄乏津，脉细数。全身皮肤黏膜未见黄染及出血点，眼睑无苍白，口唇轻度发绀，咽部无充血，双肺呼吸音粗，吸气相爆裂音，左肺为著，未闻及干啰音，心界不大，心率 100 次 / 分，律齐，各瓣膜听诊区未闻及病理性杂音，腹软，无压痛及反跳痛，肝、脾肋下未触及，肝、肾区无叩痛，肠鸣音 4 次 / 分，双下肢无水肿，双手杵状指。

理化检查：

血常规：WBC 5.07×10⁹/L，RBC 3.37×10¹²/L，HGB 104.00 g/L，PLT 210.00×10⁹/L，LYM% 23.10%，MONO% 7.70%，EO% 1.80%，NEUT% 67.20%。

肝功能、肾功能、心肌酶、血电解质、血脂、血糖、糖化血清蛋白、C 反应蛋白、淀粉样蛋白 A：GLU（空腹）6.05 mmol/L，GSP 341 mmol/L，CRP 17.52 mg/L，SAA 292.9 mg/L，余项正常。

动脉血气分析（未吸氧）：pH 7.41，$PaCO_2$ 39.4mmHg，

PaO$_2$ 70.2mmHg，SaO$_2$ 92%，HCO$_3^-$ 24.1 mmol/L，SHCO$_3^-$ 23.9 mmol/L，ABE −0.5 mmol/L，P$_{(A-a)}$O$_2$ 32.6mmHg。

降钙素原：0.066 ng/mL。

凝血酶原时间、凝血酶原时间活动度、国际标准化比值、活化部分凝血活酶时间、纤维蛋白原定量、凝血酶凝结时间、纤维蛋白原降解产物、D-二聚体定量：Fib 4.29 g/L，D-dimer 0.56 mg/L，余项正常。

痰细菌涂片、真菌涂片、抗酸染色：合格标本，白黏痰，革兰阳性球菌成对偶见，革兰氏阴性杆菌偶见，革兰氏阴性球杆菌少量，未见真菌孢子及菌丝，抗酸染色阴性。

痰细菌培养：正常菌群。

类风湿因子、抗链球菌溶血素"O"试验、免疫球蛋白 A、免疫球蛋白 G、免疫球蛋白 M、补体 C3、补体 C4：均正常。

抗核抗体、抗核糖核蛋白抗体、抗 Smith 抗原抗体、抗干燥综合征抗原 A 抗体、抗干燥综合征抗原 B 抗体、抗 Ro-52 抗体、抗 Scl-70 抗体、抗多肽复合体抗原抗体、抗组氨酰 TRNA 合成酶抗体、抗着丝粒抗体、抗增殖细胞核抗原抗体、抗 dsDNA 抗体、抗核小体抗体、抗组蛋白抗体、抗核糖体 P 蛋白抗体、抗线粒体 M2 抗体、抗心磷脂抗体：均阴性。

抗中性粒细胞胞质抗体－抗蛋白酶 3 抗体、抗中性粒细胞胞质抗体－抗髓过氧化物酶抗体：均阴性。

淋巴细胞亚群：Th/Ts 0.67，CD$_3^+$/CD$_4^+$ 472.12 个 / μL，CD$_3^-$/CD$_{19}^+$ 53.41 个 / μL，CD$_3^-$/（CD$_{56}^+$CD$_{16}^+$）133.52 个 / μL，余项正常。

甲胎蛋白、癌胚抗原、癌抗原125、癌抗原153、糖类抗原199、细胞角蛋白19片段抗原21-1、糖类抗原724、胃泌素释放肽前体、鳞状上皮细胞癌抗原、神经元特异性烯醇化酶、铁蛋白、前列腺特异抗原：CA19-9 123.8 U/mL，CA15-3 90.53 U/mL，CA125 83.14 U/mL，Ferritin 378.4 ng/mL，CYFRA21-1 6.36 ng/mL，余项正常。

B型利钠肽：正常。

血沉：82 mm/h。

尿常规 + 沉渣：正常。

便常规 + 潜血：棕色软便，镜检阴性，潜血试验阴性。

心电图：窦性心律，正常心电图。

胸部CT：双肺胸膜下网格影、蜂窝影，双下肺为著，伴少许淡片状高密度影。结论：双肺间质纤维化，双下肺感染。

肺功能：VCmax%pred 56.6%，FVC%pred 57.2%，FEV_1%pred 60.2%，FEV_1/FVC 84%，D_LCO-SB%pred 58.5%，D_LCO/V_A-SB%pred 66.7%。结论：限制性通气功能障碍，残气量正常，弥散功能降低。

超声心动图：左房大，瓣膜退行性变，主动脉瓣反流（轻度），二尖瓣反流（轻度），三尖瓣反流（轻度），继发性肺动脉高压（估测肺动脉收缩压50 mmHg），左室舒张功能减低，EF 59%。

初步诊断：

中医诊断：肺痿（虚热证）

西医诊断：1.特发性肺纤维化合并感染

　　　　　　　低氧血症

继发性肺动脉高压

2.类固醇性糖尿病?

中医治疗:

治法:滋阴清热,润肺生津。

方药:麦门冬汤合清燥救肺汤加减。

桑叶10 g,生石膏(先煎)15 g,知母10 g,阿胶(烊化)9 g,太子参20 g,麦冬10 g,蜜枇杷叶10 g,炒苦杏仁10 g,清半夏6 g,川贝母(打碎)5 g,瓜蒌15 g,醋五味子6 g,白芍12 g,甘草5 g。7剂,水煎服,每日1剂,水煎400 mL,分2次早晚饭后温服。

西医治疗:

治疗原则:氧疗、抗感染、化痰、抗纤维化等。

处理措施:①鼻导管吸氧3L/min,每日12小时;②0.9%氯化钠注射液100mL+注射用头孢他啶2g ivgtt q12h,0.9%氯化钠注射液500mL+注射用阿奇霉素0.5g ivgtt qd联合抗感染;③乙酰半胱氨酸泡腾片0.6g po bid化痰;④吡非尼酮胶囊抗纤维化,起始剂量0.2g po tid。

疗效转归:治疗7日,患者咳嗽明显减轻,浊唾涎沫转为白色,量减少,质黏稠,活动后喘息气促略好转,乏力,口渴,纳少,口服吡非尼酮胶囊后出现呕恶、胃部不适,二便调,夜寐安,舌红,少苔少津,脉细。中医辨证属气阴两虚、虚热灼津,继予前方中药7剂滋阴清热,润肺生津,加用百令胶囊6粒po tid补益肺气;西医治疗停用抗生素及吡非尼酮胶囊,乙酰半胱氨酸泡腾片继服。

治疗 14 日，患者偶咳，浊唾涎沫色白量少，易于咳出，活动后无明显喘息，乏力口渴减轻，纳少，无胃部不适，二便调，夜寐安，舌淡红，少苔少津，脉细。患者病情基本稳定，准予出院。中医辨证属气阴两虚，继予百令胶囊 6 粒 po tid 补益肺气，养阴清肺口服液 10 mL po tid 滋阴润肺；继服乙酰半胱氨酸泡腾片 0.6 g po bid 化痰，同时改善氧化应激平衡、抑制纤维细胞增生。嘱患者避风寒，清淡饮食，适度运动，勿过劳累。

【中医诊治思路】

（一）诊断与鉴别诊断

1. 疾病诊断　肺痿是以咳吐浊唾涎沫为主症的肺脏慢性虚损性疾患。其诊断要点：一是临床症状，咳吐浊唾涎沫，伴或不伴咳嗽，气息短促或动则喘息，常伴面色㿠白、形体消瘦、神疲乏力等虚弱征象；二是病史，慢性肺系疾病迁延不愈，久病体虚。

本例患者慢性病史，咳嗽咳痰反复发作，后出现咳吐浊唾涎沫，伴活动后气短喘息、乏力，符合肺痿诊断。

2. 鉴别诊断

（1）肺痈　《金匮要略》等典籍常将此二病合并论述，说明二者具有类似病机与症状，但亦有明确的鉴别点。肺痈是因热毒瘀结于肺，以致肺叶生疮，血败肉腐，形成脓疡的一种病证，以发热、咳嗽、胸痛、咳吐腥臭浊痰甚则脓血相兼为主要表现。肺痿则是因肺脏虚损，津气大伤，失于濡养，致肺叶枯萎，以咳吐浊唾涎沫为主要表现的一种慢性虚损性疾患。从症状鉴别，二者虽均可见咳痰，但痰的性状有显著不同。从病机鉴别，二者均可因肺中有热而发病，但虚实有别，肺痈以实邪为主，肺痿则以本虚为主。肺痈失治日久，耗伤气阴，可转为肺痿。如《张氏医通·卷四》所言："其人咳，口中反有浊唾涎沫，顷之遍地者为肺痿，言咳者口中不干燥也。若咳而口中辟辟燥，则是肺已结痈，火热之毒出见于口，咳声上下触动其痈，胸中即隐隐而痛，其脉必见滑数有力，邪气方盛之征也。数虚数实之脉，以之分别肺痿肺痈。是则肺痿当补，肺痈当泻。"

本例患者慢性病程，临床表现为咳吐白色浊唾涎沫，而非腥臭脓血痰，伴活动后气短喘息、乏力等虚象，故可鉴别。

（2）肺痨 是一种具有传染性的慢性虚损性疾患，以咳嗽、咳血、潮热、盗汗及身体逐渐消瘦为主要表现，常有与肺痨患者长期密切接触史。肺痿则是以咳吐浊唾涎沫为主症的一种肺脏慢性虚损性疾患，常有慢性肺系疾病迁延不愈病史。二者均为慢性虚损性疾患，但其临床表现多有不同。

本例患者临床表现为咳吐白色浊唾涎沫，伴喘息、乏力，无咳血、潮热、盗汗等症状，无与肺痨患者长期密切接触史，故可鉴别。

（3）肺胀 是多种慢性肺系疾病反复发作、迁延不愈而成，以胸部膨满、憋闷如塞、喘息气促、咳嗽咳痰等为主要证候特征，甚则出现唇甲青紫、心悸浮肿等症。肺痿亦是肺脏的慢性虚损性疾患，以咳吐浊唾涎沫为主症。

本例患者临床表现为慢性咳嗽咳痰，渐致咳吐白色浊唾涎沫，伴喘息，但无胸部膨满、憋闷如塞、心悸浮肿等症，故可鉴别。

（二）辨证分析

1. 本病辨证要素 肺痿的病因多为久病肺损或误治津伤，基本病机为肺脏虚损，津气大伤。或因肺虚有热，热灼肺津，或因肺虚有寒，气不化津，以致津气亏损，失于濡养，肺叶萎弱不用。故辨证要点在于识别虚热、虚寒。虚热者易火逆上气，常见咳逆喘息；虚寒者常上不制下，易见小便频数或遗尿。肺痿病位主要在肺，与脾、胃、肾等关系密切。脾虚气弱，无以生化、布散津液，或胃阴耗伤，肺津不能上输养肺，均致肺燥津枯；久病及肾，肾气不足，气不化津，或肾阴亏耗，可致肺失濡养。临证中亦应明察。

2. 本案辨证分析 本例患者慢性病程，咳嗽咳痰，渐见咳吐浊唾涎沫，辨病当属"肺痿"范畴。老年患者，正气不足，反复外感，肺失宣肃，发为咳嗽咳痰，迁延失治，复因长期吸烟，灼津耗气，尤以肺阴亏虚为著。肺为娇脏，不耐寒热，虚热上炎，肺燥由生，清肃之令不行，津液煎灼而成涎沫，故见咳吐浊唾涎沫，色白质稀，热盛津伤甚则色黄质黏稠；肺叶失润，逐渐枯萎，不能主气之宣肃，气逆于上，故喘息气促；上焦阴津不足，故咽干口渴；胃阴亏耗，腐熟水谷无权，可见纳少、消瘦；动则气短喘甚、乏力均属气虚之象。舌质红而干、舌苔微黄乏津、脉细数均为阴虚内热之象。四诊合参，本病病位主要在肺，病性属本虚标实，辨证属虚热证。

（三）临床常见中医证型及分型论治

肺痿治疗以补肺生津为基本原则。虚热证，治当清热生津，以润其枯；虚寒证，治当温肺益气，以摄涎沫。同时遵五脏相生之序，循培土生金、金水相生之法，重视调理脾肾。

1. 虚热证

主要证候：咳吐浊唾涎沫，质黏稠，或咳痰带血，咳声不扬，甚则音哑，气急喘促，口渴咽燥，潮热盗汗，形体消瘦，皮毛干枯。舌红而干，脉虚数。

治法：滋阴清热，润肺生津。

方药：麦门冬汤合清燥救肺汤加减。

2. 虚寒证

主要证候：咳吐浊唾涎沫，清稀量多，口不渴，短气不足以息，头眩，神疲乏力，食少，形寒，小便数，或遗尿。舌质淡，脉虚弱。

治法：温肺益气，润肺生津。

方药：甘草干姜汤或生姜甘草汤加减。

肺痿属内伤虚证，病情较重，迁延难愈，预后不佳。临证还需注意以下几点：

（1）肺痿用药疗程长，遣方用药应注意调护脾胃。脾既为后天之本，又为肺金之母，培土有助于生金。阴虚者宜补胃津以润燥，使胃津上输以养肺；气虚者宜补脾气以温养肺体，使脾能转输精气以上承。忌苦寒伤胃或滋腻碍胃之品。

（2）肺痿以补肺生津为基本治则，应时刻注意保护肺津，无论寒热，皆不可妄投温燥。

（3）肺痿总属虚证，纵见痰涎壅盛，亦不可应用祛痰峻剂攻逐，以免耗气伤津，诱发疾病进展，宜缓图取效。

【西医诊治思路】

（一）诊断与鉴别诊断

1. 本例诊断依据

（1）**病史** 老年男性，慢性病程，急性加重；咳嗽咳痰反复发作 8 年余，症状逐渐加重，咳吐浊唾涎沫 2 年，已诊断肺间质纤维化，停服糖皮质激素后出现呼吸困难 1 个月，本次受凉后加重 4 天，伴发热，最高体温 37.5 ℃。

（2）**症状** 咳嗽，咳吐大量淡黄色浊唾涎沫，质黏稠，活动后喘息气促。

（3）**既往史** 口服糖皮质激素后血糖升高，最高 14.6 mmol/L，停服糖皮质激素后监测空腹血糖 3.6 ~ 6.1 mmol/L。

（4）**体征** 口唇轻度发绀，双肺呼吸音粗，吸气相爆裂音，左肺为著，双手杵状指。

（5）**理化检查** 血生化 CRP 17.52 mg/L，SAA 292.9 mg/L；PCT：0.066 ng/mL；动脉血气分析（未吸氧）：PaO_2 70.2mmHg，SaO_2 92%，$P_{(A-a)}O_2$ 32.6mmHg；胸部 CT：双肺间质纤维化，双下肺感染；肺功能：限制性通气功能障碍，弥散功能降低；超声心动图：继发性肺动脉高压，估测肺动脉收缩压 50 mmHg。

2. 疾病诊断 间质性肺疾病（interstitial lung disease, ILD）是以弥漫性肺实质、肺泡炎症和间质纤维化为基本病理改变，以活动性呼吸困难、影像学双肺弥漫性病变、限制性通气障碍、弥散功能降低和低氧血症为临床表现的不同种类疾病群构成的临床 - 病理实体的总称。此类疾病的病因、发病机制、治疗和预后多种多样，但其临床表现、影像学变化和肺功能损害情况十分相似，因此归为同一组疾病。

特发性肺纤维化（idiopathic pulmonary fibrosis, IPF）是 ILD 中最具代表性的疾病。IPF 是一种病因未明的慢性、进行性、纤维化性间质性肺炎，以呼吸困难进行性加重和肺功能进行性恶化为主要临床特征，影像学及组织病理学特征主要表现为普通型间质性肺炎（usual interstitial pneumonia, UIP）。

（1）临床表现 发病年龄多在中年及以上，男性多于女性。起病隐匿，主要表现为干咳、进行性呼吸困难，活动后明显。大多数患者双下肺可闻及吸气末爆裂音，超过半数可见杵状指（趾）。终末期可出现发绀、肺动脉高压、肺心病和右心功能不全征象。

（2）胸部 HRCT 胸部 X 线片诊断 IPF 的敏感性和特异性差，胸部 HRCT 是诊断 IPF 的必要手段。UIP 的胸部 HRCT 特征性表现为：胸膜下、基底部分布为主的网格影和蜂窝影，伴（或不伴）牵拉性支气管扩张，磨玻璃样改变不明显，其中蜂窝影是诊断确定 UIP 型的重要依据。当胸部 HRCT 显示病变呈胸膜下、基底部分布，但只有网格改变，没有蜂窝影时，为可能 UIP 型。当胸部 HRCT 示肺部病变分布特征和病变性质与上述情况不符时为非 UIP 型，如广泛微结节、气体陷闭、非蜂窝状改变的囊状影、广泛的磨玻璃影、实变影，或沿支气管血管束为著的分布特点，均提示其他疾病。如 UIP 型改变合并胸膜异常，如胸膜斑、钙化、显著的胸腔积液时，多提示为其他疾病引起的继发性 UIP。IPF 还可见纵隔淋巴结轻度肿大，短轴直径通常 < 1.5 cm。

（3）**肺功能及动脉血气分析**　主要表现为限制性通气功能障碍、弥散量降低伴低氧血症或 I 型呼吸衰竭。早期静息状态下可以正常或接近正常，但运动后 $P_{(A-a)}O_2$ 增加、PaO_2 降低。

（4）**组织病理学**　对于 HRCT 呈不典型 UIP 改变、诊断不清楚、没有手术禁忌证的患者需考虑外科肺活检。IPF 的特征性组织病理学改变是 UIP，其主要病变为纤维化，病变的程度及分布不均一。低倍显微镜下观察，同时可见伴有蜂窝肺改变的瘢痕纤维化区域和病变较轻甚至正常的肺组织区域。病变通常以胸膜下和间隔旁肺实质为著。炎症较为轻微，可有少量淋巴细胞和浆细胞间质浸润，伴 II 型肺泡上皮细胞和细支气管上皮细胞增生。纤维化区域主要由致密的胶原纤维组成，可见散在分布的成纤维细胞灶。蜂窝肺区域由囊性纤维化的气腔组成，通常衬附着细支气管上皮细胞，腔内有黏液和炎症细胞填充。肺纤维化区域和蜂窝肺病变区域中的肺间质可见平滑肌增生。

（5）**诊断标准**　排除其他已知原因的 ILD（例如家庭或职业环境暴露、结缔组织病和药物毒性）；HRCT 表现为 UIP 型（无须外科肺活检）；已进行外科肺活检的患者，根据 HRCT 和外科肺活检病理学组合进行诊断。

本例患者临床表现、肺功能及胸部 HRCT 所见均符合 IPF，并可排除其他已知原因 ILD，虽未行组织病理学检查，可以临床诊断 IPF。

3. 鉴别诊断

（1）慢性阻塞性肺疾病　特征为慢性呼吸道症状（呼吸困难、咳嗽、咳痰、急性加重），是由于气道和 / 或肺泡异常引起持续性、进行性加重的气流受限所致。主要危险因素为烟草烟雾及室内外空气污染，其他危险因素包括肺发育异常、加速衰老、基因突变等。肺功能检查提示阻塞性通气功能障碍，吸入支气管舒张剂后 $FEV_1/FVC < 0.70$。胸部 CT 可见慢性支气管炎、肺气肿征象。

本例患者老年男性，慢性咳嗽咳痰、活动后喘息病史，进行性加重，既往长期吸烟史，应鉴别慢性阻塞性肺疾病。但其肺功能及 CT 所见均不支持慢性阻塞性肺疾病诊断，故可鉴别。

（2）支气管肺癌　具有以下表现之一的人群（特别是 40 岁以上男性，长期或重度吸烟者）应高度警惕支气管肺癌，包括刺激性咳嗽，经抗感染、镇咳治疗无效；原有慢性咳嗽性质改变；持续性痰中带血；同一部位、反复发作的肺炎；原因不明的肺脓肿，但无毒性症状，无大量脓痰，无异物吸入史，且抗感染治疗疗效不佳；原因不明的四肢关节疼痛及杵状指（趾）；胸部影像显示局限性肺气肿、段或叶性肺不张；肺部孤立性圆形病灶和单侧肺门阴影增大；无中毒症状、进行性增多的血性胸腔积液等。胸部 CT、肿瘤标志物、脱落细胞学、支气管镜、胸腔镜及肺活检等有助于诊断。

本例患者老年男性，长期吸烟史，慢性咳嗽咳痰喘息，进行性加重，体重下降，血清肿瘤标志物多项增高，需警惕支气管肺癌可能，但胸部 CT 未见支气管肺癌相关征象，可以鉴别。

（3）**慢性左心衰竭**　多发生于老年人，特别是原有高血压、冠心病、风湿性心脏病、心肌病患者，可见不同程度的呼吸困难（劳力性呼吸困难、端坐呼吸、夜间阵发性呼吸困难）、咳嗽、咳痰等症状，体征为双肺对称性湿啰音及心脏扩大、反流性杂音。超声心动图、B 型利钠肽等检查有助于明确诊断。

本例患者老年男性，症见慢性咳嗽、咳痰、呼吸困难、活动后加重，需鉴别慢性左心衰竭；但无心血管系统基础疾病，肺部体征及超声心动图所见均与左心衰竭不符，B 型利钠肽正常，故可除外。

（二）特发性肺纤维化诊疗要点

1. 诊断　既往对 IPF 的诊断较为依赖于病理学，鉴于 UIP 影像学表现的特殊性及对 IPF 患者病理取材的高风险性，美国胸科学会、欧洲呼吸学会、日本呼吸学会、拉丁美洲胸科协会联合发表的 2022 版《成人 IPF（更新）和进展性肺纤维化临床实践指南》（以下简称 2022 版《指南》）进一步强调，可基于典型 UIP 影像学进行 IPF 的诊断。

根据影像学表现是否符合 UIP，可分为"UIP 型""很可能 UIP 型""不确定 UIP 型"与"其他诊断"四型，见表 5-19。

表5-19 特发性肺纤维化的HRCT分型

项目	HRCT类型			
	UIP型	很可能UIP型	不确定UIP型	其他诊断
病变部位分布	1. 以胸膜下和基底部分布为主，通常具有异质性（正常肺部区域夹杂着纤维化）2. 偶尔为弥漫性分布，也可能是不对称分布	1. 以胸膜下和基底部分布为主 2. 分布常有异质性（表现为正常肺组织中散在分布网格影和牵拉性支气管扩张和/或细支气管扩张）	不以胸膜下分布为主的弥漫性分布	1. 支气管血管周围分布为主，伴胸膜下相对正常（考虑非特异异性间质性肺炎）2. 淋巴周围分布（考虑结节病）3. 上肺或中肺分布为主（考虑纤维化性过敏性肺炎、结缔组织病相关的ILD和结节病）4. 胸膜下相对正常（考虑非特异异性间质性肺炎或吸烟相关的ILD）
HRCT特征	1. 蜂窝影，伴或不伴牵拉性支气管和（或）细支气管扩张 2. 小叶间隔不规则增厚 3. 常呈叠加的网状影、轻度磨玻璃影 4. 可能出现肺骨化	1. 网状影伴牵拉性支气管扩张和（或）细支气管扩张 2. 可能有轻度磨玻璃影 3. 缺乏胸膜下相对正常区域	不提示任何特定病因的肺纤维化的CT特征	1. 肺部表现 • 囊状影（考虑淋巴管肌瘤病、肺朗格汉斯细胞组织细胞增生症、淋巴细胞性肺炎等间质性间质性肺炎） • 马赛克征或三密度征（考虑过敏性肺炎） • 主要为磨玻璃影（考虑过敏性肺炎、药物毒性和纤维化急性加重） • 弥漫性小叶中心性微结节（考虑过敏性肺炎急性烟相关疾病） • 结节（考虑结节病） • 实变（考虑机化性肺炎等） 2. 纵隔表现 • 胸膜斑（考虑石棉肺） • 食管扩张（考虑结缔组织病）

根据组织病理学表现是否符合 UIP，同样可分为"UIP型""很可能 UIP 型""不确定 UIP 型"与"其他诊断"四型，与 HRCT 分型一致，见表 5-20。当临床怀疑 IPF，但伴有严重肺功能损害、合并症及难以纠正的出血风险等组织病理活检禁忌证时，则将其组织病理学分型与不确定 UIP 型归为同一类型。

表 5-20　特发性肺纤维化的组织病理学分型

UIP 型	很可能 UIP 型	不确定 UIP 型	其他诊断
1. 致密纤维化伴结构扭曲（即破坏性瘢痕和 / 或蜂窝样改变） 2. 纤维化以胸膜下和 / 或间隔旁分布为主 3. 肺实质有斑片状纤维化累及 4. 成纤维细胞灶 5. 缺乏其他诊断的特征	1. 出现第一列的部分组织学特征，但在一定程度上排除了 UIP/IPF 的明确诊断 2. 缺乏支持其他诊断的特征 3. 仅有蜂窝样改变	1. 纤维化伴或不伴结构扭曲，具有支持 UIP 型以外的特征或支持继发于其他原因 UIP 型的特征 2. 出现第一列的部分组织学特征，但也具有支持其他诊断的特征	1. 在所有活组织检查中，出现其他特发性间质性肺炎的组织学特征（例如缺乏成纤维细胞灶或散在纤维化） 2. 组织学发现提示其他疾病（如过敏性肺炎、朗格汉斯细胞组织细胞增生症、结节病、肺淋巴管平滑肌瘤病）

对于临床怀疑 IPF（年龄 > 60 岁，双肺基底部出现吸气相爆裂音，胸部 X 线或 CT 出现无法解释的双侧肺纤维化）的患者，2022 版《指南》根据新的组织病理学分型和 HRCT 分型设定了新的诊断组合，见表 5-21。

表 5-21 基于 HRCT 和组织病理学分型的特发性肺纤维化诊断

HRCT 类型	组织病理学类型			
	UIP 型	很可能 UIP 型	不确定 UIP 型或未进行活检	其他诊断
UIP 型	IPF	IPF	IPF	非 IPF 诊断
很可能 UIP 型	IPF	IPF	很可能诊断 IPF[a]	非 IPF 诊断
不确定 UIP 型	IPF	很可能诊断 IPF[a]	不确定的 IPF[b]	非 IPF 诊断
其他诊断	很可能诊断 IPF[a]	不确定的 IPF[b]	非 IPF 诊断	非 IPF 诊断

a. 当存在以下任一特征时，很可能诊断为 IPF：① 50 岁以上男性或 60 岁以上的女性出现中度至重度牵拉性支气管扩张和 / 或细支气管扩张（定义为包括舌段作为 1 个肺叶的 4 个及以上肺叶出现轻度牵拉性支气管扩张和 / 或细支气管扩张，或者 2 个及以上肺叶出现中至重度牵拉性支气管扩张）；② 70 岁以上患者 HRCT 出现广泛（> 30%）网状影；③ BALF 中性粒细胞增多和 / 或淋巴细胞缺乏；④多学科讨论可以确诊 IPF。

b. 不确定的 IPF 定义为：①没有充足的活检，临床诊断为不确定 IPF；②有充足的活检，经多学科讨论或额外会诊后，重新分类为一个更具体的诊断。

2022 版《指南》对 IPF 的诊断路径见图 5-10。

2. 治疗

（1）非药物治疗

①戒烟：大多数 IPF 患者是吸烟者，吸烟与疾病的发生具有一定的相关性，必须劝导和帮助吸烟的患者戒烟。

②氧疗：可以改善患者的缺氧状况。静息状态低氧血症（$PaO_2 \leqslant 55$ mmHg，或 $SaO_2 \leqslant 88\%$）的 IPF 患者应接受长程氧疗，氧疗时间 > 15 h/d。

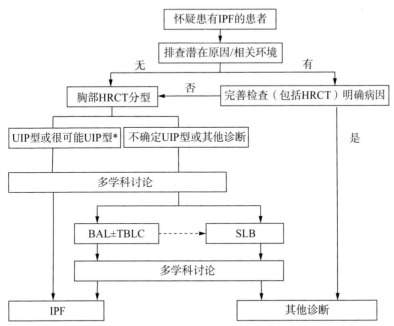

*：HRCT显示很可能UIP型，并具有高危因素（如年龄≥60岁，男性，吸烟）
的患者，经过多学科讨论后无须再进行肺组织病理学检查即可诊断IPF。
TBLC：经支气管冷冻肺活检；SLB：外科肺活检。

图5-10 特发性肺纤维化诊断路径

③机械通气：可能是极少数IPF患者进行肺移植之前的过渡
方式。无创正压通气可能改善部分IPF患者的缺氧，延长生存
时间。

④肺康复：是针对有症状及日常活动能力下降的慢性肺疾病
患者的干预手段，旨在减轻症状，改善机体功能，稳定或延缓疾
病发展，降低医疗花费。肺康复的内容包括呼吸生理治疗、肌
肉训练（全身性运动和呼吸肌锻炼）、营养支持、精神治疗和教
育等。

⑤肺移植：已经成为各种终末期肺疾病的主要治疗手段之一。肺移植可以提高 IPF 患者的生活质量，提高生存率，5 年生存率达 50% ~ 56%。

（2）*药物治疗* 2022 版《指南》特别强调，通过多学科讨论诊断后无须肺病理诊断即可做出 IPF 的诊断，应尽早对患者进行抗纤维化治疗。

①吡非尼酮：是一种多效性的吡啶化合物，具有抗炎、抗纤维化和抗氧化特性。推荐轻到中度肺功能障碍的 IPF 患者应用吡非尼酮治疗。重度肺功能障碍的患者能否获益以及疗程等需要进一步研究。

②尼达尼布：是一种多靶点络氨酸激酶抑制剂，能够抑制血小板衍化生长因子受体、血管内皮生长因子受体及成纤维细胞生长因子受体，能够显著减少 IPF 患者 FVC 下降的绝对值，在一定程度上缓解疾病进程。推荐轻到中度肺功能障碍的 IPF 患者应用尼达尼布治疗。重度肺功能障碍的患者能否获益以及疗程等需要进一步探讨。

③抗酸药物：IPF 合并胃食管反流病高发，且其中近半数患者没有临床症状。慢性微吸入是继发气道和肺脏炎症的危险因素。应用抗酸药物（包括质子泵抑制剂或组织胺 2 受体拮抗剂）可能降低胃食管反流相关肺损伤的风险。但最新研究证据表明，抗酸药物的应用与否对疾病的进展、肺功能、不良反应及死亡均无显著影响。因此 2022 版《指南》建议 IPF 患者无须常规应用抗酸药物治疗。对于具有胃食管反流症状的 IPF 患者，不建议进

行抗反流手术。

④ N- 乙酰半胱氨酸：能够打破黏蛋白的二硫键，降低痰液黏稠度；高剂量 N- 乙酰半胱氨酸在 IPF 患者体内可以转化为谷胱甘肽前体，间接提高肺脏上皮细胞衬液中谷胱甘肽水平，起到抗氧化作用。

3.IPF 急性加重　是指在无明确诱因时出现的病情急剧恶化、呼吸困难加重和肺功能下降，可导致呼吸衰竭或死亡。诊断 IPF 急性加重时需排除肺部感染、左心衰竭、肺血栓栓塞症及其他原因引起的急性肺损伤。

由于 IPF 急性加重病情严重，病死率高，虽然缺乏随机对照研究，临床上仍然应用激素冲击或高剂量激素治疗，但对于激素的剂量、使用途径和疗程目前没有统一的意见。也可以联用免疫抑制剂，如环磷酰胺、环孢素 A 等。氧疗、机械通气和对症治疗也是 IPF 急性加重的主要治疗手段。

【预防与调护】

肺痿预防的重点在于积极治疗咳喘等肺部疾患，防止其迁延不愈、逐渐向肺痿转变。同时根据个人情况，适度加强体育锻炼，可采用太极拳、八段锦、散步或慢跑、呼吸操等方法，贵在长期坚持。日常起居有节，生活规律，居所要保持空气流通和清洁。适寒温，视气候变化及时增减衣物。吸烟者必须尽早戒烟，避免接触刺激性气体及烟尘等，减少对气道的刺激，以利于肺气恢复。饮食宜清淡，忌食寒凉生冷及辛辣油腻。调畅情志，静心宁神，避免急躁，规律用药。时邪流行时尽量减少外出，避免接触患病之人。

（王彬）

九、肺痹

肺痹属痹证中的五脏痹之一，是由于痰浊、瘀血等阻遏肺气，临床上以胸背、胁肋刺痛，咳而上气，烦满喘呕为主症的一类疾病。肺痹病名首见于《黄帝内经》，在《素问·五脏生成》《灵枢·邪气脏腑病形》《素问·玉机真脏论》《素问·痹论》《素问·四时逆从论》等篇中均有论述。依据临床表现，本病涵盖西医学肺血栓栓塞症，亦有医家认为本病涵盖肺间质纤维化。

【典型病案】

袁某，男性，65岁，于2020年10月26日入院。

主诉：胸背及右侧胁肋部疼痛伴喘咳2个月。

现病史：患者2个月前久坐起身后突发胸背疼痛，右侧胁肋部疼痛，喘憋胸闷，呼吸困难，咳嗽，痰中带血。至我院急诊科就诊，查胸部CT+CT肺动脉造影提示双侧肺动脉主干及分支多发栓塞、右侧胸腔积液、右肺下叶胸膜下高密度影，住院后经尿激酶溶栓、那曲肝素钙、华法林、利伐沙班抗凝等治疗，病情好转。出院前复查D-二聚体7.03 mg/L，胸部CT示右下肺高密度灶明显吸收、右侧胸腔积液较前无变化，下肢血管超声示右侧腘静脉血栓形成、右侧小腿肌间静脉血栓形成。出院诊断：急性肺栓塞、低氧血症、继发肺动脉高压、右心功能不全、右侧腘静脉血栓形成、胸腔积液。出院后规律口服利伐沙班 10 mg qd。患者自觉胸背部及右侧胁肋部仍间断刺痛，活动量大后喘息，双下肢水肿持续存在，右下肢为著，遂至我科门诊就诊，为进一步诊治入院。刻下症见：胸背部及右侧胁肋部间断刺痛，活动后喘息憋闷，阵咳，痰白黏，不易咳出，无咳血，无发热恶寒，无心悸，无盗汗乏力，双下肢肿胀，右侧为著，无疼痛，纳可，大便干，1～2 日一行，夜间可平卧，无夜间阵发呼吸困难，寐欠安。近 2 个月体重无明显变化。

既往史：体健。否认药物食物过敏史。

个人史：平素喜坐少动，近半年常连续久坐 4 小时以上。吸烟史、饮酒史 40 余年，均未戒断，日均吸烟 20 余支，饮低度白酒 50 g。

家族史：无特殊。

查体：体温 36.5℃，脉搏 100 次 / 分，呼吸 19 次 / 分，血压 120/82 mmHg。神识清楚，表情自然，形体中等，体态自如，语声清晰，声音无嘶哑，气短息促，甚则不得接续，咳嗽偶作，未闻及异常气味，舌质淡黯而无瘀点，舌苔黄腻，舌底脉络色红，未见迂曲，脉沉滑。口唇轻度发绀，咽部无充血，双侧扁桃体未见肿大，颈无抵抗，未见颈静脉怒张及颈动脉异常搏动，双肺呼吸音低，未闻及干湿啰音，心率 100 次 / 分，律齐，$P_2 > A_2$，各瓣膜听诊区未闻及病理性杂音。腹软，无压痛及反跳痛，肝、脾肋下未触及，无移动性浊音，肝、肾区无叩痛，肠鸣音 4 次 / 分。双下肢凹陷性水肿，髌下 10 cm 处下肢周径左侧 42 cm，右侧 44 cm，皮色皮温正常，无杵状指、趾。神经系统检查：生理反射存在，病理反射未引出。

理化检查：

血常规：WBC 5.26×10^9/L，RBC 4.74×10^{12}/L，HGB 145.00 g/L，PLT 197.00×10^9/L，LYM% 27.90%，MONO% 6.70%，EO% 6.30%，NEUT% 58.10%。

动脉血气分析（未吸氧）：pH 7.40，PaO_2 71.8mmHg，$PaCO_2$ 41.3mmHg，SaO_2 95.2%，HCO_3^- 25.1 mmol/L，$SHCO_3^-$ 24.4 mmol/L，ABE 0.2 mmol/L，$P_{(A-a)}O_2$ 30.3mmHg。

肝功能、肾功能、心肌酶、钾钠氯、C反应蛋白：CRP 9.43 mg/L，余项正常。

凝血酶原时间、凝血酶原时间活动度、国际标准化比值、活化部分凝血活酶时间、纤维蛋白原定量、凝血酶凝结时间、纤维蛋白原降解产物、D-二聚体：D-dimer 6.68 mg/L，FDP 14.3 μg/mL，余项正常。

B型利钠肽：9.87 pg/mL。

肌红蛋白、肌钙蛋白T：正常。

降钙素原：正常。

甲胎蛋白、癌胚抗原、癌抗原125、癌抗原153、糖类抗原199、细胞角蛋白19片段抗原21-1、糖类抗原724、胃泌素释放肽前体、鳞状上皮细胞癌抗原、神经元特异性烯醇化酶、铁蛋白、前列腺特异抗原：正常。

类风湿因子、抗链球菌溶血素"O"试验、免疫球蛋白A、免疫球蛋白G、免疫球蛋白M、补体C3、补体C4：正常。

抗核抗体、抗核糖核蛋白抗体、抗Smith抗原抗体、抗干燥综合征抗原 A 抗体、抗干燥综合征抗原 B 抗体、抗 Ro-52 抗体、抗 Scl-70 抗体、抗多肽复合体抗原抗体、抗组氨酰 TRNA 合成酶抗体、抗着丝粒抗体、抗增殖细胞核抗原抗体、抗 dsDNA 抗体、抗核小体抗体、抗组蛋白抗体、抗核糖体 P 蛋白抗体、抗线粒体 M2 抗体、抗心磷脂抗体：均阴性。

抗中性粒细胞胞质抗体 – 抗蛋白酶 3 抗体、抗中性粒细胞胞质抗体 – 抗髓过氧化物酶抗体：均阴性。

心电图：窦性心律，电轴右偏，完全性右束支传导阻滞。

超声心动图：瓣膜退行性变，二尖瓣反流（轻度），三尖瓣反流（轻度），继发性肺动脉高压（估测肺动脉收缩压 61 mmHg），左室舒张功能减低，EF 62%。

双下肢动静脉超声：双侧下肢动脉粥样硬化伴斑块形成，右侧大隐静脉瓣膜功能不全，右侧腘静脉血栓再通后表现，双侧小腿肌间静脉增宽。

胸腔超声：右侧胸腔积液，最大液深约 10.8 cm，透声可，左侧胸腔未见明显液性回声。

胸部 CT+CT 肺动脉造影：右肺中叶、下叶及左肺部分肺动脉造影剂充盈欠佳，似见充盈缺损影，右侧胸腔积液。

肺功能：$FEF_{50\%}$%pred 59.1%，$FEF_{75\%}$%pred 43.9%，MMEF%pred 53.2%，D_LCO-SB%pred 61.2%，D_LCO/V_A-SB%pred 59.6%。结论：小气道病变，残气量正常，弥散功能降低。

初步诊断：

中医诊断：肺痹（痰瘀阻肺证）

西医诊断：1.肺血栓栓塞症

溶栓后

血栓栓塞性肺动脉高压

胸腔积液

低氧血症

2.右下肢腘静脉血栓形成

中医治疗：

治法：清热化痰，活血通痹。

方药：苏子降气汤合五痹汤加减。

紫苏子10 g，陈皮10 g，清半夏9 g，炒苦杏仁10 g，麸炒枳实10 g，姜厚朴10 g，黄芩10 g，前胡10 g，茯苓15 g，车前草30 g，泽泻10 g，石菖蒲10 g，当归10 g，赤芍12 g，川芎10 g，甘草5 g。7剂，水煎服，每日1剂，水煎400 mL，分2次早晚饭后温服。

西医治疗：

治疗原则：氧疗、抗凝等。

处理措施：①鼻导管吸氧3 L/min，每日15小时；②心电、呼吸、血压、末梢氧饱和度监护；③利伐沙班片10mg po qd抗凝。

疗效转归：治疗7日，患者胸背及胁肋部刺痛好转，活动后仍感喘息憋闷，偶咳嗽，咳少量白黏痰，易于咳出，双下肢肿胀减轻，纳可，大便日一行，夜寐改善。舌质淡黯，苔白微腻，脉沉。复查D-二聚体4.90 mg/L。中医辨证仍属痰瘀阻肺，热势已减，气虚之象渐现，守前方化裁以化痰活血，益气通痹；西医治疗无调整。中药处方如下：紫苏子 10 g，陈皮 10 g，法半夏 9 g，炒苦杏仁 10 g，姜厚朴 10 g，当归 10 g，桃仁 10 g，赤芍 12 g，川芎 10 g，黄芪 30 g，茯苓 15 g，麸炒白术 10 g，泽兰 10 g，炙甘草 6 g。7 剂，水煎服，每日 1 剂，水煎 400 mL，分 2 次早晚饭后温服。

治疗 14 日，患者胸背及胁肋部疼痛基本缓解，活动后喘息憋闷减轻，无咳嗽咳痰，右下肢轻度水肿，饮食二便正常，夜寐安。舌淡略黯，苔薄白，脉沉。复查 D- 二聚体 2.10 mg/L，胸腔超声示右侧胸腔积液较前减少，最大液深 5 cm。患者病情基本稳定，准予出院。中医辨证属气虚血瘀，治以益气活血通痹；继服利伐沙班片 10 mg qd 抗凝。嘱患者避风寒，清淡饮食，避免久坐，适度运动，勿过劳累，定期门诊复诊，3 个月后复查 CT 肺动脉造影，心脏、胸腔及下肢血管超声。中药处方如下：党参 30 g，黄芪 30 g，麸炒白术 10 g，茯苓 15 g，麸炒枳壳 10 g，桔梗 10 g，当归 10 g，桃仁 10 g，赤芍 12 g，川芎 10 g，川牛膝 10 g，泽兰 10 g，炙甘草 6 g。14 剂，水煎服，每日 1 剂，水煎 400 mL，分 2 次早晚饭后温服。

【中医诊治思路】

（一）诊断与鉴别诊断

1. 疾病诊断　　肺痹是由痰浊、瘀血等阻遏肺气所致，临床以胸背疼痛、胁肋刺痛、咳而上气、烦满喘呕为主症。

本例患者症见胸背及胁肋部疼痛、喘憋、咳嗽，符合肺痹诊断。

2. 鉴别诊断

（1）**喘证** 以气短喘促、呼吸困难，甚则张口抬肩、不能平卧为主症，可见于多种急、慢性疾病中。而肺痹主症为胸背疼痛、胁肋刺痛、咳而上气、烦满喘呕，虽可见喘息之症，但并非以此为主。

本例患者以胸背疼痛、右侧胁肋部疼痛为主症，伴喘息、咳嗽，并非以喘息为主，故可鉴别。

（2）**肺痿** 是因肺病迁延日久，肺叶痿弱不用，以咳吐浊唾涎沫为主症，属慢性虚损性疾患。肺痹是因痰浊、瘀血等阻遏肺气，以胸背疼痛、胁肋刺痛、咳而上气、烦满喘呕为主症，病势可急可缓，病性多为虚实夹杂，急性、亚急性病程时更以邪实为主。

本例患者亚急性病程，症见胸背疼痛、右侧胁肋部疼痛、喘咳，未见咳吐浊唾涎沫，故可鉴别。

（3）**肺胀** 是多种慢性肺系疾病后期转归而成，以胸部膨满、憋闷如塞、喘息气促、咳嗽、咳痰为主症，甚则出现唇甲青紫、心悸浮肿等症。肺痹是由于痰浊、瘀血等阻遏肺气，以胸背疼痛、胁肋刺痛、咳而上气、烦满喘呕为主症，病程可长可短。二者主症、病程均有不同。

本例患者病程2个月，症见胸背疼痛、右侧胁肋部疼痛、喘咳，无胸部膨满、憋闷如塞等症，故可鉴别。

（二）辨证分析

1. 本病辨证要素

（1）辨正虚与邪盛　肺痹为先天禀赋异常、久坐久卧、创伤等多种因素导致气血失和，痰瘀内生，脉络痹阻所致，正虚与邪实共同构成肺痹发病的主要因素。从脏腑辨证而言，正虚主要表现为肺、脾、肾虚；从气血阴阳辨证而论，不同患者各有所偏重，但尤以气血亏虚为主。因气血亏虚导致推动助行无力，气虚失于运化，水湿停聚，渐凝为痰浊；气血羸弱，鼓动无力，血行瘀滞则为瘀血。痰、瘀为肺痹的核心实邪，急性期以瘀为著，正如《景岳全书》所云："盖痹者闭也，以血气为邪所闭，不得通行而病也。"正虚与邪盛相互胶结，逐渐形成虚、痰、瘀三者互为因果、恶性循环的主要病机。故《医级》所论的"痹非三气，患在痰瘀"尤其适用于肺痹，虚、痰、瘀是肺痹的辨证要素，而非《素问·痹论》所言"风寒湿三气杂至，合而为痹"。

（2）辨脏腑病位　五脏六腑皆可为肺痹病机所及，然顾"肺痹"之名思义，主要累及的脏器仍为肺。脾、肝、肾三脏在生理、病理上均与肺密切相关，若此三脏有邪，可成为肺痹之始动因素，如《医门法律》言："而脾土之暗伤肺金者，多不及察。盖饮食入胃，必由脾而转输于肺。倘脾受寒湿，必暗随食气输之于肺，此浊气干犯清气之一端也。肝之浊气，以多怒而逆干于肺；肾之浊气，以多欲而逆干于肺。三阴之邪，以渐填塞肺窍，其治节不行而痹成矣。"故脾之寒湿、肝之情志逆气、肾之劳欲，皆可致浊邪干肺，而致肺痹。同时肺痹必累及心。《素问·灵兰秘典论》曰:"心者,君主之官也,神明出焉。肺者,相傅之官,治节出焉。"肺失治节,即肺脏失于辅助心脏治理调节全身气血运行,进而累及心与血脉的正常功能。

2. 本案辨证分析 本例患者以胸背胁肋部疼痛、喘咳胸闷为主症,辨病属"肺痹"范畴。老年患者,平素喜坐少动,以致气机凝滞。气为血之帅,气滞则血行瘀涩;气机不畅则宣散、转输不利,水津不布,聚生痰浊。瘀血痹阻,脉络不通,故见胸背胁肋刺痛;痰浊横亘胸中,先天与后天之气不得接续,故见喘息憋闷;痰阻胸中,肺气上逆,故见咳嗽咳痰;肺络瘀滞,血液不循常道,溢于脉外,可见咳血;水液流注下肢,可见水肿;肺与大肠相表里,肺气不宣,则腑气不通,故大便干燥难行;血脉瘀涩,心神失养,故夜寐欠安。病程迁延,耗伤元气,舌质淡、脉沉为气虚之象;痰瘀互结,郁久化热,故见舌质黯、苔黄腻、脉滑。四诊合参,本病病位以肺为主,病性属正虚邪实,目前以邪实为主,辨证为痰瘀交阻证。

(三)临床常见中医证型及分型论治

1. 气虚血瘀

主要证候:胸背疼痛,胁肋刺痛,胸闷喘咳,气短不得接续,动则尤甚。舌质淡黯,或有瘀斑,苔白,脉细涩或沉。

治法:补气活血通痹。

方药:五痹汤加减。

2. 痰郁气闭

主要证候:胸中满闷,喘憋息粗,咳嗽,咳痰,肢肿,食少呕恶。舌质淡，或舌体胖大，苔腻，脉滑。

治法：降气化痰通痹。

方药：紫苏子汤或苏子降气汤加减。

【西医诊治思路】

（一）诊断与鉴别诊断

1. 本例诊断依据

（1）**病史** 老年男性，亚急性病程；胸背及右侧胁肋部疼痛伴喘咳2个月，曾诊断为急性肺血栓栓塞症、右下肢腘静脉血栓形成，已行溶栓及抗凝治疗。

（2）**症状** 胸背部及右侧胁肋部间断刺痛，活动后喘息憋闷，阵咳，双下肢肿胀，右侧为甚。

（3）**个人史** 平素喜坐少动，近半年常连续久坐4小时以上。

（4）**体征** 口唇轻度发绀，心率100次/分，$P_2 > A_2$，双下肢凹陷性水肿，髌下10 cm处下肢周径左侧42 cm，右侧44 cm。

（5）**理化检查** 动脉血气分析（未吸氧）：PaO_2 71.8mmHg，$P_{(A-a)}O_2$ 30.3mmHg；D-dimer 6.68 mg/L；心电图：电轴右偏，完全性右束支传导阻滞；超声心动图：继发性肺动脉高压，估测肺动脉收缩压61 mmHg；双下肢动静脉超声：右侧腘静脉血栓再通后表现，双侧小腿肌间静脉增宽；胸腔超声：右侧胸腔积液；胸部CT+CT肺动脉造影：右肺中叶、下叶及左肺部分肺动脉造影剂充盈欠佳，似见充盈缺损影，右侧胸腔积液。

2. 疾病诊断　肺栓塞是以各种栓子阻塞肺动脉或其分支为发病原因的一组疾病或临床综合征的总称，包括肺血栓栓塞症（pulmonary thromboembolism，PTE）、脂肪栓塞综合征、羊水栓塞、空气栓塞、肿瘤栓塞等，其中 PTE 是肺栓塞的最常见类型。引起 PTE 的血栓主要来源于下肢的深静脉血栓形成（deep venous thrombosis，DVT）。DVT 是血液在深静脉内不正常凝结引起的静脉回流障碍性疾病，常发生于下肢。PTE 与 DVT 统称为静脉血栓栓塞症（venous thromboembolism，VTE），是同种疾病在不同阶段的表现形式。

对于存在 PTE 危险因素，尤其是并存多个危险因素的病例，需要有较强的诊断意识；临床症状、体征表现为呼吸困难、胸痛、咯血、晕厥或休克，或伴有单侧或双侧不对称性下肢肿胀、疼痛等，对 PTE 诊断具有重要的提示意义；心电图、胸部影像、动脉血气分析、D- 二聚体、超声心动图等检查对于疑诊或排除 PTE、排除其他疾病具有重要意义；CT 肺动脉造影（computed tomographic pulmonary angiography，CTPA）、核素肺通气/灌注显像、磁共振肺动脉造影、肺动脉造影等影像学检查可以确诊 PTE。

当有 DVT 危险因素的患者出现下肢肿胀、疼痛、小腿后方和/或大腿内侧压痛时，提示 DVT 可能性大，需结合 D- 二聚体、下肢血管超声、CT 静脉成像、磁共振静脉成像、静脉造影等检查以确诊。

本例为老年患者，平素喜坐少动，为 VTE 危险因素，2 月前突发胸痛、呼吸困难、咯血、双下肢不对称性肿胀，已确诊急性肺血栓栓塞症、下肢深静脉血栓形成，目前 D- 二聚体、心脏及下肢血管超声、CTPA 等检查均仍提示相应征象，可以诊断 PTE 及 DVT。

3. 鉴别诊断

（1）**慢性阻塞性肺疾病** 特征为慢性呼吸道症状（呼吸困难、咳嗽、咳痰、急性加重），是由于气道和 / 或肺泡异常引起持续性、进行性加重的气流受限所致。主要危险因素为烟草烟雾及室内外空气污染，其他危险因素包括肺发育异常、加速衰老、基因突变等。肺功能检查提示阻塞性通气功能障碍，吸入支气管舒张剂后 $FEV_1/FVC < 0.70$。

本例患者老年男性，长期大量吸烟史，症见胸背、右侧胁肋部疼痛伴喘憋、咳嗽，应鉴别慢性阻塞性肺疾病。但病程仅 2 月，肺功能检查未见阻塞性通气功能障碍，不支持慢性阻塞性肺疾病诊断，故可鉴别。

（2）**支气管肺癌** 具有以下表现之一的人群（特别是 40 岁以上男性，长期或重度吸烟者）应高度警惕支气管肺癌，包括刺激性咳嗽，经抗感染、镇咳治疗无效；原有慢性咳嗽性质改变；持续性痰中带血；同一部位、反复发作的肺炎；原因不明的肺脓肿，但无毒性症状，无大量脓痰，无异物吸入史，且抗感染治疗疗效不佳；原因不明的四肢关节疼痛及杵状指（趾）；胸部影像显示局限性肺气肿、段或叶性肺不张；肺部孤立性圆形病灶和单侧肺门阴影增大；无中毒症状、进行性增多的血性胸腔积液等。胸部 CT、肿瘤标志物、脱落细胞学、支气管镜、胸腔镜及肺活检等有助于诊断。

本例患者老年男性，长期大量吸烟史，本次亚急性病程，症见胸背及右侧胁肋部疼痛、喘憋、咳嗽、单侧胸腔积液，虽经CTPA 明确诊断 PTE，然溶栓及抗凝治疗后症状未能显著改善，需考虑肺癌可能，亦需警惕肿瘤栓塞。但多次胸部 CT 检查均未见相关征象，不支持支气管肺癌诊断，故可鉴别。

（3）间质性肺疾病 是以弥漫性肺实质、肺泡炎症和间质纤维化为基本病理改变，以活动性呼吸困难、胸部影像弥漫性浸润阴影、限制性通气障碍、弥散功能降低和低氧血症为临床表现的不同种类疾病群构成的临床 - 病理实体的总称。

本例患者老年男性，症见胸背及右侧胁肋部疼痛、喘憋、咳嗽，血气分析示低氧血症、肺泡 - 动脉氧分压差增高，肺功能提示弥散功能降低，需考虑间质性肺疾病。但多次胸部 CT 检查均未见相关征象，不支持间质性肺疾病诊断，故可鉴别。

（二）肺血栓栓塞症诊疗要点

随着国内外医学界对 PTE 的关注和认知水平逐渐提高，相关学会的指南相继发布。作为一种高发病率、高致死率、高致残率及高复发率的疾病，对其进行规范化的诊断、治疗和预防至关重要。

1. 危险因素 任何导致静脉血流淤滞、血管内皮损伤和血液高凝状态的因素（Virchow 三要素）均是 VTE 的危险因素。包括遗传性因素和获得性因素两类：

（1）遗传性因素 由遗传变异引起，血浆中某些抗凝物质先天性缺乏或功能障碍，纤溶物质先天性异常或释放障碍。临床表现为反复发生动、静脉血栓（易栓症），可见于 50 岁以下中青年患者，或呈家族性发病。

（2）**获得性因素** 后天获得的病理生理异常，常为暂时性或可逆性因素，如手术、创伤、多种急 / 慢性内科疾病等，高龄、吸烟、肥胖也是 VTE 的危险因素。

部分 VTE 患者经过较完备的检查仍未能明确病因，称为特发性 VTE。对于这部分患者应该密切随访，注意潜在的恶性肿瘤、风湿免疫性疾病、骨髓增殖性疾病等。VTE 常见危险因素见表 5-22。

表 5-22　静脉血栓栓塞症常见危险因素

遗传性危险因素	获得性危险因素		
	血液高凝状态	血管内皮损伤	静脉血流淤滞
• 抗凝血酶缺乏 • 蛋白 S 缺乏 • 蛋白 C 缺乏 • V 因子 Leiden 突变（活性蛋白 C 抵抗） • 凝血酶原 20210A 基因变异（罕见） • XII 因子缺乏 • 纤溶酶原缺乏 • 纤溶酶原不良血症 • 血栓调节蛋白异常 • 纤溶酶原激活物抑制因子过量 • 非 "O" 血型	• 高龄 • 恶性肿瘤 • 抗磷脂抗体综合征 • 口服避孕药 • 妊娠 / 产褥期 • 静脉血栓个人史 / 家族史 • 肥胖 • 炎症性肠病 • 肝素诱导血小板减少症 • 肾病综合征 • 真性红细胞增多症 • 巨球蛋白血症 • 植入人工假体	• 手术（多见于全髋关节或膝关节置换） • 创伤/骨折（多见于髋部骨折和脊髓损伤） • 中心静脉置管或起搏器 • 吸烟 • 高同型半胱氨酸血症 • 肿瘤静脉内化疗	• 瘫痪 • 长途航空或乘车旅行 • 急性内科疾病住院 • 居家养老护理

2. 临床表现　PTE 的临床表现多种多样，均缺乏特异性，容易被忽视或误诊，其严重程度亦有很大差别，轻者可无症状，重者可出现血流动力学不稳定甚至猝死。详见表 5-23。

表 5-23　急性肺血栓栓塞症的临床表现

症状	体征
• 呼吸困难及气促 • 胸膜炎性胸痛 • 晕厥 • 烦躁不安、惊恐甚至濒死感 • 咳嗽 • 咯血 • 心悸 • 猝死	• 呼吸急促 • 哮鸣音；细湿啰音；血管杂音 • 发绀 • 发热，多为低热，少数患者可有中度以上发热 • 颈静脉充盈或搏动 • 心动过速 • 血压变化，血压下降甚至休克 • 胸腔积液体征 • 肺动脉瓣区第二心音亢进（$P_2 > A_2$）或分裂 • 三尖瓣区收缩期杂音

3. 理化检查　应根据 PTE 疑诊→确诊→求因的诊治步骤，逐步完善相关理化检查。

（1）疑诊相关检查

①血浆 D- 二聚体：对急性 PTE 的诊断敏感度在 92% ~ 100%，对于低度或中度临床可能性患者具有较高的阴性预测价值，即 D- 二聚体 < 500 μg/L 可基本排除急性 PTE。恶性肿瘤、炎症、出血、创伤、手术和坏死等情况均可引起 D- 二聚体升高，因此 D- 二聚体对于诊断 PTE 的阳性预测价值较低，不能用于确诊。同时，D- 二聚体的诊断特异度随年龄增长而降低，建议使用年龄校正的临界值 [50 岁以上者为年龄

（岁）×10 μg/L] 代替以往的标准临界值（500 μg/L）以提高老年患者的诊断特异性。年龄校正的临界值可使特异度增加到 34% ～ 46%，敏感度增加到 > 97%。

②动脉血气分析：可表现为低氧血症、低碳酸血症、肺泡 - 动脉氧分压差增大，但多达 40% 的患者动脉血氧饱和度正常，20% 的患者肺泡 - 动脉氧分压差正常。

③血浆肌钙蛋白：包括肌钙蛋白 T（cardiac troponin T，cTnT）和肌钙蛋白 I（cardiac troponin I，cTnI），是评价心肌损伤程度的指标，在 PTE 中用于危险分层，判断预后。

④B 型利钠肽（BNP）和 N 末端 B 型利钠肽原（N terminal pro-B type natriuretic peptide，NT-proBNP）：反映右心功能不全及血流动力学紊乱程度，在 PTE 中用于危险分层，判断预后。

⑤心电图：无特异性。较为多见的表现包括胸前导联 V_1 ～ V_4 的 T 波改变和 ST 段异常；部分病例可出现 $S_IQ_{III}T_{III}$ 征（即 I 导联 S 波加深，III 导联出现 Q/q 波及 T 波倒置）；其他改变包括完全或不完全右束支传导阻滞、肺型 P 波、电轴右偏、顺钟向转位等。心电图表现有助于判断 PTE 预后。与不良预后相关的表现包括：窦性心动过速、新发心房颤动、新发完全或不完全性右束支传导阻滞、$S_IQ_{III}T_{III}$ 征、V_1 ～ V_4 导联 T 波倒置或 ST 段异常等。

⑥超声心动图：在提示诊断、危险分层、预后评估及除外其他心血管疾病方面有重要价值，可提供急性 PTE 的直接和间接征象。直接征象为发现肺动脉近端或右心腔血栓，但阳性率低。

间接征象多为右心负荷过重征象，包括右心室扩大、右心室游离壁运动减低、室间隔平直、三尖瓣反流速度增快、三尖瓣收缩期位移减低等。

（2）确诊相关影像学检查

①CTPA：可直观显示肺动脉内血栓形态、部位及血管堵塞程度，敏感性及特异性均较高，目前已成为确诊PTE的首选检查方法。直接征象为肺动脉内低密度充盈缺损，部分或完全包围在不透光的血流之间（即"轨道征"），或呈完全充盈缺损，远端血管不显影；间接征象包括肺野楔形、条带状高密度区或盘状肺不张，中心肺动脉扩张及远端血管分支减少或消失等；同时可对右心室形态、室壁厚度进行分析。CTPA是诊断急性肺栓塞的重要无创检查技术，敏感度为83%，特异度为78%～100%，主要局限性是对亚段及亚段以下肺动脉内血栓的敏感度较差。

②核素肺通气/灌注显像（pulmonary ventilation/perfusion imaging，V/Q imaging）：典型征象是与通气显像不匹配的、呈肺段分布的肺灌注缺损。诊断急性肺栓塞的敏感度为92%，特异度为87%，且不受肺动脉直径的影响，尤其在诊断亚段以下PTE中具有特殊意义。但任何引起肺血流或通气受损的因素如肺部炎症、肺部肿瘤、慢性阻塞性肺疾病等均可造成局部通气血流失调，单凭此项检查可能造成误诊。

③磁共振肺动脉造影（magnetic resonance pulmonary angiography，MRPA）：可在单次屏气20秒内完成扫描，确保肺动脉内较高信号强度，可直接显示肺动脉内栓子及PTE所致的低灌注区。相对于CTPA，MRPA具有无X线辐射、不使用

造影剂、可以任意方位成像等优势，但对肺段以下水平的 PTE 诊断价值有限，技术要求高，紧急情况下不适宜应用，不作为一线诊断方法。

④肺动脉造影：选择性肺动脉造影是诊断 PTE 的"金标准"，敏感度约为 98%，特异度为 95%～98%。直接征象有肺动脉内造影剂充盈缺损，伴或不伴"轨道征"的血流阻断；间接征象有肺动脉造影剂流动缓慢，局部低灌注，静脉回流延迟等。肺动脉造影是一种有创性检查，随着 CTPA 的发展和完善，目前已很少用于 PTE 的临床诊断，多用于指导经皮导管内介入治疗或经导管溶栓治疗，应严格掌握适应证。

（3）求因相关检查　确诊 PTE 后应进行求因相关检查，对于疑似遗传缺陷患者，应先做病史和家族史的初筛，主要评估指标包括（但不限于）：发病年龄 < 50 岁；少见部位（如下腔静脉，肠系膜静脉，脑、肝、肾静脉等）的 VTE；特发性 VTE；妊娠相关 VTE；女性口服避孕药或绝经后接受雌激素替代治疗的 VTE；口服华法林抗凝治疗中发生 VTE。家族史包括（但不限于）：≥ 2 个父系或母系的家族成员发生有 / 无诱因的 VTE。

①抗凝蛋白检测：抗凝蛋白缺陷是中国人群最常见的遗传性易栓症，抗凝蛋白缺陷患者易在合并其他风险因素或无明显诱因的情况下发生 VTE。建议筛查的项目包括抗凝血酶、蛋白 C 和蛋白 S 的活性。抗凝药物可干扰抗凝蛋白检测的结果，为避免药物对测定结果的干扰，抗凝血酶活性检测需在停用肝素类药物（普通肝素、低分子量肝素、磺达肝癸钠等）至少 24 小时后进行，蛋

白C和蛋白S活性检测在停用维生素K拮抗剂至少2～4周后进行。

②抗磷脂综合征相关检测：包括狼疮抗凝物、抗心磷脂抗体、抗β₂糖蛋白1抗体等。其他抗体检测包括抗核抗体、抗可溶性核抗原抗体和其他自身抗体等，以排除其他结缔组织病。

③易栓症相关基因检测：可作为临床诊断的辅助依据。

（4）DVT相关影像学检查 由于PTE与DVT关系密切，对可疑PTE的患者应常规检测有无下肢DVT。

①加压静脉超声（compression venous ultrasonography，CUS）：静脉不能被压陷或静脉腔内无血流信号为DVT的特定征象和诊断依据。可发现95%以上的近端下肢静脉内血栓，基本已取代静脉造影成为DVT的首选诊断技术。

②CT静脉造影（computed tomographic venography，CTV）：可显示静脉内充盈缺损，部分或完全包围在不透光的血流之间（"轨道征"），或呈完全充盈缺损。CTPA联合CTV可同时完成，仅需注射1次造影剂，为PTE及DVT的诊断尤其是盆腔及髂静脉血栓的诊断提供依据。CTPA联合CTV检查可使CT诊断PTE的敏感度由83%增至90%，但放射剂量明显增多，需权衡利弊。

③其他检查：如核素下肢静脉显像、磁共振静脉造影（magnetic resonance venography，MRV）、静脉造影等，可根据需要选择，对DVT的诊断价值及适用人群参照PTE。

4.诊断 急性PTE推荐采取疑诊、确诊、求因、危险分层的诊断策略。

（1）疑诊　推荐基于临床经验或应用临床可能性评分（简化 Wells 评分、修订版 Geneva 评分量表）对急性 PTE 进行疑诊的临床评估。详见表 5-24。

临床评估为低度可能的患者，推荐联合 D- 二聚体检测进一步筛查急性 PTE，老年患者应根据年龄校正 D- 二聚体正常阈值。如 D- 二聚体检测阴性，可基本除外急性 PTE；如 D- 二聚体检测阳性，建议行确诊检查。

临床评估为高度可能的患者，建议直接行确诊检查。

表 5-24　肺血栓栓塞症临床可能性评分表

简化 Wells 评分	计分	修订版 Geneva 评分	计分
• PTE 或 DVT 病史	1	• PTE 或 DVT 病史	1
• 4 周内制动或手术	1	• 1 个月内手术或骨折	1
• 活动性肿瘤	1	• 活动性肿瘤	1
• 心率 ≥ 100 次 / 分	1	• 心率（次 / 分）	1
• 咯血	1	◇ 75 ～ 94	2
• DVT 症状或体征	1	◇ ≥ 95	1
• 其他鉴别诊断的可能性低于 PTE	1	• 咯血	1
		• 单侧下肢疼痛	1
临床可能性		• 下肢深静脉触痛及单侧下肢水肿	1
低度可能	0 ～ 1	• 年龄 > 65 岁	1
高度可能	≥ 2	**临床可能性**	
		低度可能	0 ～ 1
		中度可能	2 ～ 4
		高度可能	≥ 5

（2）**确诊** 疑诊 PTE 的患者，推荐根据是否合并血流动力学障碍采取不同的诊断策略。

血流动力学不稳定的 PTE 疑诊患者：如条件允许，建议完善 CTPA 检查以明确诊断或排除 PTE。如无条件或不适合行 CTPA 检查，建议行床旁超声心动图检查，如发现右心室负荷增加和（或）发现肺动脉或右心腔内血栓证据，在排除其他疾病可能性后，建议按照 PTE 进行治疗；建议行肢体 CUS，如发现 DVT 的证据，则 VTE 诊断成立，并可启动治疗，在临床情况稳定后行相关检查明确诊断。诊断流程见图 5-11。

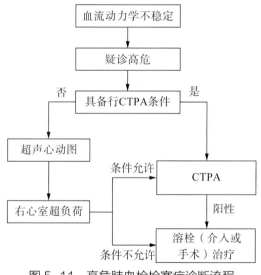

图 5-11　高危肺血栓栓塞症诊断流程

血流动力学稳定的 PTE 疑诊患者：推荐将 CTPA 作为首选的确诊检查手段；如果存在 CTPA 检查相对禁忌（如造影剂过敏、肾功能不全、妊娠等），建议选择其他影像学确诊检查，包括 V/Q 显像、MRPA。诊断流程见图 5-12。

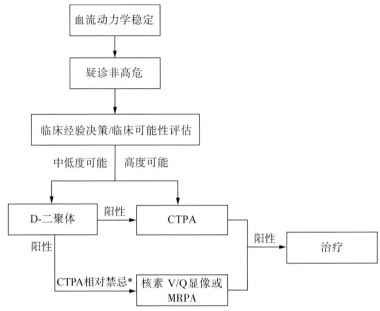

*：碘剂过敏、肾功能不全、妊娠期女性。

图 5-12 非高危肺血栓栓塞症诊断流程

（3）**求因** 急性 PTE 患者，应积极寻找相关的危险因素，尤其是某些可逆的危险因素（如手术、创伤、骨折、急性内科疾病等）。不存在可逆诱发因素的患者，注意探寻潜在疾病（如恶性肿瘤、抗磷脂综合征、炎性肠病、肾病综合征等）。

年龄相对较轻（如年龄 < 50 岁）且无可逆诱发因素的急性 PTE 患者、家族性 VTE 且没有确切可逆诱发因素的急性 PTE 患者，建议进行易栓症筛查。

（4）**危险分层** 对确诊的急性 PTE 患者应进行危险分层以指导治疗。首先根据血流动力学状态区分其危险程度，血流动力学不稳定者定义为高危，血流动力学稳定者定义为非高危。

血流动力学稳定的急性 PTE，根据是否存在右心功能不全的影像学证据和（或）心脏生物学标志物［包括心肌损伤标志物（cTnT、cTnI）和心衰标志物（BNP、NT-proBNP）］升高将其区分为中危和低危。

5. 治疗

（1）**呼吸支持和血流动力学支持治疗**　包括：氧疗和机械通气；急性右心衰竭药物治疗；机械循环和氧合支持；心脏骤停的高级生命支持等。

（2）**抗凝治疗**　目前临床应用的抗凝药物分为两大类。

①胃肠外抗凝药物：包括低分子量肝素（low molecular weight heparin，LMWH）、磺达肝癸钠、普通肝素（unfractionated heparin，UFH）、阿加曲班、比伐卢定等。LMWH 和磺达肝癸钠是首选的起始抗凝药物，因其诱发大出血和血小板减少的风险较低，且不需要常规监测活化部分凝血活酶时间（activated partial thromboplastin time，APTT）水平。UFH 半衰期较短，抗凝效果易于监测，且鱼精蛋白可以快速逆转其作用，因此对于需要进行再灌注治疗、有严重肾功能损害（肌酐清除率 < 30 mL/min）、严重肥胖的患者推荐应用 UFH。UFH 可能引起肝素诱导的血小板减少症（heparin-induced thrombocytopenia，HIT），需注意监测。阿加曲班、比伐卢定可应用于 HIT 或怀疑 HIT 的患者。

②口服抗凝药物：维生素 K 拮抗剂（vitamin K antagonist，

VKA）类药物如华法林，通过抑制维生素 K 依赖性凝血因子（Ⅱ、Ⅶ、Ⅸ、Ⅹ）合成发挥抗凝作用。通常初始与 UFH、LMWH 或磺达肝癸钠联合应用，当国际标准化比值（international normalized ratio，INR）达到目标范围（2.0～3.0）并持续 2 天以上时，停用胃肠外抗凝剂。非维生素 K 依赖的新型直接口服抗凝药（direct oral anticoagulants，DOACs）包括直接凝血酶抑制剂达比加群酯，直接 Xa 因子抑制剂利伐沙班、阿哌沙班和依度沙班等，通过直接抑制某一靶点产生抗凝作用。

　　临床高度可疑急性 PTE，在等待诊断结果过程中，建议开始应用胃肠外抗凝治疗。一旦确诊急性 PTE，如果没有抗凝禁忌，推荐尽早启动抗凝治疗。急性 PTE 初始抗凝推荐选用 LMWH、磺达肝癸钠、UFH、负荷量的利伐沙班或阿哌沙班。急性 PTE 若选择华法林长期抗凝，推荐在应用胃肠外抗凝药物 24 小时内重叠华法林，调节 INR 目标值为 2.0～3.0，达标后停用胃肠外抗凝；若选择利伐沙班或阿哌沙班，在使用初期需给予负荷剂量；若选择达比加群酯或依度沙班，应先给予胃肠外抗凝药物至少 5 天。

　　抗凝治疗的标准疗程为至少 3 个月。部分患者在 3 个月的抗凝治疗后，血栓危险因素持续存在，为降低其复发率，需要继续进行抗凝治疗，称为延展期抗凝治疗。延长抗凝疗程会带来出血的风险。急性 PTE 是否要进行延展期抗凝治疗，需充分考虑延长抗凝疗程的获益 / 风险比。

　　抗凝治疗有诱发出血的风险，目前缺乏恰当的评估出血风险的方法。可能增加出血风险的危险因素见表 5-25。

表 5-25 抗凝治疗的出血高危因素

患者自身因素	合并症或并发症	治疗相关因素
• 年龄＞75 岁 • 既往出血史 • 既往卒中史 • 近期手术史 • 频繁跌倒 • 嗜酒	• 恶性肿瘤 • 转移性肿瘤 • 肾功能不全 • 肝功能不全 • 血小板减少 • 糖尿病 • 贫血	• 抗血小板治疗中 • 抗凝药物控制不佳 • 非甾体抗炎药物使用

（3）*溶栓治疗*　可迅速溶解部分或全部血栓，恢复肺组织再灌注，减小肺动脉阻力，降低肺动脉压，改善右心室功能，减少严重 VTE 患者的病死率和复发率。急性 PTE 最好在 48 小时内开始溶栓治疗，对于有症状的患者，14 天内溶栓仍然是有用的。鉴于可能存在血栓的动态形成过程，对溶栓的时间窗并未严格规定。

急性高危 PTE 且无溶栓禁忌者，推荐溶栓治疗。急性非高危 PTE 不推荐常规溶栓治疗。急性中高危 PTE 建议先给予抗凝治疗并密切观察，一旦出现临床恶化且无溶栓禁忌，建议给予溶栓治疗。

溶栓治疗的禁忌证分为绝对禁忌证和相对禁忌证，详见表 5-26。对于致命性高危 PTE，绝对禁忌证亦应被视为相对禁忌证。

表 5–26　肺血栓栓塞症溶栓禁忌证

绝对禁忌证	相对禁忌证
• 结构性颅内疾病 • 出血性脑卒中病史 • 3 个月内缺血性脑卒中 • 活动性出血 • 近期脑或脊髓手术 • 近期头部骨折性外伤或头部损伤 • 出血倾向（自发性出血）	• 收缩压＞ 180 mmHg • 舒张压＞ 110 mmHg • 近期非颅内出血 • 近期侵入性操作 • 近期手术 • 3 个月以上缺血性脑卒中 • 口服抗凝治疗（如华法林） • 创伤性心肺复苏 • 心包炎或心包积液 • 糖尿病视网膜病变 • 妊娠 • 年龄＞ 75 岁

　　常用溶栓药物有尿激酶、链激酶和重组组织型纤溶酶原激活剂（recombinant tissue-type plasminogen activator，rt-PA）。三者疗效相仿，可根据临床条件选用。rt-PA 可能对血栓具有更快的溶解作用，低剂量（50 mg）溶栓与美国食品药品监督管理局推荐剂量（100 mg）相比，疗效相似且安全性更好。溶栓治疗结束后，适时开始规范抗凝治疗。

　　（4）介入治疗　可清除阻塞肺动脉的栓子，以利于恢复右心功能，改善症状和生存率。急性高危 PTE 或伴临床恶化的中危 PTE，若有肺动脉主干或主要分支血栓，并存在高出血风险或溶栓禁忌，或经溶栓或积极内科治疗无效，可行经皮导管介入治疗。同时可辅以肺动脉内溶栓治疗，导管溶栓药物剂量可以进一步减少，从而降低出血风险。低危 PTE 不建议导管介入治疗。

（5）**手术治疗** 肺动脉血栓切除术可作为全身溶栓的替代补救措施，适用于经积极内科治疗或介入治疗无效的急性高危PTE。

（6）**下腔静脉滤器治疗** 有抗凝禁忌的急性PTE患者，为防止下肢深静脉大块血栓再次脱落阻塞肺动脉，可考虑放置下腔静脉滤器，建议应用可回收滤器，通常在2周内取出，一般不考虑永久应用。已接受抗凝治疗的急性DVT或PTE，不推荐放置下腔静脉滤器。

6. 并发症 慢性血栓栓塞性肺动脉高压（chronic thromboembolic pulmonary hypertension，CTEPH）是以肺动脉血栓机化、肺血管重构致血管狭窄或闭塞，肺动脉压力进行性升高，最终导致右心功能衰竭为特征的一类疾病，是急性PTE的远期并发症。临床表现为活动后呼吸困难，呈进行性加重，运动耐量下降，以及咯血、晕厥等。随着病情进展可出现肺动脉高压和右心衰竭征象，如口唇发绀、颈静脉怒张、肺动脉瓣听诊区第二心音亢进、下肢水肿、胸腹腔积液等。对于急性PTE抗凝治疗3个月后仍合并呼吸困难、体力减退或右心衰竭的患者，均应评估是否存在CTEPH。

（1）**诊断标准** 经过3个月以上规范抗凝治疗后，影像学证实存在慢性血栓，右心导管检查平均肺动脉压（mean pulmonary artery pressure，mPAP）$\geqslant 25$ mmHg，且除外其他病变，如血管炎、肺动脉肉瘤等。

影像学检查异常征象包括：

①肺通气/灌注显像：是CTEPH的首选筛查方法，敏感度

和特异度分别为 96% ～ 97% 和 90% ～ 95%。表现为多个肺段分布的与通气显像不匹配的灌注缺损。

②CTPA：可评估 CTEPH 的栓塞部位、阻塞程度及右心结构、功能，同时鉴别肺血管外病变，但对段以下为主的栓塞性病变敏感性较差，阴性不能完全排除 CTEPH。

③右心导管和肺动脉造影：前者可明确肺循环血流动力学情况，后者可明确栓塞部位及程度、显示血栓机化和再通等，是 CTEPH 影像学诊断和手术评估的"金标准"。

（2）治疗

①基础治疗：包括长期抗凝治疗、家庭氧疗、间断应用利尿剂和康复治疗等。

②手术治疗：肺动脉血栓内膜剥脱术（pulmonary endarterectomy，PEA）是治疗 CTEPH 的最有效方法。

③药物治疗：靶向药物可用于不能行 PEA、PEA 后肺动脉高压持续或再发的患者，可改善患者活动耐力或血流动力学，目前主要为可溶性鸟苷酸环化酶激活剂，如利奥西胍。对于可进行 PEA 的近端病变患者，靶向药物并无获益，不能因药物治疗延误手术时机。

④介入治疗：部分无法行 PEA 的患者可试行球囊肺动脉成形术（balloon pulmonary angioplasty，BPA）。

7. 医院内预防　VTE 是医院内非预期死亡的重要原因，早期识别高危患者，及时进行预防，可以明显降低医院内 VTE 的发生。无论外科手术患者、内科住院患者，均应进行 VTE 风险评估；对于需要预防 VTE 的患者应评估其出血风险和影响因素。

VTE 的基本预防措施包括：健康教育；注意活动；避免脱水。药物预防适用于 VTE 风险高而出血风险低的患者，可选药物包括 LMWH、UFH、磺达肝癸钠、DOACs 等。机械预防适用于 VTE 风险高但存在活动性出血或出血风险的患者，包括间歇充气加压泵、分级加压弹力袜和足底静脉泵等。

【预防与调护】

肺痹属临床危重疾病，一旦发生则严重影响患者健康及寿命。贯彻中医预防学的"治未病"思想，"未病先防"避免其发生，"既病防变"避免其迁延反复、病情进展，具有重要临床意义。

不宜持续坐位，无论因工作、学习、娱乐、乘坐交通工具等需要久坐，必须养成定时起身稍事活动的习惯，平素可根据个人情况，选择太极拳、八段锦、散步或慢跑等方法坚持锻炼，促使经脉通利，血液畅行。慎起居，生活有规律，避免外感。戒烟，戒酒，饮食宜清淡，忌寒凉油腻，每日适量饮水，保持大便通畅。调摄精神，避免喜怒悲忧过极等情志刺激。

已患肺痹者须遵医嘱规律用药，早期需卧床静养，病情允许后适度运动，劳逸结合，定期门诊随访，若再发生急性症状，尽快就诊。

（王彬）

十、肺癌

肺癌是因正气亏虚，阴阳失调，六淫之邪乘虚而入，邪滞于肺，以致肺气失和，宣降失司，气机不利，血行受阻，津液失布，气滞、血瘀、痰凝互结，阻于脉络，日久成积的一种病证。肺癌临床表现复杂多样，早期症状可不明显，随着病情进展逐渐出现咳嗽、咳血、胸痛、喘促、发热等症，晚期侵及他脏或生变证，可见相应表现。古代医籍中虽无肺癌病名，但对其临床表现已有记载。《素问·奇病论》："病胁下满气逆，二三岁不已，是为何病？岐伯曰：病名曰息积。"《难经·五十六难》："肺之积，名曰息贲。在右胁下，覆大如杯。久不已，令人洒淅寒热，喘咳，发肺壅。"《济生方·癥瘕积聚门》："息贲之状，在右胁下，大如覆杯，喘息奔溢，是为肺积"。《素问·玉机真脏论》所载"大骨枯槁，大肉陷下，胸中气满，喘息不便，内痛引肩项，身热，脱肉破䐃，真脏见，十日之内死"，与肺癌晚期恶病质表现相似。可见"息积""息贲""肺壅""肺积"等均可归为肺癌的中医病名范畴。

【典型病案】

华某，男性，76 岁，于 2020 年 11 月 10 日入院。

主诉：咳嗽咳痰 1 年余，加重伴喘憋 10 天。

现病史：患者 1 年前开始无明显诱因出现咳嗽，咳少量白黏痰，偶感右侧胸痛，自服抗生素、化痰止咳药物（具体不详）治疗后可减轻，未予重视，症状时有反复。近 10 天患者咳嗽加重，伴喘憋，于附近社区医院查胸片示右侧胸腔积液，遂至我科门诊就诊，为系统检查诊治入院。刻下症：咳嗽，咳少量白黏痰，间断痰中带血，色鲜红，量少，无发热，喘息胸闷，无胸痛，无心悸，无乏力盗汗，纳少，大便干燥，2～3日一行，小便正常，夜间可平卧，寐欠安。近1年体重下降10 kg。

既往史：2型糖尿病病史10余年，皮下注射胰岛素每日2次，血糖控制较好；过敏性鼻炎病史6年，每于受凉及接触刺激性气味、粉尘后发作，可自行缓解，无维持治疗。

个人史：吸烟史40余年，日20支，已戒除3年。

家族史：否认家族遗传性疾病史。

查体：体温36℃，脉搏107次/分，呼吸20次/分，血压154/78 mmHg。神识清晰，形体消瘦，气息略促，咳嗽频作，未闻及异常气味，舌质红，苔黄厚腻，脉滑数。无力体型，球结膜无水肿，口唇轻度发绀，咽部轻度充血，双侧扁桃体无肿大，未见脓性分泌物。颈软无抵抗，未见颈静脉怒张及颈动脉异常搏动。右下肺第7肋以下叩诊呈浊音，右下肺呼吸音极低，右肺偶及吸气相干啰音，未及湿啰音，心界不大，心率107次/分，律齐，各瓣膜听诊区未闻及病理性杂音。腹平软，无压痛及反跳痛，肝、脾肋下未触及，肝、肾区无叩痛，肠鸣音4次/分，双下肢无水肿。双手杵状指。神经系统检查：生理反射存在，病理反射未引出。

理化检查：

血常规：WBC 8.91×10^9/L，RBC 4.31×10^{12}/L，HGB 115.00 g/L，PLT 357.00×10^9/L，HCT 35.50%，LYM% 16.80%，MONO% 5.20%，NEUT% 77.40%。

动脉血气分析（未吸氧）：pH 7.40，$PaCO_2$ 34.8mmHg，

PaO_2 70.6mmHg，SaO_2 91.9%，HCO_3^- 20.9 mmol/L，$SHCO_3^-$ 21.5 mmol/L，ABE −3.5 mmol/L，$P_{(A-a)}O_2$ 31.5mmHg。

B 型利钠肽：26.19 pg/mL。

降钙素原：0.061 ng/mL。

凝血酶原时间、凝血酶原时间活动度、国际标准化比值、活化部分凝血活酶时间、纤维蛋白原定量、凝血酶凝结时间、纤维蛋白原降解产物、D- 二聚体定量：Fib 5.37 g/L，D-dimer 2.14 mg/L，FDP 6.3 µg/mL。

甲胎蛋白、癌胚抗原、癌抗原 125、癌抗原 153、糖类抗原 199、细胞角蛋白 19 片段抗原 21-1、糖类抗原 724、胃泌素释放肽前体、鳞状上皮细胞癌抗原、神经元特异性烯醇化酶、铁蛋白、前列腺特异抗原：CYFRA21-1 21.7 ng/mL，ProGRP 93.23 pg/mL，SCCAg 4.17 ng/mL，f-PSA 1.04 ng/mL，余项正常。

胸部增强 CT：双肺慢支、肺气肿改变；右下肺门占位，考虑肺癌伴右肺下叶不张可能；右侧胸腔积液。

初步诊断：

中医诊断：肺癌（痰热阻肺，饮停胸胁证）

西医诊断：1. 右下肺占位性质待查

　　　　　　右侧胸腔积液

　　　　　　低氧血症

　　　　　2. 过敏性鼻炎

　　　　　3. 2 型糖尿病

中医治疗：

治法：清热化痰，逐饮散结。

方药：清金化痰汤合葶苈大枣泻肺汤加减。

蜜桑白皮10 g，黄芩10 g，浙贝母10 g，瓜蒌15 g，陈皮12 g，麸炒枳壳12 g，茯苓15 g，炒白术10 g，葶苈子（包煎）15 g，竹茹10 g，姜半夏6 g，三七粉（冲）3 g，仙鹤草15 g，白花蛇舌草15 g，车前草15 g，大枣6 g。7剂，水煎服，每日1剂，水煎400 mL，分2次早晚饭后温服。

云南白药胶囊0.5g po tid 活血止血。

西医治疗：

治疗原则：积极完善检查明确诊断；对症化痰、止咳及降糖治疗。

处理措施：①行支气管镜检查进一步明确诊断，确定病理学分型；②行PET/CT检查评价全身情况，确定疾病分期；③盐酸氨溴索片30mg po tid 化痰；④复方甘草口服溶液10mL po prn 止咳；⑤皮下注射胰岛素降糖，监测血糖水平，必要时调整胰岛素剂量。

疗效转归：治疗7天，患者咳嗽、咳痰减轻，咳血已止，活动后仍感喘息胸闷，纳少，二便正常。PET/CT提示右肺恶性肿瘤、右肺门淋巴结转移、右侧胸膜转移、胸椎转移；支气管镜活检病理提示鳞癌。明确诊断：右下肺鳞状细胞癌ⅣA期（T4N1M1a）右侧胸膜转移、右肺门淋巴结转移、胸椎转移。转肿瘤专科进一步治疗。

【中医诊治思路】

（一）诊断与鉴别诊断

1. 疾病诊断　肺癌早期症状不明显，随着病情进行性加重，可出现肺内、肺外两方面临床表现。肺内症状主要包括咳嗽、咳痰、咳血、气促、喘息、胸痛等，肺外症状即全身表现，主要包括发热、消瘦、音哑、水肿、心悸、身痛、乏力等。因症状均无特异性，故仍需结合理化检查辅助判断。

本例患者症见咳嗽、咳痰、咳血、喘息、胸痛、消瘦，结合肿瘤标志物、胸部增强 CT 检查，符合肺癌诊断。

2. 鉴别诊断

（1）**肺痨**　是由于正气虚弱，感染痨虫，侵蚀肺脏所致的慢性消耗性疾病，以咳嗽、咳血、潮热、盗汗及身体逐渐消瘦为主要表现，常有与肺痨患者长期密切接触史。肺痨与肺癌均可见咳嗽、咳血、胸痛、发热、消瘦，症状易于混淆，必要时需结合理化检查辅助判断。

本例患者未见潮热盗汗症状，无肺痨患者长期密切接触史，不符合肺痨诊断，结合肿瘤标志物、胸部 CT 等检查结果可以鉴别。

（2）**肺痈**　是因热毒瘀结于肺，以致肺叶生疮，血败肉腐，形成脓疡的一种急性病证，以发热、咳嗽、胸痛、咳吐腥臭浊痰甚则脓血相兼为主要表现。肺癌为慢性进展性疾病，早期症状不明显，逐渐出现肺内、肺外表现。

本例患者病程 1 年余，虽见咳嗽、咳痰、咳血，但无发热及大量腥臭浊痰，不符合肺痈表现，故可鉴别。

（3）**肺胀**　是因多种慢性肺系疾病反复发作、迁延不愈而成，以胸部膨满、憋闷如塞、喘息气促、咳嗽咳痰等为主症，甚则出现唇甲青紫、心悸浮肿等症。肺癌为慢性进展性疾病，早期症状不明显，逐渐出现肺内、肺外表现。

本例患者病程 1 年余，虽见咳嗽、咳痰、喘息，但无胸部膨满、憋闷如塞，不符合肺胀特点，故可鉴别。

（二）辨证分析

1. 本病辨证要素

（1）**辨病性**　肺癌病性属因虚致实、虚实夹杂。其发病以正气亏虚为先，邪气乘虚而入，邪滞于肺，致肺气失和，宣降失司，气机不利，血行受阻，津液失布，凝聚为痰，痰凝气滞血瘀阻于脉络，日久而成。"虚""痰""瘀""毒"是肺癌的四大致病要素，贯穿疾病全程。临证首当辨明邪正虚实。本虚以气虚、阴虚、气血两虚为主，标实则以痰凝、气滞、血瘀、毒结为多。本病多见全身为虚，但局部为实，故辨证亦要综合考虑全身与局部表现。

（2）**辨病位**　以肺为主，与脾、肾关系密切，肺、脾、肾三脏功能失调是本病的根本病理机制。病程早期多为痰瘀郁肺；疾病中期，脾气受损，运化失常，痰湿内蕴，以肺脾气虚、痰湿内盛为主；疾病后期，耗气伤阴，虚损及肾，以致气阴两虚、肾阳不足。

（3）**辨病期** 肺癌初期，邪气盛且正气尚足，故病机以邪实为主。病情发展至中期，正气日虚，肺病及脾，后天之本受损，而实邪日盛，气滞、痰凝、血瘀相互胶结，蕴化热毒，进一步耗伤气阴，呈现虚实夹杂证候。肺癌晚期，正虚及肾，元阴元阳耗竭，一身之本无以为继，痰瘀毒邪猖獗，则变证丛生。因此，疾病早期及癌前病变当以祛邪为主，行宣肺理气、解毒散结之法。疾病晚期或高龄患者当以扶正为主，益气健脾补肾。

此外，肺癌的辨病期还与患者接受的西医治疗相关。由于手术、化疗、放疗、靶向药物等治疗皆可损伤机体之正气，产生治疗相关不良反应，故处于不同西医治疗阶段的患者，其中医证候各具特点，治则治法亦应有所调整侧重，以发挥促进康复、减毒增效、提高免疫功能、预防复发转移、改善症状、提高生存质量的作用。围手术期当以补肺健脾、扶助正气为主。术后稳定期以健脾化痰、软坚散结为主。在化疗期间患者多出现脾胃不和、气血亏虚、脾肾不足等证候，当固护胃气、和胃降逆、益气养血、温补脾肾。放疗属"火毒"之邪，易伤及气阴，或致肺气郁滞，痰火搏结，久而伤及肝肾之阴，此时应侧重益气养阴、清热化痰、滋养肝肾之法。靶向药物治疗期间患者易出现药物相关性皮疹、腹泻、口腔黏膜炎等并发症，证属肺经郁热、脾虚湿阻、气阴不足等，应行清肺化痰、理气解郁、健脾化湿、益气养阴等法。带瘤患者病情稳定阶段以中医药为主要治疗手段，当扶正、祛邪兼顾，治以健脾化痰、解毒散结为主。针对患者的咳嗽、气短、疲乏、便秘、恶心呕吐、疼痛等症状，及骨髓抑制、放射性肺炎、周围神经毒性等治疗相关不良反应，中医中药辨证治疗亦具有较好的疗效。

2. 本案辨证分析 患者老年，长期吸烟，耗伤肺气，肺气亏虚，邪毒乘虚而入，滞留于肺，致肺气宣降失司。肺气亏虚，津液输布无权，聚生痰浊，随肺气上逆，故见咳嗽咳痰；气虚痰阻，肺络不通则痛，故见胸痛；治疗不及，肺虚益甚，波及脾肾，肺失宣散，脾失转输，肾失蒸化，水湿泛溢，饮邪停积胸胁，故见喘息、胸闷；脾气亏虚，兼之痰湿困阻，水谷不化精微，气血生化乏源，故纳呆食少、日渐消瘦；肺与大肠相表里，肺气不降，则腑气不通，故大便数日一行；痰饮蕴久化热，灼伤肺络，故见痰中带血，色鲜红。舌质红、苔黄厚腻、脉滑数均属痰热之象。四诊合参，本病病位以肺为主，兼及脾肾，病性属本虚标实，目前以邪实为主，辨证属痰热阻肺、饮停胸胁证。

（三）临床常见中医证型及分型论治

1. 痰热阻肺

主要证候：咳嗽，咳痰黄黏量多，喘息气促，胸胁闷痛，发热口渴，小便短赤，大便秘结。舌质红，苔黄腻，脉滑数。

治法：清热化痰，宣肺散结。

方药：清金化痰汤加减。

2. 气滞血瘀

主要证候：咳嗽，痰中带血，胸胁胀闷，胸背窜痛，或刺痛，痛有定处，面色紫黯，唇甲青紫，情志抑郁或急躁。舌质黯，或见瘀斑瘀点，舌下脉络迂曲紫黯，脉弦或涩。

治法：宣肺理气，化瘀散结。

方药：血府逐瘀汤或复元活血汤加减。

3. 饮停胸胁

主要证候：咳嗽喘息，胸胁胀闷疼痛，不能平卧或仅能一侧偏卧，肋间胀满，甚则一侧胸廓隆起。舌苔白滑，脉沉弦或弦滑。

治法：泻肺利水，逐饮散结。

方药：葶苈大枣泻肺汤合椒目瓜蒌汤加减。

4. 气虚痰阻

主要证候：咳嗽痰多，胸闷气短，神疲乏力，面色少华，食少纳呆，腹胀便溏。舌质淡胖，边有齿痕，苔白腻，脉濡缓或濡滑。

治法：益气健脾，化痰散结。

方药：六君子汤合二陈汤加减。

5. 阴虚内热

主要证候：咳嗽痰少质黏，或干咳无痰，或痰中带血，形体消瘦，潮热盗汗，心烦失眠，口干音哑，大便秘结。舌质红或红绛少津，苔少或花剥或无苔，脉细数。

治法：滋阴清热，解毒散结。

方药：百合固金汤加减。

6. 气阴两虚

主要证候：咳嗽痰少，咳声低微，气短息促，乏力懒言，口干咽燥，五心烦热，自汗盗汗，食少消瘦。舌质淡胖有齿痕，苔薄白，脉沉无力，或舌红无苔，脉细弱。

治法：益气养阴，扶正散结。

方药：四君子汤合大补元煎加减。

7. 脾肾阳虚

主要证候：喘促，动则尤甚，咳而气短，面色㿠白，形寒肢冷，神疲乏力，食少腹胀，腰膝酸软，肢肿尿少，便溏或泄泻。舌淡胖，边有齿痕，苔白滑，脉沉弱无力。

治法：补肾健脾，温阳散结。

方药：金匮肾气丸合附子理中汤加减。

【西医诊治思路】

（一）诊断与鉴别诊断

1. 本例诊断依据

（1）**病史** 老年男性，长期吸烟史，慢性病程，咳嗽咳痰1年余，加重伴喘憋10天。

（2）**症状** 咳嗽，咳少量白黏痰，间断痰中带血，色鲜红，喘息胸闷，体重下降。

（3）**既往史** 过敏性鼻炎、2型糖尿病病史。

（4）**体征** 口唇轻度发绀，右下肺第7肋以下叩诊呈浊音，右下肺呼吸音极低，右肺偶及吸气相干啰音，双手杵状指。

（5）**理化检查** 胸部增强CT：右下肺门占位，考虑肺癌伴右肺下叶不张可能性，右侧胸腔积液；肿瘤标志物：CYFRA21-1 21.7 ng/mL，ProGRP 93.23 pg/mL，SCCAg 4.17 ng/mL； 血气分析：PaO_2 70.6mmHg，SaO_2 91.9%。

2. 疾病诊断 肺癌（lung cancer），全称为原发性支气管肺癌（primary bronchogenic carcinoma），是起源于支气管黏膜、腺体或肺泡上皮的肺部恶性肿瘤。

肺癌的诊断流程，应首先基于患者的病史、临床症状、体征，通过影像学等检查确定临床诊断及分期，进一步通过获取组织学或细胞学标本明确病理学分型及分子诊断。

本例患者病史、症状、体征均符合肺癌，胸部 CT 示右下肺门占位，首先考虑肺癌可能，经支气管镜活检及 PET/CT 检查，明确了病理学分型及全身转移情况（分期），分子诊断有待进一步进行。

3. 鉴别诊断

（1）**肺结核** 是结核分枝杆菌入侵机体后在一定条件下发病的肺部慢性感染性疾病，临床可表现为咳嗽、咳痰、咯血，可伴发热、乏力、盗汗、消瘦等全身症状。肺癌与肺结核临床表现相近，鉴别主要依赖理化检查。肺结核的胸部影像特点为多发于上叶尖后段、下叶背段和后基底段，浸润、增殖、干酪、纤维钙化病变同时存在，病灶密度不均匀、边缘较清楚、变化较慢、易形成洞壁较厚且光滑的空洞和播散病灶；肺癌多呈实质性占位病灶，边缘模糊毛糙，有短毛刺、分叶，密度较均匀，可见偏心空洞，洞壁凸凹不平。肺结核的痰检结果分枝杆菌检查阳性，为诊断金标准；肺癌的痰检结果脱落细胞可见异型细胞，组织病理学检查为诊断金标准。

本例患者糖尿病诊断明确，具备肺结核感染危险因素，临床表现为慢性咳嗽、咳痰、痰中带血、体重下降、单侧胸腔积液，应考虑结核感染可能。但胸部 CT 未见病灶多态性，不支持肺结核，完善痰抗酸染色、痰结核分枝杆菌核酸检测等检查可进一步鉴别。

（2）**胸膜间皮瘤** 是原发于胸膜间皮组织的少见肿瘤，起病隐匿，潜伏期长，病因未明，可分为弥漫型和局限型两种。弥漫型间皮瘤大多与长期接触石棉有关，吸烟可能与石棉接触存在协同作用；患者年龄多在 50 岁以上，男女比 2：1，累及右侧多见，主要临床表现为呼吸困难及胸痛，晚期胸腔积液增长迅速，患者因恶病质及呼吸衰竭死亡。局限型间皮瘤患者年龄相对较轻（多为 40～50 岁），早期无症状，肿瘤增大压迫肺组织可出现胸痛、干咳、喘息等症，部分患者出现骨关节疼痛、杵状指及低血糖表现。

本例患者老年男性，长期吸烟，右侧胸腔积液，需考虑弥漫型胸膜间皮瘤可能。但其呼吸困难、胸痛程度较轻，中等量胸腔积液，CT 示右下肺门占位，均与胸膜间皮瘤不符，结合组织病理学检查可进一步鉴别。

（二）肺癌诊疗要点

肺癌是我国及世界范围内发病率和死亡率较高的恶性肿瘤之一，2022 年我国所有恶性肿瘤新发病例及死亡人数中肺癌均排名第 1 位，受到高度关注。近年来肺癌的诊断和治疗技术进展迅速。国家卫生健康委员会及中华医学会等学术组织均制定颁布了肺癌的诊疗指南，并结合研究进展不断更新，为临床医师提供了肺癌筛查、诊断、病理、治疗和随访等方面的循证医学证据和指导性建议。

1. 诊断及分期

（1）危险因素 年龄≥40岁，吸烟，被动吸烟，环境油烟吸入（炒炸等烹饪方式），职业性致癌物质暴露（氡、砷、铍、铬、镉、石棉、二氧化硅、煤烟等），个人既往肿瘤史，一二级亲属肺癌家族史，慢性肺部疾病史（慢性阻塞性肺疾病、肺结核、肺纤维化及支气管肺组织慢性炎症等）。

（2）临床表现 肺癌早期可无明显症状。随着病情的进展出现相应症状体征及转移相关症状。

①原发肿瘤表现：咳嗽、咳痰、咯血、喘鸣、胸闷、气急、胸痛、声音嘶哑、吞咽困难、上腔静脉综合征、膈肌麻痹、胸腔和心包积液、肺上沟肿瘤综合征（Pancoast syndrome），及体重下降、乏力、发热等全身症状。

②远处转移表现：颅内转移可见头痛、呕吐、眩晕、复视、共济失调、偏瘫及癫痫发作等，有时伴精神状态改变和视觉障碍。骨转移常见于肋骨或脊柱、盆骨与长骨，可无症状或有局部疼痛与压痛；若脊柱转移压迫或侵犯脊髓，可导致二便失禁或截瘫等。肝转移可无症状，转移灶严重时可出现肝大、肝区疼痛、食欲不振、恶心和消瘦等，可伴有门冬氨酸氨基转移酶或胆红素升高。肾上腺转移可呈现肾上腺皮质功能减退症相关症状，如食欲不振、腹泻、皮肤色素增加、腋毛脱落、低血压等。淋巴结转移循淋巴回流途径首先转移到肺门淋巴结，继而可达纵隔和锁骨上淋巴结。肿大的浅表淋巴结多质地较硬，可融合成团，多不伴有压痛。肺癌还可转移至各个部位，导致多种征象，如皮下结

节、皮肤溃疡、腹痛等。

③副肿瘤综合征：少数患者可出现一些并非由肿瘤直接侵犯或转移引起的症状和体征，如高钙血症，抗利尿激素分泌异常综合征，异位库欣综合征，副肿瘤性神经综合征，血液系统异常如血小板异常增多或减少、类白血病反应、凝血功能异常甚至弥漫性血管内凝血等，腺癌患者常见皮肤表现如皮肌炎、黑棘皮病等。

（3）影像学检查

①胸部 CT 检查：有效检出早期周围型肺癌、明确病变部位和累及范围，是目前肺癌诊断、分期、疗效评价和随诊的主要影像学检查手段。

② MRI 检查：不用于肺癌的常规诊断，可选择性用于判断胸壁或纵隔受侵情况、显示肺上沟瘤与臂丛神经及血管的关系、长径 > 8 mm 的疑难实性肺结节鉴别诊断、判定有无脑转移和局部骨转移等。

③ PET/CT 检查：是肺癌诊断、分期与再分期、手术评估、放疗靶区勾画、疗效和预后评估的最佳方法之一，对脑和脑膜转移诊断的敏感度相对较差。

④超声检查：用于检查腹部脏器及浅表淋巴结有无异常，对浅表淋巴结、邻近胸壁的肺内病变或胸壁病变可进行超声引导下穿刺活检，还可用于检查有无胸腔积液及心包积液，并可进行超声定位抽取积液。

⑤骨扫描：是筛查肺癌骨转移的首选方式，发现可疑骨转移时可行 MRI 进一步确认。

（4）获取肺癌组织学或细胞学标本的检查技术

①痰液细胞学检查：是中央型肺癌最简单方便的无创诊断方法之一，但有一定的假阳性和假阴性可能，且分型较为困难。

②胸腔穿刺术：获取胸腔积液进行细胞学检查，以明确病理学分型和分期。

③浅表淋巴结及皮下转移病灶活组织检查：获得病理学诊断。

④经胸壁肺穿刺术：在 CT 或超声引导下经胸壁肺穿刺是诊断周围型肺癌的首选方法之一。

⑤支气管镜检查：是肺癌的主要诊断技术之一，可以肉眼观察支气管黏膜，并通过活检、刷检以及灌洗等方式进行组织学或细胞学取材。荧光支气管镜是利用肿瘤组织的自体荧光特性有别于正常组织这一原理开发出的检查技术，可明显提高对上皮细胞癌变和原位癌的诊断率。

⑥经支气管针吸活组织检查术（transbronchial needle aspiration，TBNA）和超声支气管镜引导下经支气管针吸活组织检查术（endobronchial ultrasound-guided transbronchial needle aspiration，EBUS-TBNA）：后者更具安全性和可靠性，用于胸内病灶及纵隔、肺门淋巴结转移灶穿刺。

⑦纵隔镜检查：可鉴别纵隔淋巴结肿大的良恶性，评估肺癌分期，但操作创伤及风险相对较大。

⑧胸腔镜检查：内科胸腔镜可用于不明原因的胸腔积液、胸膜疾病的诊断。外科胸腔镜可有效获取肺内及胸膜病灶行活组织检查。

（5）血清学检查 肺癌血清肿瘤标志物有助于辅助诊断、疗效判断和随访监测，联合检测可提高其在临床应用中的灵敏度和特异度。目前常用的原发性肺癌标志物有癌胚抗原（carcinoma embryonic antigen，CEA）、神经元特异性烯醇化酶（neuron-specific enolase，NSE）、细胞角蛋白19片段抗原21-1（cytokeratin 19 fragment antigen21-1，CYFRA21-1）、胃泌素释放肽前体（pro-gastrin-releasing peptide，ProGRP）、鳞状上皮细胞癌抗原（squamous cell carcinoma antigen，SCCAg）等。其中NSE和ProGRP是诊断小细胞肺癌（small cell lung cancer，SCLC）的首选指标；CEA、SCCAg和CYFRA21-1水平升高有助于非小细胞肺癌（non-small cell lung cancer，NSCLC）的诊断。

（6）分期 参照国际癌症控制联盟及美国癌症联合委员会肿瘤-淋巴结-转移（tumor-lymph node-metastasis，TNM）肺癌分期标准（第8版），详见表5-27、表5-28。

表 5-27 肺癌 TNM 分期

原发肿瘤（T）	
Tx	原发肿瘤不能评估，或痰、支气管灌洗液找到癌细胞但影像学或支气管镜没有可见的肿瘤
T0	没有原发肿瘤的证据
Tis	原位癌
T1	肿瘤最大径 ≤ 3 cm，周围包绕肺组织或脏层胸膜，支气管镜见肿瘤侵及肺叶支气管，未侵及主支气管
T1a（mi）	病理确诊微浸润性腺癌（MIA）
T1a	肿瘤最大径 ≤ 1 cm

续表

T1b	肿瘤最大径＞1 cm 且≤2 cm
T1c	肿瘤最大径＞2 cm 且≤3 cm
T2	肿瘤大小或范围符合以下任何一项：肿瘤最大径＞3 cm 且≤5 cm；侵及主支气管（不常见的表浅扩散型肿瘤，不论体积大小，侵犯限于支气管壁时，虽可能侵犯主支气管，仍为T_1）但未侵及隆突；侵及脏层胸膜；肺不张或阻塞性肺炎
T2a	肿瘤最大径＞3 cm 且≤4 cm
T2b	肿瘤最大径＞4 cm 且≤5 cm
T3	肿瘤最大径＞5 cm 且≤7 cm；任何大小的肿瘤已直接侵犯下述结构之一者：胸壁（包括肺上沟瘤）、心包壁、膈神经；与原发灶同叶的卫星灶
T4	肿瘤最大径＞7 cm；任何大小的肿瘤已直接侵犯下述结构之一者：纵隔、膈肌、心脏、大血管、喉返神经、隆突、气管、食管、椎体；与原发灶同侧不同叶的病灶

区域淋巴结（N）

Nx	区域淋巴结不能评估
N0	无区域淋巴结转移
N1	转移至同侧支气管旁淋巴结和（或）同侧肺门淋巴结和肺内淋巴结，包括原发肿瘤直接侵犯
N2	转移至同侧纵隔和（或）隆突下淋巴结
N3	转移至对侧纵隔、对侧肺门淋巴结、同侧或对侧斜角肌或锁骨上淋巴结

远处转移（M）

Mx	远处转移不能评估
M0	无远处转移
M1	有远处转移

续表

M1a	胸腔内播散（恶性胸腔积液、恶性心包积液、胸膜/心包转移结节）；对侧肺内转移性结节
M1b	孤立性胸腔外远处转移，包括单个非区域淋巴结转移
M1c	多发性胸腔外远处转移

表 5-28 肺癌临床分期

临床分期	T 分期	N 分期	M 分期
隐匿性（原发灶不明）	Tx	0	0
0 期	Tis	0	0
ⅠA1 期	T1a（mi）,1a	0	0
ⅠA2 期	T1b	0	0
ⅠA3 期	T1c	0	0
ⅠB 期	T2a	0	0
ⅡA 期	T2b	0	0
ⅡB 期	T1a,b,c；T2a,b	1	0
	T3	0	0
ⅢA 期	T1a,b,c；T2a,b	2	0
	T3	1	0
	T4	0,1	0
ⅢB 期	T1a,b,c；T2a,b	3	0
	T3	2	0
	T4	2	0
ⅢC 期	T3, T4	3	0
ⅣA 期	任何 T	任何 N	M1a,b
ⅣB 期	任何 T	任何 N	M1c

2. 病理学评估

（1）组织学分型和亚型　对活检标本、细胞学标本、手术切除标本通过组织形态学评估进行分型，目前采用的组织学分型标准见表 5-29。

表 5-29　肺癌组织学分型

组织学分型和亚型	组织学分型和亚型
上皮性肿瘤	大细胞癌
乳头状瘤	腺鳞癌
支气管乳头状瘤	腺鳞癌
腺瘤	肉瘤样癌
硬化性肺细胞瘤	多形性癌
肺泡性腺瘤	肺母细胞瘤
乳头状腺瘤	癌肉瘤
细支气管腺瘤 / 纤毛黏液结节性	其他上皮肿瘤
乳头状肿瘤	肺部 NUT 癌
黏液性囊腺瘤	肺部 SMARCA4 缺陷的未分化肿瘤
黏液腺腺瘤	涎腺型肿瘤
腺体前驱病变	多形性腺瘤
非典型腺瘤样增生	腺样囊性癌
原位腺癌	上皮 – 肌上皮癌
腺癌	黏液表皮样癌
微浸润性腺癌	玻璃样变透明细胞癌
浸润性非黏液腺癌	肌上皮瘤和肌上皮癌
浸润性黏液腺癌	**肺神经内分泌肿瘤**
胶样腺癌	前驱病变
胎儿型腺癌	弥漫性特发性肺神经内分泌细胞增生
肠型腺癌	神经内分泌肿瘤
鳞状细胞前驱病变	类癌 / 神经内分泌肿瘤
鳞状细胞不典型增生和原位鳞癌	神经内分泌癌
鳞状细胞癌	小细胞肺癌
鳞癌	大细胞神经内分泌癌
淋巴上皮样癌	

肺癌的主要组织类型为腺癌和鳞癌，占全部原发性肺癌的80%；其次为小细胞癌，约占15%；其他类型均少见。

（2）**免疫组织化学检测** 在肺癌的诊断方面具有非常重要的作用，尤其适用于标本量少或肿瘤分化差等因素可能影响组织形态学准确判断分型时。腺癌鉴别的免疫组化标志物为 Napsin-A、TTF-1；鳞癌为 p40、CK5/6、p63；神经内分泌癌的标志物宜选用 CD56、Syno、CgA、Ki-67、TTF-1 等。

免疫组化检测还有助于鉴别组织来源（如肺、乳腺、肾、胃肠道、前列腺和间皮等），除外转移性肿瘤。

（3）**分子病理学检测** 分子生物学技术可从分子或基因水平对肺癌的早期诊断、病理分型、发病机制、预后评估、疗效检测及个体化治疗提供依据。如 KRAS、表皮生长因子受体（epidermal growth factor receptor，EGFR）基因突变、TITF-1 基因扩增可作为腺癌与鳞癌的鉴别分子标志物；切除修复交叉互补基因 1（excision repair cross-complementing 1，ERCC1）、核糖核苷酸还原酶 M1（ribonucleotide reductase M1，RRM1）基因表达可预测化疗药物顺铂、吉西他滨疗效；EGFR 基因突变是选择表皮生长因子受体-酪氨酸激酶抑制剂（epidermal growth factor receptor tyrosine kinase inhibitor，EGFR-TKI）类靶向药物治疗的依据等。

除酸处理的标本外，甲醛固定、石蜡包埋标本、细胞块和细胞涂片均适用于分子检测，标本由病理医师质控，筛选适合分子检测的组织学类型，并有足量肿瘤细胞提取脱氧核糖核酸（deoxyribonucleic acid，DNA）或核糖核酸（ribonucleic acid，

RNA）。标本行常规组织学诊断后，应尽量保留足够组织进行分子生物学检测，根据分子分型指导治疗。分子检测基本原则：

①所有含腺癌成分的 NSCLC，无论其临床特征（如吸烟史、性别、种族或其他等），常规进行 EGFR、间变性淋巴瘤激酶（anaplastic lymphoma kinase，ALK）重排、ROS1 重排、BRAF V600 突变、RET 重排、CMET14 外显子跳跃突变、NTRK1/2/3 重排的分子生物学检测。

②推荐 NSCLC 必检基因包括 EGFR、ALK、ROS1、RET、BRAF V600 和 CMET14 外显子跳跃突变、KRAS、NTRK，扩展基因包括 MET 扩增或过表达、人类表皮生长因子受体 -2（human epidermal receptor 2，HER2）等。

③对于 EGFR-TKI 耐药患者，建议二次活组织检查进行获得性耐药基因检测：EGFR T790M 检测，MET 扩增检测。

④肿瘤免疫治疗患者筛选，建议免疫组化检测 NSCLC 的程序性细胞死亡配体（programmed death ligand-1，PD-L1）表达情况，肿瘤突变负荷（tumor mutation burden，TMB）检测。

⑤在不能获得组织的晚期 NSCLC 患者中，血液可以作为组织的补充进行 EGFR 检测；对于 ALK、ROS1、RET 融合基因和 CMET14 外显子跳跃突变检测，不推荐首先使用液体活检标本。

3. 分期治疗原则

（1）Ⅰ、Ⅱ期 NSCLC　推荐根治性外科手术切除。不适合或拒绝手术者推荐根治性放射治疗，可考虑辅助化疗或同步放化疗。术后辅助治疗应根据切缘、病理分型、分期、驱动基因检测

结果选择定期随访 / 再次手术 / 化疗 / 放疗 / 靶向治疗 / 免疫治疗等。

（2）Ⅲ期 NSCLC　根据能否手术切除分为两类。

①可切除类：指 T3N1、T4N0～1 和部分 T1～2N2、少部分Ⅲ B 期（T3N2，N2 为单一淋巴结转移且长径< 3 cm）。治疗模式为以外科为主的综合治疗，术后辅助化疗 / 免疫治疗 / 靶向治疗。部分患者术前需新辅助化疗或放化疗。

②不可切除类：治疗模式推荐根治性同步放化疗，无法耐受者采用序贯放化疗。其后无疾病进展者推荐免疫检查点抑制剂巩固治疗。

（3）Ⅳ期 NSCLC　在明确病理类型（鳞或非鳞）和驱动基因突变状态，并进行功能状态（performance status，PS）评分基础上，选择适合的全身治疗方案。

①非鳞癌、驱动基因阳性、不伴有耐药基因突变：选择相应靶向药物治疗，可联合化疗。

②非鳞癌、驱动基因阴性：PD-L1 阳性者推荐单药免疫治疗。PS 评分 0～1 分推荐化疗联合免疫治疗；PS 评分 2 分推荐单药化疗；PS 评分 3～4 分推荐最佳支持治疗。

③鳞癌、驱动基因阴性：PD-L1 阳性者推荐单药免疫治疗。PS 评分 0～1 分推荐化疗联合免疫治疗；PS 评分 2 分推荐单药化疗；PS 评分 3～4 分推荐最佳支持治疗。

④鳞癌、驱动基因阳性：推荐对不吸烟、小标本或混合型鳞癌患者进行 EGFR、ALK、ROS1、BRAF V600 和 CMET14 外显子跳跃检测，驱动基因阳性患者选择相应靶向治疗，可联合

化疗。

（4）SCLC　基于放疗在 SCLC 治疗中的重要地位，按照病变累及范围是否能安全被单个照射野包括，可分为局限期和广泛期。病变局限于同侧半胸腔者为局限期；超过同侧半胸腔者为广泛期。

①局限期可手术者：推荐根治性手术，术后行辅助化疗或联合胸部放疗。

②局限期不可手术者：推荐根据 PS 评分选择化疗、同步或序贯放疗或最佳支持治疗。

③广泛期患者：推荐根据 PS 评分选择化疗、免疫治疗、放疗或最佳支持治疗。

推荐治疗流程及具体方案可在相关指南中进一步学习。

4. 介入治疗　对于不能手术的肺癌患者，可应用介入治疗进行姑息性治疗。根据介入途径不同分为经供血动脉介入、经皮肺穿刺介入和经支气管镜介入。

（1）*血管内介入治疗*　将药物直接注入肿瘤供血动脉，用于不能手术切除的中晚期肺癌、术前化疗、术后复发、合并大咯血等。主要方法包括：经支气管动脉灌注化疗，经支气管动脉化疗栓塞。

（2）*经皮穿刺介入治疗*　通过冷或热的物理学作用使病灶坏死，达到根治或减轻肿瘤负荷的目的。常用方法有：射频消融、微波消融、激光消融、氩氦刀冷冻、放射性粒子植入等。

（3）*经支气管镜介入治疗*　快速缓解或减轻中央气道阻塞。

主要技术包括：机械切除、支架置入、球囊扩张、热消融治疗、冷冻治疗、腔内近距离放疗、光动力治疗等。

随着肺癌发病、耐药等机制研究的不断深入，筛查、检测和治疗技术快速进步，早期诊断，精准化、个体化治疗策略及多学科综合治疗模式的实现，使肺癌患者的预后得到明显改善，生存期逐渐延长，肺癌的管理正朝着慢病方向逐渐迈进。

【预防与调护】

1.戒烟，减少烹饪油烟、生物燃料、粉尘等刺激，保持居所清洁，维持适宜温度、湿度，规律作息。

2.合理膳食，适当增加营养，多食蛋白、蔬菜、水果，避免高脂肪、低维生素、低纤维膳食，少食烟熏油炸食物，避免进食硬物及辛辣刺激之品。可选择服用补充特定微量元素或矿物质的营养制剂，体重下降者可以服用高能量营养补充剂。

3.加强情志调节，避免不良情绪刺激，保持心情舒畅，精神乐观，可配合五行音乐疗法宁心养神。

4.围手术期及放化疗等治疗期间注意休息，病情稳定期适当康复锻炼，根据个体情况选择呼吸功能锻炼、传统养生气功、有氧运动等锻炼方式。

（汪伟）

附录一　肺系病常用方剂汇总

二　画

二陈平胃散　半夏　茯苓　陈皮　炙甘草　苍术　厚朴
(《症因脉治》)

二陈汤　半夏　陈皮　茯苓　炙甘草(《太平惠民和剂局方》)

十灰散　大蓟　小蓟　荷叶　侧柏叶　白茅根　茜根　山栀　丹皮　大黄　棕榈皮(《十药神书》)

十枣汤　芫花　甘遂　大戟　大枣(《伤寒论》)

七味都气丸　熟地黄　山萸肉　山药　茯苓　牡丹皮　泽泻　五味子(《医宗己任编》)

人参补肺汤　人参　黄芪　白术　茯苓　陈皮　当归　山萸肉　山药　五味子　麦冬　炙甘草　熟地　牡丹皮　生姜　大枣(《外科枢要》)

人参蛤蚧散　人参　蛤蚧　茯苓　知母　贝母　桑白皮　甘草　杏仁(《博济方》)

三　画

三子养亲汤　苏子　白芥子　莱菔子(《韩氏医通》)

三拗汤　麻黄　杏仁　生甘草　生姜(《太平惠民和剂

局方》）

大补元煎 人参 炒山药 熟地黄 杜仲 枸杞子 当归 山茱萸 炙甘草（《景岳全书》）

小青龙加石膏汤 麻黄 桂枝 干姜 细辛 半夏 炙甘草 芍药 五味子 石膏（《金匮要略》）

小青龙汤 麻黄 桂枝 干姜 细辛 半夏 炙甘草 芍药 五味子（《伤寒论》）

千金苇茎汤 苇茎 冬瓜仁 薏苡仁 桃仁（《备急千金要方》）

四 画

五苓散 猪苓 茯苓 泽泻 白术 桂枝（《伤寒论》）

五味消毒饮 金银花 野菊花 蒲公英 紫花地丁（《医宗金鉴》）

五痹汤 人参 当归 茯苓 白芍 川芎 五味子 白术 细辛 甘草 生姜（《医宗必读》）

五磨饮子 乌药 沉香 槟榔 枳实 木香（《医方集解》）

止嗽散 荆芥 百部 紫菀 白前 桔梗 甘草 陈皮（《医学心悟》）

月华丸 天冬 麦冬 生地黄 熟地黄 山药 百部 沙参 川贝 茯苓 阿胶 三七 獭肝 白菊花 桑叶（《医学心悟》）

六君子汤 人参 茯苓 白术 甘草 陈皮 半夏（《医学正传》）

五 画

玉屏风散 黄芪 白术 防风（《丹溪心法》）

甘草干姜汤 甘草 干姜（《伤寒论》）

平喘固本汤 党参 五味子 冬虫夏草 胡桃肉 灵磁石 沉香 坎脐（脐带） 苏子 款冬花 法半夏 橘红（《中医内科学》引南京中医学院附属医院验方）

归脾汤 白术 茯神 黄芪 龙眼肉 炒酸枣仁 人参 木香 炙甘草 生姜 大枣（《重订严氏济生方》）

四君子汤 人参 茯苓 白术 炙甘草（《太平惠民和剂局方》）

生脉地黄汤 熟地 山萸肉 山药 牡丹皮 泽泻 茯苓 红参 麦冬 五味子（《医宗金鉴》）

生脉散 人参 麦冬 五味子（《医学启源》）

生姜甘草汤 生姜 人参 甘草 大枣（《备急千金要方》）

瓜蒌薤白半夏汤 瓜蒌 薤白 半夏 白酒（《金匮要略》）

半夏泻心汤 半夏 黄芩 干姜 人参 炙甘草 黄连 大枣（《伤寒论》）

加味桔梗汤 桔梗 甘草 贝母 橘红 金银花 薏苡仁 葶苈子 白及（《医学心悟》）

加减葳蕤汤 生葳蕤 生葱白 桔梗 白薇 淡豆豉 薄荷 炙甘草 大枣（《重订通俗伤寒论》）

六 画

百合固金汤 百合 生地黄 熟地黄 玄参 贝母 桔梗

甘草　麦冬　白芍　当归（《慎斋遗书》）

至宝丹　朱砂　麝香　安息香　金箔衣　犀角　牛黄　琥珀　雄黄　玳瑁　龙脑（《太平惠民和剂局方》）

回阳急救汤　附子　干姜　人参　炙甘草　炒白术　肉桂　陈皮　五味子　茯苓　半夏　干姜　麝香（《伤寒六书》）

竹叶石膏汤　竹叶　石膏　人参　麦冬　半夏　粳米　炙甘草（《伤寒论》）

华盖散　紫苏子　麻黄　杏仁　陈皮　桑白皮　赤茯苓　甘草（《博济方》）

血府逐瘀汤　当归　生地黄　桃仁　红花　川芎　赤芍　牛膝　桔梗　柴胡　枳壳　甘草（《医林改错》）

安宫牛黄丸　牛黄　郁金　犀角　黄连　朱砂　冰片　珍珠　山栀　雄黄　黄芩　麝香　金箔衣（《温病条辨》）

防己黄芪汤　防己　黄芪　炙甘草　白术　生姜　大枣（《金匮要略》）

如金解毒散　桔梗　甘草　黄芩　黄连　黄柏　山栀（《景岳全书》）

七　画

麦门冬汤　麦冬　人参　半夏　甘草　粳米　大枣（《金匮要略》）

苍耳子散　苍耳子　辛夷　薄荷　白芷（《严氏济生方》）

苏子降气汤　苏子　半夏　厚朴　前胡　肉桂　当归　甘草　苏叶　生姜　大枣（《太平惠民和剂局方》）

苏黄止咳汤 麻黄 杏仁 紫菀 苏子 苏叶 枇杷叶 前胡 地龙 蝉蜕 牛蒡子 五味子（《实用方剂辑录》）

杏苏散 杏仁 苏叶 半夏 橘皮 前胡 枳壳 桔梗 茯苓 甘草 生姜 大枣（《温病条辨》）

沙参麦冬汤 沙参 麦冬 玉竹 桑叶 天花粉 生扁豆 生甘草（《温病条辨》）

沙参清肺汤 黄芪 太子参 粳米 北沙参 麦冬 石膏 桔梗 薏苡仁 冬瓜仁 半夏 白及 合欢皮（《家庭治病新书》）

补天大造丸 人参 白术 当归 枣仁 炙黄芪 远志 白芍 山药 茯苓 枸杞子 紫河车 龟甲 鹿角 熟地（《医学心悟》）

补肺汤 人参 黄芪 熟地 五味子 紫菀 桑白皮（《永类钤方》）

附子理中汤 炮附子 人参 白术 炮姜 炙甘草（《太平惠民和剂局方》）

八　画

青蒿鳖甲散 青蒿 鳖甲 知母 生地黄 牡丹皮（《温病条辨》）

苓甘五味姜辛汤 茯苓 甘草 五味子 干姜 细辛（《金匮要略》）

金水六君煎 当归 熟地 陈皮 半夏 茯苓 炙甘草（《景岳全书》）

金匮肾气丸 桂枝 附子 熟地黄 山药 山萸肉 泽泻 茯苓 牡丹皮（《金匮要略》）

泻心汤 大黄 黄连 黄芩（《金匮要略》）

泻白散 桑白皮 地骨皮 甘草 粳米（《小儿药证直诀》）

定喘汤 白果 麻黄 款冬花 半夏 桑白皮 苏子 黄芩 甘草 杏仁（《摄生众妙方》）

参苏饮 人参 苏叶 葛根 半夏 前胡 茯苓 枳壳 桔梗 木香 陈皮 炙甘草（《太平惠民和剂局方》）

参附汤 人参 附子（《正体类要》）

参苓白术散 人参 茯苓 白术 白扁豆 陈皮 莲子 甘草 山药 砂仁 薏苡仁 桔梗（《太平惠民和剂局方》）

参蛤散 人参 蛤蚧（《普济方》）

九 画

荆防败毒散 羌活 柴胡 前胡 独活 枳壳 茯苓 荆芥 防风 桔梗 川芎 甘草（《摄生众妙方》）

厚朴麻黄汤 厚朴 麻黄 半夏 五味子 细辛 干姜 杏仁 生石膏 小麦（《金匮要略》）

复元活血汤 柴胡 栝楼根 当归 红花 甘草 穿山甲 大黄 桃仁（《医学发明》）

保元汤 人参 黄芪 甘草 肉桂（《博爱心鉴》）

保真汤 人参 黄芪 白术 甘草 赤茯苓 五味子 当归 茯苓 生地黄 熟地黄 天冬 麦冬 赤芍药 白芍药 柴胡 厚朴 地骨皮 黄柏 知母 陈皮 生姜 大枣（《十药神书》）

独参汤　人参(《十药神书》)

十　画

真武汤　附子　茯苓　白术　白芍　生姜(《伤寒论》)

桂枝汤　桂枝　白芍　生姜　炙甘草　大枣(《伤寒论》)

桂枝茯苓丸　桂枝　茯苓　牡丹皮　桃仁　芍药(《金匮要略》)

桔梗汤　桔梗　甘草(《金匮要略方论》)

桔梗杏仁煎　桔梗　杏仁　甘草　阿胶　金银花　麦冬　百合　夏枯草　连翘　贝母　枳壳　红藤(《景岳全书》)

桃红四物汤　桃仁　红花　当归　熟地　川芎　白芍(《医宗金鉴》)

射干麻黄汤　射干　麻黄　细辛　紫菀　款冬花　半夏　五味子　生姜　大枣(《金匮要略》)

涤痰汤　半夏　胆南星　陈皮　枳实　茯苓　人参　石菖蒲　竹茹　甘草　生姜(《济生方》)

桑白皮汤　桑白皮　半夏　苏子　杏仁　贝母　黄芩　黄连　山栀　生姜(《景岳全书》)

桑杏汤　桑叶　杏仁　浙贝母　沙参　栀子　豆豉　梨皮(《温病条辨》)

桑菊饮　桑叶　菊花　桔梗　杏仁　连翘　芦根　甘草　薄荷(《温病条辨》)

十一画

控涎丹　甘遂　大戟　白芥子(《三因极一病证方论》)

黄芩泻白散 黄芩 桑白皮 地骨皮 粳米 甘草(《伤寒太白》)

银翘散 金银花 连翘 竹叶 荆芥 淡豆豉 牛蒡子 薄荷 桔梗 生甘草 鲜芦根(《温病条辨》)

麻杏石甘汤 麻黄 杏仁 石膏 甘草(《伤寒论》)

麻黄汤 麻黄 桂枝 杏仁 甘草(《伤寒论》)

麻黄附子细辛汤 麻黄 炮附子 细辛(《伤寒论》)

旋覆代赭汤 旋覆花 代赭石 半夏 甘草 人参 生姜 大枣(《伤寒论》)

清气化痰丸 陈皮 半夏 茯苓 黄芩 瓜蒌 杏仁 胆南星 枳实(《医方考》)

清金化痰汤 黄芩 栀子 桔梗 麦冬 桑白皮 贝母 知母 瓜蒌仁 橘红 茯苓 甘草(《医学统旨》)

清燥救肺汤 桑叶 麦冬 石膏 人参 阿胶 胡麻仁 杏仁 枇杷叶 甘草(《医门法律》)

十二画

越婢加术汤 麻黄 石膏 生姜 大枣 甘草 白术(《金匮要略》)

越婢加半夏汤 麻黄 石膏 生姜 大枣 甘草 半夏(《金匮要略》)

葱豉桔梗汤 葱白 淡豆豉 桔梗 焦山栀 薄荷 连翘 生甘草 淡竹叶(《重订通俗伤寒论》)

葶苈大枣泻肺汤 葶苈子 大枣(《金匮要略》)

椒目瓜蒌汤 椒目 瓜蒌 桑白皮 葶苈子 橘红 半夏 茯苓 苏子 蒺藜 生姜（《校注医醇剩义》）

紫苏子汤 紫苏子 半夏 陈橘皮 桂枝 甘草 人参 白术（《圣济总录》）

黑锡丹 黑锡 硫黄 川楝子 胡芦巴 木香 炮附子 肉豆蔻 阳起石 沉香 茴香 肉桂 补骨脂（《太平惠民和剂局方》）

温肺汤 白芍 五味子 干姜 肉桂 半夏 陈皮 杏仁 甘草 细辛（《太平惠民和剂局方》）

十三画

新加香薷饮 香薷 金银花 扁豆花 厚朴 连翘（《温病条辨》）

十七画

黛蛤散 青黛 海蛤粉（《卫生鸿宝》）

十九画

藿香正气散 大腹皮 白芷 紫苏 茯苓 半夏曲 白术 陈皮 厚朴 姜汁 苦桔梗 藿香 甘草（《太平惠民和剂局方》）

（来薛 李光宇）

附录二　呼吸科常用西文缩略词释义

A

AB	实际碳酸氢盐
ABE	实际碱剩余
AC	变应性咳嗽
ACEI	血管紧张素转换酶抑制剂
ACT	哮喘控制测试
AECOPD	慢性阻塞性肺疾病急性加重
AET	酸暴露时间
AG	阴离子间隙
ALI	急性肺损伤
ALK	间变性淋巴瘤激酶
ANCA	抗中性粒细胞胞质抗体
APTT	活化部分凝血活酶时间
ARDS	急性呼吸窘迫综合征
Asthma	支气管哮喘
AVAPS	平均容量保证压力支持模式
AX	电抗面积

B

BAL	支气管肺泡灌洗
BALF	支气管肺泡灌洗液
BASO#	嗜碱性粒细胞计数
BASO%	嗜碱性粒细胞百分比
BE	碱剩余
bid	每日两次
BIPAP	双水平气道正压通气
BNP	B 型利钠肽
BPA	球囊肺动脉成形术

C

CA125	癌抗原 125
CA15-3	癌抗原 153
CA19-9	糖类抗原 199
CaNO	肺泡一氧化氮
CAT	慢性阻塞性肺疾病患者自我评估测试
CEA	癌胚抗原
CET	咳嗽程度评分表
Cl	氯

CO	一氧化碳
CO_2	二氧化碳
COPD	慢性阻塞性肺疾病
CPA	咳嗽优势型哮喘
CPAP	持续气道正压通气
CRP	C 反应蛋白
CT	计算机体层扫描
CTEPH	慢性血栓栓塞性肺动脉高压
cTnI	肌钙蛋白 I
cTnT	肌钙蛋白 T
CTPA	CT 肺动脉造影
CTV	CT 静脉造影
CTVA	胸闷变异性哮喘
CUS	加压静脉超声
CVA	咳嗽变异性哮喘
CYFRA21-1	细胞角蛋白 19 片段抗原 21-1

D

D-dimer	D- 二聚体
D_LCO	肺一氧化碳弥散量

D_LCO/V_A	比弥散量
D_LCO/V_A-SB	比弥散量（单次呼吸法）
D_LCO-SB	肺一氧化碳弥散量（单次呼吸法）
DNA	脱氧核糖核酸
DOACs	直接口服抗凝药
DPI	干粉吸入器
DVT	深静脉血栓形成

E

EB	嗜酸性粒细胞性支气管炎
EBUS-TBNA	超声支气管镜引导下经支气管针吸活组织检查术
ECMO	体外膜肺氧合
EF	射血分数
EGFR	表皮生长因子受体
EGFR-TKI	表皮生长因子受体 - 酪氨酸激酶抑制剂
EO#	嗜酸性粒细胞计数
EO%	嗜酸性粒细胞百分比
EOS	嗜酸性粒细胞

EPAP	呼气相气道正压
ERCC1	切除修复交叉互补基因 1
E_{rs}	弹性阻力
ERV	补呼气容积
ESR	血沉

F

F	流量
f	振荡频率
FDP	纤维蛋白原降解产物
$FEF_{25\%}$	用力呼出 25% 肺活量时的瞬间呼气流量，即 $MEF_{75\%}$
$FEF_{25\%\sim75\%}$	用力呼气中段流量
$FEF_{50\%}$	用力呼出 50% 肺活量时的瞬间呼气流量，即 $MEF_{50\%}$
$FEF_{75\%}$	用力呼出 75% 肺活量时的瞬间呼气流量，即 $MEF_{25\%}$
FeNO	口呼气一氧化氮
FEV_1	第一秒用力呼气容积
FEV_1/FVC	一秒率

Fib	纤维蛋白原
FiO$_2$	吸入气氧浓度
FnNO	鼻呼气一氧化氮
f-PSA	游离前列腺特异抗原
FRC	功能残气量
f_{res}	共振频率
FVC	用力肺活量
F-V 曲线	流量－容积曲线

G

Gaw	气道传导率
GERC	胃食管反流性咳嗽
GHB	糖化血红蛋白
GLU	葡萄糖
GOLD	慢性阻塞性肺疾病全球倡议
GSP	糖化血清蛋白

H

| HCO$_3^-$ | 碳酸氢根 |
| HCT | 红细胞比容 |

HER2	人类表皮生长因子受体 -2
HFNC	经鼻高流量湿化氧疗
HGB	血红蛋白
HIT	肝素诱导的血小板减少症
HIV	人类免疫缺陷病毒
HRCT	高分辨率 CT

I

I : E I/E ratio	吸呼气时间比
IC	深吸气量
ICS	吸入性糖皮质激素
ICU	重症监护病房
IgE	免疫球蛋白 E
IgG	免疫球蛋白 G
IL-4R	白介素 4 受体
IL-5	白介素 5
IL-5R	白介素 5 受体
IL-6	白介素 6

ILD	间质性肺疾病
IMV	有创机械通气
INR	国际标准化比值
IOS	脉冲振荡
IPAP	吸气相气道正压
IPF	特发性肺纤维化
I_{rs}	惯性阻力
IRV	补吸气容积
ivgtt	静脉滴注
IVOX	血管内氧合

K

K	钾

L

LABA	长效 β_2 受体激动剂
LAMA	长效抗胆碱能药物
LMWH	低分子量肝素
LTRA	白三烯受体拮抗剂
LYM#	淋巴细胞计数

LYM%	淋巴细胞百分比

M

$MEF_{25\%}$	用力呼出 75% 肺活量时的瞬间呼气流量，即 $FEF_{75\%}$
$MEF_{50\%}$	用力呼出 50% 肺活量时的瞬间呼气流量，即 $FEF_{50\%}$
$MEF_{75\%}$	用力呼出 25% 肺活量时的瞬间呼气流量，即 $FEF_{25\%}$
MIA	微浸润性腺癌
MMEF	最大呼气中期流量
mMRC	改良版英国医学研究委员会
mNGS	宏基因组二代测序
MONO#	单核细胞计数
MONO%	单核细胞百分比
mPAP	平均肺动脉压
MRI	磁共振成像
MRPA	磁共振肺动脉造影
MRV	磁共振静脉造影
MVV	最大自主通气量

| MYO | 肌红蛋白 |

N

Na	钠
NEUT#	中性粒细胞计数
NEUT%	中性粒细胞百分比
NO	一氧化氮
NPPV	无创正压通气
NSAID	非甾体类抗炎药物
NSCLC	非小细胞肺癌
NSE	神经元特异性烯醇化酶
NT-proBNP	N 末端 B 型利钠肽原

O

| O_2 | 氧 |

P

$P_{(A-a)}O_2$	肺泡 – 动脉氧分压差
PA	铜绿假单胞菌
$PaCO_2$	动脉血二氧化碳分压
PaO_2	动脉血氧分压

P_AO_2	肺泡氧分压
PC	激发浓度
PCR	聚合酶链反应
PCT	降钙素原
PD	激发剂量
PDE-4	磷酸二酯酶 -4
PD-L1	程序性细胞死亡配体
PEA	肺动脉血栓内膜剥脱术
PEEP	呼气末正压
PEF	呼气峰值流量
PEIP	吸气末正压
PET/CT	正电子发射计算机体层扫描
pH	酸碱度
PLT	血小板计数
pMDI	加压定量吸入器
PNDS	鼻后滴流综合征
po	口服
Pplat	平台压

prn	必要时
PRO	蛋白质
ProGRP	胃泌素释放肽前体
PS	功能状态
PSV	压力支持通气
PTE	肺血栓栓塞症
PTLB	经皮肺穿刺活检术

Q

q12h	每 12 小时一次
q8h	每 8 小时一次
qd	每日一次
qn	每晚一次

R

R_{20}	20 Hz 下的呼吸阻力
R_5	5 Hz 下的呼吸阻力
Raw	气道阻力
RBC	红细胞计数
RNA	核糖核酸

RRM1	核糖核苷酸还原酶 M1
R_{rs}	呼吸系统阻力
rt-PA	重组组织型纤溶酶原激活剂
RT-PCR	反转录聚合酶链反应
RV	残气容积
RV/TLC-SB	残总比（单次呼吸法）
RV-SB	残气容积（单次呼吸法）

S

S	自主呼吸模式
S/T	自主呼吸 / 时间控制自动切换模式
SAA	淀粉样蛋白 A
SABA	短效 β_2 受体激动剂
SAMA	短效抗胆碱能药物
SaO_2	动脉血氧饱和度
SAP	症状相关概率
SB	标准碳酸氢盐
SBE	标准碱剩余
SBT	自主呼吸试验

SCCAg	鳞状上皮细胞癌抗原
SCLC	小细胞肺癌
sGaw	比气道传导率
$SHCO_3^-$	标准碳酸氢根
SLB	外科肺活检
SMI	软雾吸入器
SpO_2	脉搏氧饱和度
SPT	变应原皮试
sRaw	比气道阻力
SVN	小容量雾化器

T

T	时间 时间控制模式
TBLB	经支气管肺活检
TBLC	经支气管冷冻肺活检
TBNA	经支气管针吸活组织检查术
TGV	胸腔气体容积
Th	辅助性 T 淋巴细胞

tid	每日三次
TLC	肺总量
TLC–SB	肺总量（单次呼吸法）
TMB	肿瘤突变负荷
TNM	肿瘤－淋巴结－转移
Ts	抑制性 T 淋巴细胞

U

UACS	上气道咳嗽综合征
UFH	普通肝素
UIP	普通型间质性肺炎

V

V	容积
V/Q imaging	肺通气／灌注显像
V_A	肺泡容积
VALI	呼吸机相关性肺损伤
VAP	呼吸机相关性肺炎
VAS	视觉模拟评分
VC	肺活量

VCmax	最大肺活量
VKA	维生素 K 拮抗剂
VT	潮气容积
VTE	静脉血栓栓塞症
V–T 曲线	容积 – 时间曲线

W

WBC	白细胞计数

X

X_5	5 Hz 下的呼吸电抗
X_{rs}	呼吸系统电抗

Z

Z_5	5 Hz 下的呼吸阻抗
Z_{rs}	呼吸系统阻抗

其他符号

%pred	占预计值百分比

（李光宇　马冲）

主要参考文献

1. 吴勉华，石岩.中医内科学（第5版）[M].北京：中国中医药出版社，2021.

2. 万学红，卢雪峰.诊断学（第9版）[M].北京：人民卫生出版社，2018.

3. 葛均波，徐永健，王辰.内科学（第9版）[M].北京：人民卫生出版社，2018.

4. 王辰，高占成.内科学·呼吸与危重症医学分册[M].北京：人民卫生出版社，2016.

5. 中华医学会呼吸病学分会哮喘学组.咳嗽的诊断与治疗指南（2021）[J].中华结核和呼吸杂志，2022，45（1）：13-46. DOI:10.3760/cma.j.cn112147-20211101-00759.

6. Global Initiative for Asthma. Global Strategy for Asthma Management and Prevention (2024 update) [EB/OL]. [2024-05-22]. https://ginasthma.org/reports/.

7. Global Initiative for Chronic Obstructive Lung Disease. Global Strategy for the Diagnosis, Management, and Prevention of Chronic Obstructive Pulmonary Disease（2024 REPORT）[EB/OL].[2023-11-15]. https://goldcopd.org/2024-gold-report/.

8. Raghu G , Remy-Jardin M , Richeldi L ,et al.Idiopathic Pulmonary Fibrosis (an Update) and Progressive Pulmonary Fibrosis in Adults: An Official ATS/ERS/ JRS/ALAT Clinical Practice Guideline[J].American journal of respiratory and critical care medicine, 2022, 205(9):e18-e47.DOI:10.1164/rccm.202202-0399ST.

9. Konstantinides S V , Meyer G , Becattini C ,et al.2019 ESC Guidelines for the diagnosis and management of acute pulmonary embolism developed in collaboration with the European Respiratory Society (ERS)[J].European Heart Journal, 2019, 41(4).DOI:10.1093/eurheartj/ehz405.

10. 国家卫生健康委办公厅. 原发性肺癌诊疗指南（2022 年版）[J]. 协和医学杂志，2022，13(4)：549-570. DOI:10.12290/xhyxzz.2022-0352.